新看護学

1

人体のしくみとはたらき

● 執筆

小林　靖　防衛医科大学校副校長

幸田　和久　聖マリアンナ医科大学教授

医学書院

発行履歴

1970年2月1日 第1版第1刷	1993年2月1日 第8版第8刷
1971年2月1日 第1版第2刷	1994年1月6日 第9版第1刷
1972年2月1日 第2版第1刷	1997年2月1日 第9版第4刷
1974年2月1日 第2版第4刷	1998年1月6日 第9版新訂版第1刷
1975年2月1日 第3版第1刷	1999年2月1日 第9版新訂版第2刷
1977年2月1日 第3版第4刷	2000年1月6日 第10版第1刷
1978年2月1日 第4版第1刷	2003年2月1日 第10版第5刷
1980年4月1日 第4版第5刷	2004年2月1日 第11版第1刷
1981年1月6日 第5版第1刷	2009年4月15日 第11版第8刷
1982年3月15日 第5版第3刷	2010年1月6日 第12版第1刷
1983年2月1日 第6版第1刷	2013年2月1日 第12版第5刷
1984年1月6日 第7版第1刷	2014年1月6日 第13版第1刷
1987年1月6日 第7版第6刷	2017年2月1日 第13版第4刷
1988年1月6日 第8版第1刷	

新看護学1　人体のしくみとはたらき

発　　行　2018年3月1日　第14版第1刷©
　　　　　2024年2月1日　第14版第7刷

著者代表　小林　靖
　　　　　（こばやし　やすし）

発 行 者　株式会社　医学書院
　　　　　代表取締役　金原　俊
　　　　　〒113-8719　東京都文京区本郷1-28-23
　　　　　電話　03-3817-5600（社内案内）
　　　　　　　　03-3817-5657（販売部）

印刷・製本　大日本法令印刷

本書の複製権・翻訳権・上映権・譲渡権・貸与権・公衆送信権（送信可能化権を含む）は株式会社医学書院が保有します．

ISBN978-4-260-03176-9

本書を無断で複製する行為（複写，スキャン，デジタルデータ化など）は，「私的使用のための複製」など著作権法上の限られた例外を除き禁じられています．大学，病院，診療所，企業などにおいて，業務上使用する目的（診療，研究活動を含む）で上記の行為を行うことは，その使用範囲が内部的であっても，私的使用には該当せず，違法です．また私的使用に該当する場合であっても，代行業者等の第三者に依頼して上記の行為を行うことは違法となります．

JCOPY〈出版者著作権管理機構　委託出版物〉
本書の無断複製は著作権法上での例外を除き禁じられています．複製される場合は，そのつど事前に，出版者著作権管理機構（電話 03-5244-5088, FAX 03-5244-5089, info@jcopy.or.jp）の許諾を得てください．

看護を取り巻く環境

　私たちを取り巻く社会は目ざましい発展をとげ，治療法や医療技術，医療情報処理装置などの進歩も日々とどまるところを知らない。しかし一方では，高齢化・少子化の著しい進行と疾病構造の変化，労働力人口の逓減，世界規模での経済的な環境の変化など，広く社会構造に根ざし，医療界に波及する大きな問題が重くのしかかってきている。

　それに伴って保健医療においても，法律・制度面だけでなく，業務の内容・運用や従事者の教育方針に関して真剣な検討や対応を迫られており，看護業務あるいは看護教育のあり方にもその影響が及びはじめている。

　このように情勢が大きくかわろうとしているいま，みなさんは「看護」という専門領域に進もうとしている。

看護の役割と専門基礎分野

　看護とは，「病んでいる」人，つまり患者を対象とし，その生命の維持，健康への回復を援助する専門業務である。そのような患者を対象としたとき，看護技術を単に覚えたというだけでは，本当の看護は実践できない。患者の身体の内部で生じている異常の意味を科学的に理解し，患者が示す症状や状態がなにに，どのように由来するのかを追究しようとする姿勢が，看護実践の背景として必要とされるのである。

　専門基礎分野は，医学・生物学領域の知識の習得を通して，患者を正しく，正確に見る基礎を養うことを目的としている。学ぶ内容は，正常な人体のしくみ（身体の構造・解剖）とはたらき（機能・生理），およびそれらが異常をきたした場合（疾患），異常のおこり方や原因（病態生理），あるいは疾患からの回復を促進する方法（治療）などである。また，看護を行うにあたっては，保健医療福祉のしくみや，看護に関係する法律について学ぶことも重要である。

　本書をもとに十分に学習し，しっかりとした知識を土台として，病む人の状態が理解でき，よい看護のできる看護職者になられることを願ってやまない。

改訂の経過とカリキュラムの変遷

　本書は，1970（昭和45）年に准看護学生のための教科書として初版が刊行された。以来，その役割とその重要性に鑑みて，医学・看護学および周辺諸科学の発展・分化や，社会の変化などをいち早く読み取りながら，看護の質の向上に資するべく定期的に改訂を重ねてきた。あわせて，学習者の利便を考慮しながら，記載内容の刷新・増補，解説の平易化をはかり，より学びやすい教科書となるように努めてきた。幸い，このような編集方針は全国の教育施設から評価をいただき，本書を幅広く利用していただくこととなった。

　2022（令和4）年度より適用となる新カリキュラムでは，これまで専門基礎分野に設定されていた「看護と倫理」および「患者の心理」が専門分野へと統合された。また「感染と予防」が「疾病のなりたち」に包含され，「薬理」は時間数が倍増された。

　これら専門基礎分野を担う『新看護学』の各巻は，准看護師教育の基本的考え方にあげられている「保健・医療・福祉チームにおける各職種の役割を理解し，准看護師としての役割を果たす基礎的能力」が養えるよう，構成や情報量を考慮して改訂を進めている。

改訂の趣旨

　本書で学ぶ「人体のしくみとはたらき」は，看護の対象である人間のからだを理解するために必須の科目である。

　今回の改訂では，全体の構成を見直し，生命の維持に必須である植物機能から学習できるよう変更をはかった。

　また，本書のそれぞれの章は，人体のしくみ（構造・解剖）とはたらき（機能・生理）が融合した構成となっている。各章に最新の知見を盛り込むとともに，著者の交代に伴い，はたらき（機能・生理）については図版も含めてすべての記述を一新した。それによって，看護に必要な知識を網羅し，しくみとはたらきについて，より統合的な理解ができるように努めた。

　なお，編集にあたって，文中での表現の煩雑さを避けるため，特定の場合を除いて看護師・准看護師に共通する事項は「看護師」と表現し，准看護師のみをさす場合には「准看護師」として示した。

　本書は今後とも，有用で使いやすい教科書を目ざしていく所存である。本書を准看護師教育にご活用いただき，各位の忌憚ないご意見をお寄せいただければ幸いである。

2021年12月

著者ら

目次

第1章 人体の構成
小林靖　1

- A．解剖学と生理学　1
- B．人体各部の名称　2
- C．人体の方向や位置を示す用語　4
- D．人体の形の特徴　6
  1. 共通する基本構造　6
  2. 構造の違い　6
- E．人体の機能と器官系　7
  1. 植物機能と動物機能　7
  2. ホメオスタシス　7
  3. 適応と学習　7
  4. 人体の階層性　8

第2章 細胞からみた人体
小林靖・幸田和久　11

- A．細胞　小林靖　11
  1. 人体の細胞の形と大きさ　11
  2. 細胞の内部構造　11
  3. 細胞の分裂　14
- B．細胞とそれを取り巻く環境　幸田和久　14
  1. ホメオスタシス（恒常性の維持）　14
  2. 細胞外液と細胞内液　15
  3. 体液のイオン組成　16
- C．細胞膜の機能と膜電位　17
  1. 細胞膜の機能　17
  2. 膜電位の形成　19
  3. 活動電位の発生　20
- D．組織　小林靖　21
  1. 上皮組織　21
  2. 支持組織　22
  3. 筋組織　24
  4. 神経組織　25

第3章 呼吸系
小林靖・幸田和久　29

- A．呼吸系に属する器官　小林靖　29
  1. 鼻　29
  2. 咽頭　31
  3. 喉頭　31
  4. 気管および気管支　31
  5. 肺　32
  6. 胸膜　33
  7. 縦隔　34
- B．呼吸の生理　幸田和久　34
  1. 呼吸運動とその調節　35
     ① 肺気量とその分画　36
     ② 異常な呼吸　37
  2. ガス交換　38
     ① 死腔　38
     ② 肺サーファクタント　38
     ③ 肺胞でのガス交換　39
  3. 酸素と二酸化炭素の運搬　40
     ① ヘモグロビンによる酸素の運搬　40
     ② 二酸化炭素の運搬　42

第4章 循環系
小林靖・幸田和久　45

- A．心臓の構造と機能　46
  1．位置と形状　小林靖　46
  2．心臓壁と心膜　47
  3．心臓の内腔と出入りする血管　48
  4．心臓の弁　48
  5．心臓壁に分布する血管　48
  6．刺激伝導系　49
  7．心臓に分布する神経　49
  8．心臓のはたらき　幸田和久　49
    ① 心拍出量と全身の臓器への血流の分配　49
    ② 心筋の特徴　50
    ③ 自動能と刺激伝導系　51
  9．心電図　53
  10．心周期　56
- B．血管　小林靖　58
  1．血管の種類と構造　58
  2．動脈と静脈の違い　59
  3．全身のおもな血管と分布　60
    ① 動脈系　60
    ② 静脈系　62
    ③ 特殊な血液循環　62
  4．血管の機能　65
- C．循環系の調節　幸田和久　66
  1．心拍出量の調節　67
    ① 心筋のもつ性質による心拍出量の調節　67
    ② 自律神経系とホルモンによる心拍出量の調節　67
    ③ 体液量による調節　69
  2．血管抵抗の調節　69
  3．心臓血管中枢による調節　69
- D．血圧の測定　70
- E．リンパ系　小林靖　72
  1．リンパ管　72
  2．リンパ節　73
  3．脾臓　73
  4．胸腺　74

第5章 血液系
幸田和久　77

- A．血液の組成と機能　77
  1．血漿　78
  2．血球　79
    ① 赤血球　80
    ② 白血球　82
    ③ 血小板　84
- B．止血機構　84
- C．血液型　86
  1．ABO式血液型　86
  2．Rh式血液型　88

第6章 消化・吸収系
小林靖・幸田和久　90

- A．消化・吸収系に属する器官　小林靖　90
  1．口　90
    ① 口と口腔　90
    ② 舌　92
    ③ 歯　92
  2．唾液腺（口腔腺）　93
  3．咽頭　94
  4．食道　94
    ① 位置と形状　94
    ② 構造　94
  5．胃　95
    ① 位置と形状　95
    ② 各部の名称　95
    ③ 構造　96
  6．小腸　96

7．大腸 ……………………………… 97
　　8．肛門 ……………………………… 98
　　9．肝臓 ……………………………… 98
　　10．胆嚢 ……………………………… 100
　　11．膵臓 ……………………………… 100
　　12．腹膜 ……………………………… 101
B．消化・吸収の生理 …………幸田和久 101
　　1．消化管の運動 …………………… 101
　　2．消化と吸収のしくみ …………… 102
　　　①炭水化物とタンパク質の
　　　　消化・吸収 …………………… 102
　　　②脂肪の消化・吸収 …………… 104
　　3．消化管の各部位の機能 ………… 105
　　　①消化管での水分の分泌と吸収 … 105
　　　②口での消化 …………………… 105
　　　③嚥下 …………………………… 105
　　　④胃での消化 …………………… 107
　　　⑤小腸での消化・吸収 ………… 108
　　　⑥胆汁とその機能 ……………… 108
　　　⑦膵液とその機能 ……………… 109
　　　⑧大腸での吸収と排泄 ………… 109
　　　⑨排便反射 ……………………… 110
　　　⑩肝臓の機能 …………………… 110

第7章 内分泌系

幸田和久　**113**

A．外分泌と内分泌 ………………………… **113**
B．ホルモン ………………………………… **115**
　　1．ホルモンと情報の伝達 ………… 115
　　　①ホルモン ……………………… 115
　　　②親水性のホルモン …………… 115
　　　③疎水性のホルモン …………… 117
　　2．ホルモンの分泌調節機構 ……… 117
　　　①負のフィードバック調節 …… 117
　　　②正のフィードバック調節 …… 118
　　　③ホルモン分泌の日内変動 …… 119
C．内分泌器官とホルモン ………………… **119**

　　1．視床下部-下垂体系とそのホルモン … 119
　　　①下垂体前葉ホルモン ………… 119
　　　②下垂体後葉ホルモン ………… 122
　　2．甲状腺と甲状腺ホルモン ……… 123
　　3．カルシウム代謝の調節——副甲状腺
　　　　ホルモン・カルシトニン・
　　　　ビタミンD ……………………… 124
　　4．副腎と副腎が分泌するホルモン … 126
　　　①副腎皮質ホルモンの作用 …… 127
　　　②副腎髄質ホルモンの作用 …… 128
　　5．性腺と性腺ステロイドホルモン … 129
　　6．膵臓が分泌するホルモン ……… 130
　　7．松果体とメラトニン …………… 131
D．体温とその調節 ………………………… **131**
　　1．生体でのエネルギーの変換 …… 131
　　2．体温 ……………………………… 132
　　3．体温の調節 ……………………… 133
　　　①熱産生反応 …………………… 133
　　　②熱放散反応 …………………… 133
　　　③視床下部における体温調節 … 134
　　4．発熱 ……………………………… 135

第8章 腎尿路系

小林靖・幸田和久　**137**

A．腎尿路系に属する器官 ………小林靖 **137**
　　1．腎臓 ……………………………… 137
　　　①位置と構造 …………………… 137
　　　②ネフロン(腎単位) …………… 138
　　2．尿路 ……………………………… 139
　　　①腎盂(腎盤) …………………… 139
　　　②尿管 …………………………… 139
　　　③膀胱 …………………………… 140
　　　④尿道 …………………………… 140
B．腎尿路系の機能 ………………幸田和久 **141**
　　1．水バランス(水の出納) ………… 141
　　2．尿の生成 ………………………… 142
　　　①糸球体濾過と糸球体濾過量(GFR) … 142

② 尿細管・集合管での再吸収と分泌 …… 144
　　3．蓄尿と排尿 ……………………………… 147

第9章 生殖系と人体の発生
小林靖　**150**

A．男性の生殖器 ……………………………… 150
　1．精巣（睾丸） …………………………… 150
　2．精路 …………………………………… 151
　3．付属生殖腺 …………………………… 151
　4．陰茎と陰嚢 …………………………… 152
B．女性の生殖器 ……………………………… 152
　1．卵巣 …………………………………… 153
　2．卵管 …………………………………… 153
　3．子宮 …………………………………… 154
　　① 位置と構造 ………………………… 154
　　② 子宮内膜（粘膜）の周期的変化 …… 154
　4．腟 ……………………………………… 156
　5．外性器 ………………………………… 156
　6．乳房と乳腺 …………………………… 156
C．人体の発生 ………………………………… 157
　1．性の決定 ……………………………… 157
　2．人体の形成 …………………………… 158

第10章 運動器
小林靖・幸田和久　**163**

A．骨の形状と構造 ……………… 小林靖 … 163
　1．骨の形状 ……………………………… 163
　2．骨の構造 ……………………………… 163
B．骨の発生と成長 …………………………… 164
C．骨の化学的組成 …………………………… 165
D．骨のはたらき ……………………………… 165
E．骨の連結 …………………………………… 165
　1．不動性の連結 ………………………… 166
　2．可動性の連結（関節） ………………… 166
　　① 関節の構造と種類 ………………… 166
　　② おもな関節の運動とその名称 …… 167
　　③ 関節の傷害 ………………………… 168
F．骨格筋の形状 ……………………………… 168
G．筋の補助装置 ……………………………… 170
H．からだの各部の骨格と筋 ………………… 170
　1．頭部 …………………………………… 171
　　① 頭蓋 ………………………………… 171
　　② 頭部の筋 …………………………… 176
　2．体幹 …………………………………… 177
　　① 脊柱 ………………………………… 177
　　② 胸骨と肋骨 ………………………… 179
　　③ 頸部の筋 …………………………… 179
　　④ 胸部の筋 …………………………… 181
　　⑤ 腹部の筋 …………………………… 181
　　⑥ 背部の筋 …………………………… 182
　3．上肢 …………………………………… 183
　　① 上肢帯骨 …………………………… 184
　　② 自由上肢骨 ………………………… 185
　　③ 上肢帯の筋 ………………………… 186
　　④ 上腕の筋 …………………………… 187
　　⑤ 前腕の筋 …………………………… 188
　　⑥ 手の筋 ……………………………… 189
　4．下肢 …………………………………… 190
　　① 下肢帯骨 …………………………… 190
　　② 自由下肢骨 ………………………… 190
　　③ 下肢帯の筋 ………………………… 193
　　④ 大腿の筋 …………………………… 193
　　⑤ 下腿の筋 …………………………… 194
　　⑥ 足の筋 ……………………………… 195
I．筋のはたらき ………………… 幸田和久 … 195
　1．骨格筋の収縮 ………………………… 196
　　① 骨格筋の構造 ……………………… 196
　　② 骨格筋の収縮のメカニズム
　　　（滑り説） …………………………… 197
　　③ 筋線維の興奮から収縮まで
　　　（興奮収縮連関） …………………… 198
　　④ 筋収縮と張力の発生 ……………… 200
　　⑤ 骨格筋の長さと張力の関係
　　　（長さ-張力曲線） …………………… 201

⑥ 筋収縮のエネルギー供給 …… 203
　2．心筋と平滑筋の収縮 …… 205
　　① 心筋の収縮 …… 205
　　② 平滑筋の収縮 …… 206

第11章 感覚系
小林靖　　**211**

A．感覚のなりたち …… 211
B．体性感覚 …… 213
　1．皮膚感覚 …… 213
　　① 皮膚の構造 …… 213
　　② 皮膚のはたらき …… 215
　　③ 皮膚感覚 …… 215
　2．深部感覚 …… 216
C．臓性感覚 …… 216
D．特殊感覚 …… 216
　1．嗅覚 …… 216
　2．味覚 …… 217
　3．聴覚と平衡感覚 …… 217
　4．視覚 …… 219
　　① 眼球 …… 219
　　② 眼の調節作用 …… 221
　　③ 正視と屈折異常 …… 221

　　④ 色覚異常 …… 221
　　⑤ 副眼器 …… 221

第12章 神経系
小林靖・幸田和久　　**225**

A．神経系の概要 …… 225
　1．神経系とは …… 225
　2．神経系をつくる細胞 …… 225
　3．ニューロンの機能 …… 226
　　① 軸索での興奮の伝導 …… 226
　　② シナプスでの興奮の伝達 …… 228
　4．神経系の外形による区分 …… 231
　5．神経系の機能による区分 …… 231
B．神経系の各部分の構造と機能 …… 232
　1．中枢神経系 …… 232
　　① 脊髄 …… 232
　　② 脳 …… 235
　　③ 髄膜 …… 244
　　④ 脳脊髄液 …… 245
　2．末梢神経系 …… 246
　　① 脊髄神経とその分布 …… 246
　　② 脳神経とその分布 …… 246
　　③ 自律神経系とその分布 …… 249

巻末資料　人体のしくみとはたらきを学ぶための基礎知識 …… 254
さくいん …… 261

第1章 人体の構成

学習目的　「人体のしくみとはたらき」を学ぶにあたって，まずこれらを対象とする学問分野（解剖学と生理学）について理解し，あわせて共通する基本的な事項，すなわち人体の区分と名称，方向や位置を示す用語，個体による違い，また生理的な基本的機能と器官・器官系などについても理解しておこう。

A 解剖学と生理学

　　解剖学と生理学は，正常な人体のしくみとはたらきについて追究する学問であるが，それぞれで扱う側面が異なる。

解剖学とは　解剖学とは，人体の**形態**と**構造**についての学問である。解剖学では，細胞レベルから器官レベルにいたるまで，人体の各構成要素の位置・形状・内部構造，およびほかの構成要素との位置関係やつながりを学ぶ。これらをとらえる方法によって，肉眼でじかに見る肉眼解剖学（系統解剖学），顕微鏡を使って観察する組織学，からだのでき方の過程を調べる発生学などに分けられる。

生理学とは　生理学は，人体の**機能**を研究する学問である。行動，睡眠，消化・吸収，生殖，エネルギー代謝など，生体のあらゆる機能を物理学や化学の法則にのっとって記述し，理解する学問である。

　　個体の生理学を理解するためには，個体を構成する器官や細胞に関する生理学的理解が不可欠である。一方，動物の多くの**機能**は，種の違いにかかわらず共通しているため，**人体生理学**の理解には，ラットやウサギなどの動物実験（**比較生理学**）の知見も欠かせない。

構造と機能　解剖学（構造）と生理学（機能）は，正常な生命活動を理解するための車の両輪である。人体を理解するには，構造と機能を関連させて学習していこう。

B 人体各部の名称

人体を外部から見ると、頭部、頸部、体幹(胸部・腹部)、体肢(上肢・下肢)に区分される(→図 1-1)。

上肢・下肢 上肢のうち、肩から肘までを上腕、肘から手首までを前腕、手首から先を手とよぶ。下肢のうち、股から膝までを大腿、膝から足首までを下腿、足首から先を足とよぶ。日常用語では上肢全体を手や腕、下肢全体を足とよぶことがあるが、医学では異なるので注意しよう[1]。

体幹 体幹を前面から見ると胸と腹に分かれており、後面は背とよばれる。人体表面の各部はさらに細かく区分され、それぞれに名前がつけられている(→図 1-2)。

一方、人体を内部構造から見ると、頭部と体幹には、いくつかの重要な腔

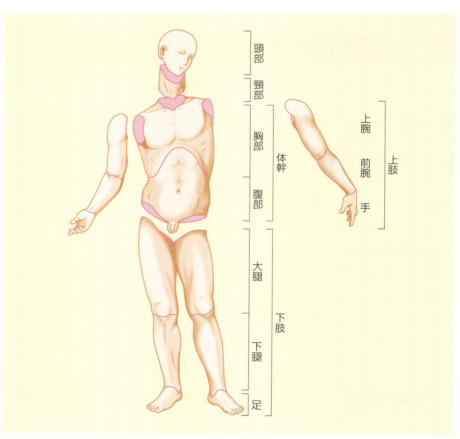

→ 図 1-1 人体の区分

---

1) 人体各部をあらわす医学用語は音読みするものが多い。ただし例外も多いので、用語を学ぶときに1つひとつ確認しておこう。

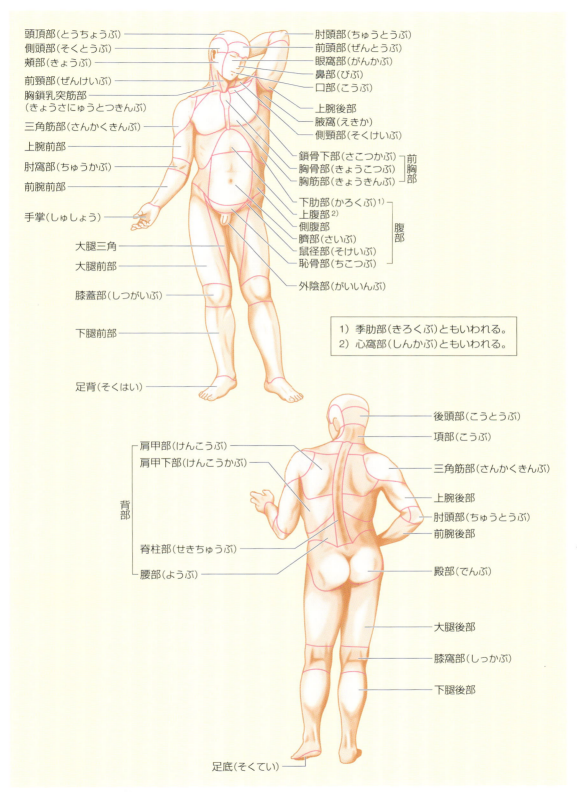

図1-2 体表の区分

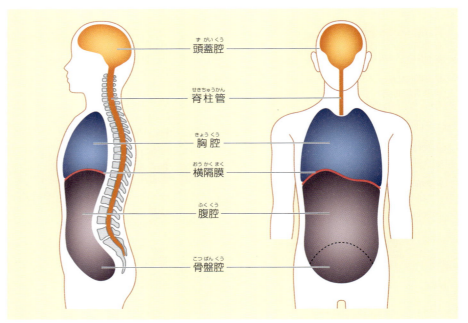

○ 図 1-3　人体内部の腔所

所がある（○ 図 1-3）。

　頭の骨組みの中には頭蓋腔という腔所があって脳をおさめている。脊柱は頸部から骨盤まで続く柱状の骨組みで，その中の脊柱管という腔所には脊髄がおさまり，脳につながっている。

　胸部には胸腔，腹部には腹腔という腔所があり，それぞれ重要な臓器をおさめている。腹腔の最下部は骨盤で囲まれているので，骨盤腔とよばれる。看護職にある者として患者の症状などを正確に記録し，他者に伝えるためには，これらの用語を正確に使用できることが大切である。

C 人体の方向や位置を示す用語

　人体の各部の位置関係をあらわすためには，あらかじめ人体の基準となる姿勢を決めておく必要がある。解剖学では，いわゆる「気をつけ」の姿勢から手のひら（手掌）を前方に向けた状態を基準とし，これを**解剖学的正位**という（○ 図 1-4）。

　人体の方向や位置を示す用語には，以下のようなものがある。

●基準となる面　基準となる面には，①矢状面，②水平面，③冠状面がある（○ 図 1-4）。

　①**正中面と矢状面**　からだを左右に等分する面を**正中面**，正中面と体表面の交線を**正中線**という。正中面およびそれに平行なすべての平面を**矢状面**という。

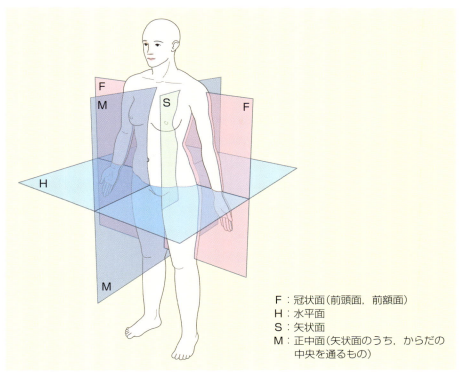

F：冠状面（前頭面，前額面）
H：水平面
S：矢状面
M：正中面（矢状面のうち，からだの中央を通るもの）

◯図 1-4　解剖学的正位と基準面

　　②**水平面**　解剖学的正位において地面に平行な面をいう。
　　③**冠状面（前頭面，前額面）**　矢状面とも水平面とも直角に交わる面を冠状面という。前頭部（額）に平行なので前頭面または前額面ともよばれる。

対になる用語　人体の方向で対になるものとして，①前と後，②上と下，③内側と外側，④近位と遠位がある。
　　①**前と後**　解剖学的正位で顔や腹の向くほうを前，背の向くほうを後という。
　　②**上と下**　解剖学的正位でからだの頭部に近いほうを**上**，足に近いほうを**下**という。
　　③**内側と外側**　からだのある点から見て正中面に近いほうを**内側**，遠いほうを**外側**という。
　　④**近位と遠位**　体肢のある点から見て体幹に近いほうを**近位**，遠いほうを**遠位**という。

体表の縦の基準線　体表を通る位置を基準として，いくつかの縦の線が用いられている（◯図1-5）。
　　①**前正中線**　身体前面で正中を通る垂線をいう。
　　②**胸骨線**　胸骨の外側縁を通る垂線をいう。
　　③**胸骨傍線**　胸骨線と鎖骨中線の中間を通る垂線をいう。

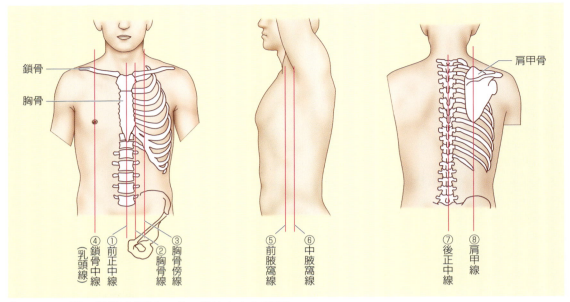

◆ 図 1-5　縦の基準線（図中の①～⑧は本文を参照）

④鎖骨中線　鎖骨中央を通る垂線をいう（ほぼ乳頭を通るので乳頭線ともいう）。
⑤前腋窩線　腋窩（わき）の前縁を通る垂線をいう。
⑥中腋窩線　腋窩の中央を通る垂線をいう。
⑦後正中線　身体後面で正中を通る垂線をいう。
⑧肩甲線　肩甲骨の下角を通る垂線をいう。

D 人体の形の特徴

1 共通する基本構造

人体には，ほかの脊椎動物のからだと共通した基本構造がある。それは**分節性**と**左右対称性**である。

分節性●　動物のからだには，頭から尾に向かって似通った構造が繰り返される傾向がある。背骨や肋骨などにみられるこのような性質を**分節性**とよぶ。

左右対称性●　人体は，基本的には左右対称である（眼・耳・鼻・手・足など）。ただし，一部の器官（心臓・胃・肝臓など）は非対称である。

2 構造の違い

人体は基本的に同じ構造をもっているが，1人ひとりで少しずつ異なると

ころもある。その差異には以下のものがある。

性差(男女差) 最も大きな差違は男女の生殖器であり，それを**第一次性徴**という。それ以外にも，成長するにつれて男女で違いがあらわれ，これを**第二次性徴**という。

たとえば，身長・体重はいずれも平均して男性のほうが大きく，女性は男性よりも小がらだが皮下脂肪が多い。女性の皮膚はきめ細かく，なめらかである。成人男性はひげや喉頭隆起(のど仏)が著しい。

年齢差 成長期には年齢とともにからだの大きさ(身長・体重)が増大し，からだの各部の比率も変化する。新生児の頭部の高さは身長の約 1/4 であるが，成人では約 1/8～1/7 である。

成人になってからは，老化によって各器官の状態が変化していく。成長も老化も器官によってその速度が異なる。

個体差 性別や年齢が同じでも，1 人ひとりのからだには違いがある。そのなかには，遺伝によって決まっているものもあれば，環境によって変化してきたものもある。

E 人体の機能と器官系

1 植物機能と動物機能

人体のはたらきをみると，大きく 2 種類のものがある。1 つは食物の消化・吸収や，呼吸，血液の循環などの生命を維持するための機能で，これらは**植物機能**とよばれる。もう 1 つは，見る，聞く，考える，手足を動かすなどのヒトや動物らしい活動にかかわる機能で，これらは**動物機能**とよばれる。

2 ホメオスタシス

人体の生命活動は，多数の器官が調和のとれたはたらきをすることによって正常に営まれている。外界の条件が大きく変化すると，人体もその影響を受ける。それにもかかわらず，血液の量や成分などからだの中の状態(内部環境)は，いつも一定の状態に保たれている。これを**ホメオスタシス**(◆15ページ)という。

3 適応と学習

運動によって骨や筋が発達したり，高地で生活すると血液中の赤血球が増えたりするように，人体の構造と機能は，必要に応じて発達・変化する。この能力を**適応**という。さらに人間は，これまでの経験をもとにして次の行動を選ぶ。この能力を**学習**という。適応と学習によって，ヒトは外界により適

合して生きることができる。

4 人体の階層性

ほかのすべての生物のからだと同じく，人体も**細胞**からできている。細胞は生物のからだをつくる最小の単位であるが，細胞がただ集まれば人体ができるのではない。特定の細胞が集まって，ある機能をもった集団（**組織**）をつくり，さらに異なる組織が組み合わさって，独立したはたらきをもつ**器官**[1]をつくる（胃・腸・腎臓・心臓・眼球・脳など）。似たはたらきの器官が互いに緊密に連携して**器官系**をつくり，さらにさまざまな器官系が組み合わさって**人体**となる（➡図1-6）。

本書では，細胞と組織について第2章で学び，第3章以降でそれぞれの器官系について勉強することになる。その準備として，ここで各器官系の役割の概要を学んでおこう。各器官系の詳細も，本書の中ではこの順に記述されている。

・**第3章 呼吸系**：気道と肺で構成され，酸素の吸入と二酸化炭素の排出を行う。
・**第4章 循環系**：血液を循環させて組織に酸素と栄養素を届ける心臓と血管，細胞の周囲の液体（間質液）を静脈に戻すリンパ管で構成される。
・**第5章 血液系**：酸素・二酸化炭素・栄養素・老廃物を運ぶ。
・**第6章 消化・吸収系**：消化管とそれに付属する器官からなり，外部環境から生存に必要なエネルギーや水などを摂取するために，食物の消化と吸収を行う。
・**第7章 内分泌系**：ホルモンを産生・分泌し，身体諸器官の機能調節と発育調節を行う。
・**第8章 腎尿路系**：腎臓と尿路で構成され，細胞の生存環境（細胞外液）の性状を調節する。
・**第9章 生殖系と人体の発生**：個体の複製を行う。女性の生殖系では受精した卵子が発生・成長する。
・**第10章 運動器**：からだを支える骨格と，収縮によってからだを動かす骨格筋で構成される。
・**第11章 感覚系**：体内・体外からの刺激を受け取り，その情報を神経系に伝える。
・**第12章 神経系**：電気的興奮を使って，感覚情報を受け取り，それらを統合し，適切な運動指令を送り出す。

---

[1] 器官のなかには，内部に腔所をもつものと，もたないものとがある。前者を**中空器官**，後者を**実質器官**という。

E 人体の機能と器官系

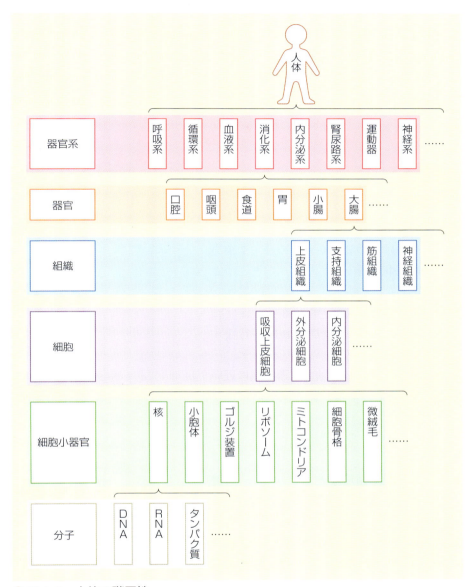

◯ 図 1-6　人体の階層性

> まとめ

- 解剖学は人体の形態や構造を学ぶものであり，生理学は人体各部の機能を学ぶものである。
- からだは頭部・頸部・体幹・体肢に大別される。体幹には胸部・腹部があり，体肢は左右1対の上肢と左右1対の下肢からなる。
- 身体には腔所（頭蓋腔・脊柱管・胸腔・腹腔）があり，それぞれの腔の中には重要な臓器がおさめられ，保護されている。
- 人体には左右対称の部位と非対称の部位がある。各部位には性・年齢による差もみられる。

- 健康に生きているということは，ホメオスタシスが維持されている状態である。
- 人間には適応と学習という能力が備わっており，これによって外界に適合して生きることができる。
- 特定の種類の細胞が集合したものを組織とよぶ。いくつかの種類の組織が集まって一定の機能をもつものを器官といい，似たはたらきの器官が連携して器官系をつくる。
- 人体は，呼吸系，循環系，血液系，消化・吸収系，内分泌系，腎尿路系，生殖系，運動系，感覚系，神経系からなっている。神経系や内分泌系がこれらの器官系相互の間の協調や連絡をとり，全体を統率する。

復習問題

❶ 次の文章の空欄を埋めなさい。

▶「気をつけ」の姿勢から手のひらを前方に向けた状態を(① 　　　　　)とよぶ。

▶からだを左右に等分する面を(② 　　　　　)とよぶ。②およびそれに平行なすべての平面を(③ 　　　　　)という。

▶からだのある点から見て，正中面に近いほうを(④ 　　　　)，遠いほうを(⑤ 　　　　　)という。

▶１人ひとりのからだの相違を(⑥ 　　　　　)という。

▶消化，呼吸，循環などを(⑦ 　　　　)機能，感覚や運動を(⑧ 　　　　)機能とよぶ。

▶人体は小さいほうから順に，細胞，(⑨ 　　　　)，(⑩ 　　　　)，器官系，人体という階層性がある。

❷ 次の図の①〜⑥の名称を答えなさい。

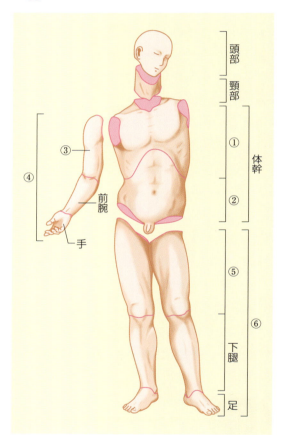

（①　　　　　　）
（②　　　　　　）
（③　　　　　　）
（④　　　　　　）
（⑤　　　　　　）
（⑥　　　　　　）

第2章 細胞からみた人体

学習目的 人体は，多数の細胞の組み合わせによってなりたっている。細胞は，増殖して子孫の細胞をつくることができる，生命の基本単位である。また細胞は，からだの部位によってそれぞれ種類が異なり，形状やはたらきもさまざまである。ここでは，このような特徴をもつ細胞の構造と機能と，それを取り巻く諸環境，ならびに組織について学ぶ。

A 細胞

ヒトも含めて，からだが多数の細胞からなりたっている生物は多くいるが，これらの生物を**多細胞生物**という。それに対して，人体に寄生する赤痢アメーバやマラリア原虫，細菌類などは，単一の細胞からなり，**単細胞生物**とよばれる。

1 人体の細胞の形と大きさ

細胞はその種類によって，さまざまに特徴的な形をとる（○図2-1）。筋細胞のように円柱状または紡錘状のもの，神経細胞のように細長い枝分かれした突起をもつもの，精子のようにオタマジャクシに似た形をとるもの，白血球のように変形するものなどがある。

大きさも，たとえばヒトの細胞の多くは直径10～30 μm[1]であるが，神経細胞には1 mにも達する非常に長い突起をもつものがある。筋細胞にも数cm以上になるものがある。また卵子（卵細胞）はとくに大きな円形の細胞で，直径が200 μm（0.2 mm）もあるので，肉眼でも確認することができる。

2 細胞の内部構造

細胞の表面には，**細胞膜**とよばれる薄い膜があり，細胞の内外を区切っている。細胞膜で囲まれた内部には**細胞質**があって，さらに奥に**核**がある。細胞質は，半流動性（卵白のような状態）の物質（細胞質ゾル）と，その中に数多

---

[1] 1 μm（マイクロメートル）は，1/1,000,000 m，つまり1 mmの1/1,000を意味する（○254ページ）。

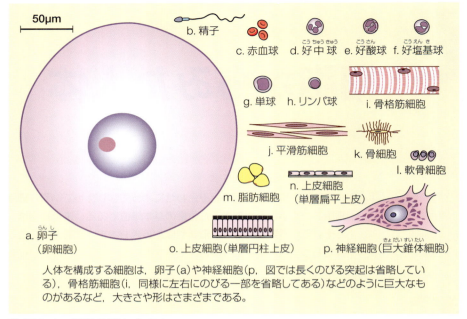

○図 2-1　細胞の形と大きさ

く存在する**細胞小器官**からなる。細胞質ゾルは大部分が水で，タンパク質や糖質（炭水化物），脂質などの有機物や，無機塩類（ナトリウム，カリウム，カルシウムなど）がとけている。水は細胞全体の重量のおよそ2/3を占める。

核●　細胞の中には，ふつう1つの**核**がある。核は核膜で包まれる。赤血球は特殊で，成熟すると核が消失する（○81ページ）。

　　　核の中には**核小体**と，小粒子状の**染色質**（クロマチン）がある（○図2-2）。染色質には核酸の一種である **DNA**（デオキシリボ核酸）が含まれ，これが**遺伝子**の本体である。遺伝子は，からだを構成したり酵素として機能するなどのはたらきをもつタンパク質の構造を決定している。それぞれのタンパク質は20種類のアミノ酸が一定の配列でならんでおり，遺伝子はこのアミノ酸の順番をDNAの4種類の塩基の配列で決定している。この塩基の配列の情報，つまり遺伝情報は，核内でRNA（リボ核酸）に写し取られ（転写），RNAが核から細胞質に出る（○258ページ）。

細胞膜●　細胞膜はおもにリン脂質からできている。リン脂質には親水性（水にとけやすい）の部分と疎水性（水にとけにくい）の部分があり，細胞膜では親水性の部分を外側にして並んだ二重層となっている（○図2-3）。細胞の外側にある親水性の部分は細胞外液に，内側にある部分は細胞内液に接している。

　　　細胞膜には，固定されてなく，ある程度自由に動くことができるタンパク質が埋まっている（○図2-3）。これらのタンパク質に多くの種類があり，さまざまなはたらきをしている（○18ページ）。細胞内外での物質のやりとりは，

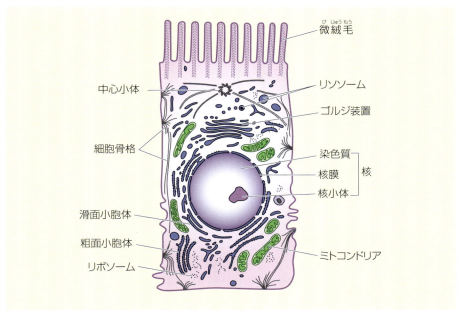

● 図 2-2 細胞の構造

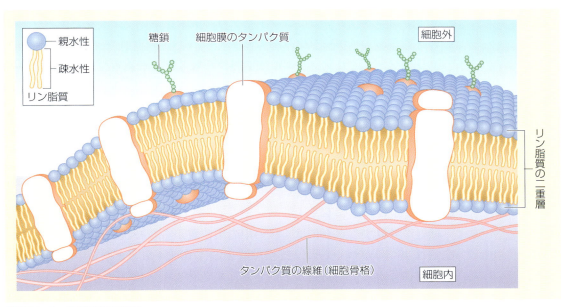

● 図 2-3 細胞膜の構造

細胞内の環境を一定に保つために非常に重要である。

細胞小器官● 核の周囲の細胞質には，リボソーム，**小胞体**，ゴルジ装置，ミトコンドリア，リソソーム（水解小体），**中心小体**などのさまざまな細胞小器官がある（● 図 2-2）。中心小体や細胞骨格，リボソームを除いて，細胞膜と同様の膜をもつ。

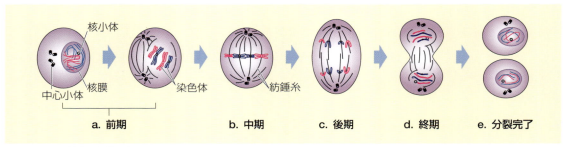

◎ 図 2-4　体細胞分裂

①**リボソーム**　リボソームでは，核外に出てきた RNA の遺伝情報をもとにアミノ酸が配列され（翻訳），タンパク質が合成される（◯ 259 ページ）。

②**小胞体**　小胞体は膜でできた袋状の小器官で，リボソームが表面に付着した**粗面小胞体**と，付着していない**滑面小胞体**がある。粗面小胞体はタンパク質の合成に関与し，滑面小胞体は糖代謝・脂質代謝・イオン輸送など，さまざまな役割を担っている。

③**ゴルジ装置**　ゴルジ装置は膜でできた袋が積み重なった構造で，タンパク質や脂質に糖などを付加する機能をもつ。

④**ミトコンドリア**　ミトコンドリアは，酸素を用いて栄養を燃焼させ，細胞に必要なエネルギーを生み出す（◯ 258 ページ）。

⑤**リソソーム**　リソソームは細胞外から取り込んだ物質や，細胞内で不要になった物質を分解する。

3 細胞の分裂

人体の起原は受精した 1 つの**卵子**であり，これが母体内で分裂・増殖することによって胎児となり，ひとりの人間（個体）として生まれる。生後も，たえず細胞の分裂・増殖は続く。生殖細胞以外の細胞（**体細胞**）の分裂は，**体細胞分裂**とよばれる（◯ 図 2-4）。

細胞が分裂するときには，核の中の染色質からヒモ状の**染色体**（ヒトの細胞では 46 本）がつくられ，核膜が消える（◯ 図 2-4-a）。また，中心小体が核の両側に分かれて紡錘糸が形成され，染色体を引っぱって分配する（◯ 図 2-4-b～d）。このような分裂様式を有糸分裂とよぶ。

B 細胞とそれを取り巻く環境

1 ホメオスタシス（恒常性の維持）

生物が生命を維持していくためには，生物の外部の環境（**外部環境**）の変化

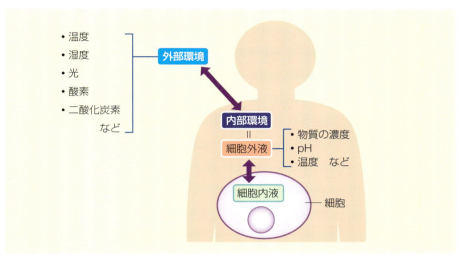

○図 2-5　外部環境と内部環境

に対して，細胞や組織を取り巻く体内の環境，すなわち**内部環境**[1]を，一定の範囲内に保っていくことが必要である(○図2-5)。内部環境とは，直接的には，さまざまな物質の濃度や，pH，温度などの細胞外液の性状をさしている。中空器官である消化管や肺などの内腔は，体外の空間と連続しているので，からだの中に位置していてもからだの外(外部)である。

　生物が行う内部環境を一定に保持するはたらきのことを**ホメオスタシス**(**恒常性の維持**)とよび，意識せずともさまざまな器官が協調してこの機能を果たしている。たとえば，体温の調節(○133ページ)，細胞外液の電解質濃度や浸透圧(○255ページ)の調節などがこの例である。

2　細胞外液と細胞内液

体液　ヒトの体内に含まれる液体成分を総称して**体液**という。体液には電解質その他，さまざまな物質がとけている。体液中に含まれる水分は体重のおよそ60%である(○図2-6)。ただし，肥満した人や高齢者では水分量は少なく，やせた人や小児では多い。

細胞内液と細胞外液　体液はさらに，細胞内にあるか，細胞外にあるかで，それぞれ**細胞内液**，**細胞外液**に分けられる。細胞内液には体液の水分のおよそ2/3(体重の40%)が，細胞外液にはおよそ1/3(体重の20%)が分布している。さらに細胞外の水分のうち，およそその1/4(体重の5%)が血管内の**血漿**(○77ページ)として，残り3/4(体重の15%)が細胞を取り巻く空間(細胞間質)に**間質液**[2]とし

---

1) 外部環境の変化に対して内部環境を一定に保つという概念は，19世紀のフランスの生理学者，クロード＝ベルナールによって提唱された。これをあらわすホメオスタシスという言葉は，1932年にアメリカの生理学者，キャノン，W. B. によってつくられた。
2) 間質液のほかに，組織液，組織間液，細胞間液とよばれることもある。

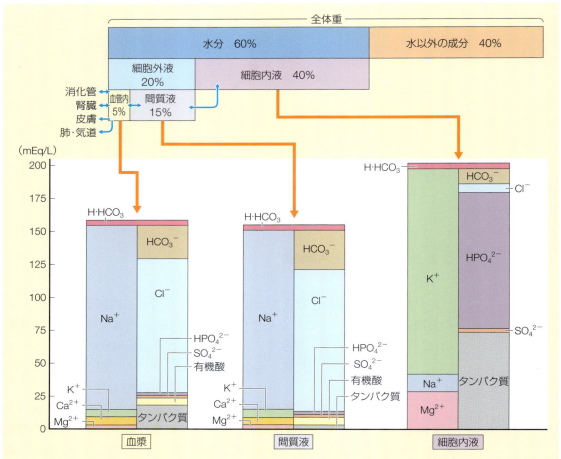

→ は，水分の移動が可能な向きを示す。細胞外液にはNa⁺とCl⁻が多いが，細胞内液にK⁺が多い。陽イオンと陰イオンそれぞれの和が等しくなっていることからわかるように，体液は電気的に中性である。また，細胞内液のほうが電解質とタンパク質を多く含み浸透圧が高いようにみえるが，縦軸はmEq/Lであるので，物質の量を直接反映していない。実際には，体液の各分画の浸透圧はほぼ等しい。

◯ 図2-6　体内の水分布および体液の分画とその組成

て存在する。このほか，脳脊髄液（およそ140 mL）などとしても水分は存在している。

物質交換●　細胞は間質液との間で物質交換を行い，細胞間質は血管内の赤血球や血漿と物質交換を行っている。同時に，水の移動も細胞内液と間質液，間質液と血漿の間で行われている。また消化管や腎臓において，血漿と外界（消化管では消化管の内腔，腎臓では尿細管の内腔）との間に水の出入りがあり，皮膚や呼吸器からは水分が放出されている（発汗や不感蒸散，◯141ページ）。

3 体液のイオン組成

体液に含まれる●　体液にはさまざまな物質が含まれており，大きく電解質（◯254ページ）と非
物質　　　　電解質に分けられる。電解質には，ナトリウムイオン（Na⁺），カリウムイオ

ン(K^+),カルシウムイオン(Ca^{2+}),マグネシウムイオン(Mg^{2+}),塩化物イオン(Cl^-),炭酸水素イオン(重炭酸イオン,HCO_3^-),リン酸イオン(HPO_4^{2-})などのほか,通常,陰イオンとして存在する各種のタンパク質がある(→図2-6)。電解質以外では,脂質やグルコースの占める割合が大きい。

細胞内と細胞外に分布する物質の組成は大きく異なっていて,電解質は細胞外液ではNa^+とCl^-が多くを占め,一方,細胞内液にはK^+が多い(→図2-6)。細胞外のNa^+およびK^+の濃度の正常範囲は,それぞれ,135〜149 mEq/L(→255ページ),3.5〜4.9 mEq/L であり,これは臨床的に重要な数値である。

また,細胞膜には半透膜(→256ページ)としての性質があるため,細胞内外に存在する物質によって,その分子数に比例した浸透圧が発生する。細胞内外の浸透圧はほぼ等しく,ヒトの体液の浸透圧はおよそ 280〜290 mOsm/kgH_2O [1]である。

細胞内外でNa^+とK^+のイオン濃度の差が存在することは,細胞の機能にとってきわめて重要である(→19ページ)。細胞のエネルギー源であるアデノシン三リン酸(ATP,→257ページ)を使って,ナトリウム-カリウムポンプ(ナトリウム-カリウム ATP アーゼ)などにより,細胞はわざわざこの濃度の差を維持している。

●緩衝作用 体液中に含まれる,HCO_3^-やHPO_4^{2-},タンパク質などには,体液のpHが容易に変化することを妨げる重要なはたらきがある。この作用を**緩衝作用**という。また,赤血球に含まれるタンパク質であるヘモグロビン(→80ページ)にもこの作用があり,生理的[2]にも重要である。これらの緩衝作用は,血液(血漿)のpHを 7.35〜7.45 の正常域に保つことに役だっている(→145ページ,Column)。

血液のpHが 7.35 未満の状態を**アシドーシス**,7.45 をこえた状態を**アルカローシス**という。そして,pHが変化した原因によって**呼吸性**と**代謝性**(非呼吸性)を区別する。

C 細胞膜の機能と膜電位

1 細胞膜の機能

細胞膜は,細胞の内部と外部を仕切る境界である(→12ページ)。細胞はその生存のために,必要な物質を細胞外から細胞内に取り込まなくてはならな

---

[1] kgH_2O は水 1 kg を意味する。
[2] ここでいう「生理的」とは,「正常の生命機能として」という意味であり,医学分野ではしばしば用いられる。

物質の移動や情報の伝達を担うタンパク質

い。また，それぞれの細胞に特有な機能を発揮するためには，ホルモン（◯115ページ）や神経伝達物質（◯229ページ）などとしてもたらされる細胞外からのさまざまな情報が，細胞内へと伝えられる必要がある。そのため，これらの物質や情報が，細胞膜という境界をこえて細胞内にもたらされるしくみが必要となる。

一般に，生体内の膜を隔てた物質の移動や輸送は，**受動輸送**と**能動輸送**に分けられる。濃度が高いほうから低いほうへ物質が移動するように，自然に生じる過程を利用する輸送が受動輸送である。一方，自然には生じない物質の移動のためには，エネルギーを使って移動させる必要がある。これを能動輸送という。

このようなしくみを利用して，膜に埋まったタンパク質が細胞膜をこえた物質の移動や情報の伝達を行っている（◯図2-7）。

①**ポンプ** ATPを分解することで発生するエネルギーを利用して，濃度や電位の勾配に逆らって物質を輸送する。たとえば，**ナトリウム-カリウムポンプ**は，細胞内から細胞外へNa^+をくみ出し，K^+を細胞外から細胞内へくみ入れている。前述したように，細胞内はK^+濃度が高く，細胞外はNa^+濃度が高いので，濃度勾配に逆らうこの輸送は，エネルギーを使わなければ

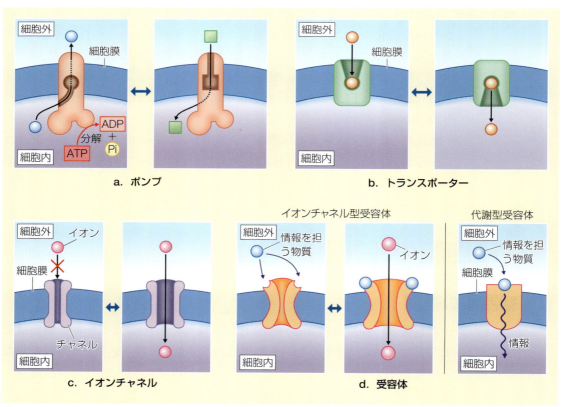

◯ 図2-7 細胞膜をこえて物質のやりとりを行う膜タンパク質

おこりえない物質の移動，つまり能動輸送である。

②**トランスポーター**（**輸送体**）　輸送する物質と結合することにより立体構造が変化することで物質を輸送するタンパク質である。たとえば，グルコースやアミノ酸は，トランスポーターによって細胞内に取り込まれる。

③**イオンチャネル**　次項で述べる細胞膜の電位の変化などにより，構成するタンパク質の構造が変化して小孔が開き，イオンを移動させるものである。その移動は受動的で，イオンの濃度勾配や，細胞膜の電位によって，方向が決定される。イオンチャネルを介する物質の移動は，ポンプやトランスポーターのそれに比べて，けた違いに速いのが特徴である。

④**受容体**　ホルモンや神経伝達物質などの情報を担う物質に特異的に結合して，その情報を細胞内に伝えるタンパク質である。特定の物質が結合することにより，イオンチャネルが開くイオンチャネル型受容体と，細胞内のほかのタンパク質に情報を伝える代謝型受容体がある。

2 膜電位の形成

前述のように，細胞内液と細胞外液の電解質の組成は大きく異なっており，細胞外では Na^+ 濃度が高く，細胞内では K^+ 濃度が高い（◯16ページ，図2-6）。

細胞膜には特定のイオンを通過させるイオンチャネルや，特定のイオンを輸送するトランスポーター，ポンプとよばれるタンパク質が存在している。これらによって細胞内外のイオン濃度の不均衡が形成・維持されており，この結果，細胞内と細胞外の間に電位の差が形成される。

●膜電位　細胞外を基準（ゼロ）としてあらわした細胞内の電位は，**膜電位**とよばれる。膜電位の値は細胞によって異なるが，とくに刺激のない状態では，安定した一定の値をとる。これを**静止電位**（静止膜電位）とよぶ。ほとんどの細胞で，静止電位の値は細胞内外の K^+ 濃度によってほぼ決定されている。神経細胞や骨格筋細胞の静止電位は，$-90 \sim -60\,\mathrm{mV}$ である（◯図2-8）。

さまざまな刺激によって，静止電位は変化する。静止電位よりもプラスの

Column

2次性能動輸送

腎臓や消化管では，グルコースやアミノ酸などを，細胞外からより濃度の高い細胞内へと，エネルギーを使って移動させなければならない。そこではたらくのが，グルコースやアミノ酸を Na^+ と一緒に輸送する共輸送体である。

これらの共輸送体は，輸送に必要となるエネルギーを，Na^+ が細胞外から細胞内へと移動する際に失うエネルギーから得ている。つまり，この輸送は能動輸送ではあるが，エネルギーを直接ATPから得ているのではなく，ナトリウム-カリウムポンプなどによる能動輸送でつくり出された Na^+ の濃度差から得られるエネルギーを利用しているのである。この輸送方法を，ナトリウム-カリウムポンプなどのATPのエネルギーを直接利用する能動輸送とは区別して2次性能動輸送とよぶ。

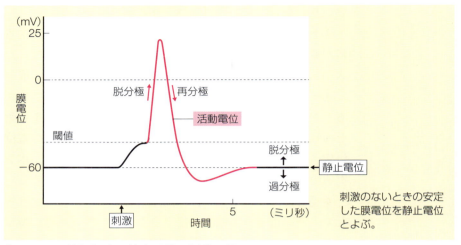

◯ 図2-8 神経細胞の静止電位と活動電位

方向へ電位が変化している状態を**脱分極**，マイナスの方向への変化を**過分極**という。

❸ 活動電位の発生

神経細胞や筋細胞になんらかの刺激が加わることにより，静止電位が一時的に脱分極することがある。しかし，刺激が弱いときには，脱分極は回復して，膜電位は静止電位に戻る。

活動電位 ●　それに対して，刺激が十分に大きい場合には，この脱分極による膜電位の変化が大きくなり，これがある一定の値[1]（**閾値**）をこえると，膜電位に依存して開くナトリウムチャネルあるいはカルシウムチャネルが一斉に開く。細胞外のNa^+とCa^{2+}の濃度は細胞内より高く，また膜電位も細胞内がマイナスとなっているため，Na^+やCa^{2+}を選択的に通すチャネルが開けば，それらが細胞内に流れ込むことになる。

このようにして生じた脱分極により，膜電位は急速に20〜30 mVにまで上昇し，その後，回復する（**再分極**）。この一過性[2]の急速な膜電位の変化を**活動電位**といい，その持続時間は神経や骨格筋では数ミリ秒である。また，活動電位が発生することを（細胞の）**興奮**という。神経細胞は活動電位を発生させて情報を次の神経細胞へと伝え（◯228ページ），筋細胞では活動電位の発生により筋の収縮が引きおこされる（◯198ページ）。

全か無かの法則 ●　細胞への刺激による膜電位の変化が閾値をこえない限り，活動電位は発生しない。そしていったん閾値をこえてしまえば，刺激を強くしていっても，

1）この電位は閾膜電位ともよばれる。閾は敷居を意味する。
2）神経細胞や骨格筋では数ミリ秒，心筋細胞では100〜200ミリ秒である。

活動電位はつねに一定の大きさで発生する。つまり，活動電位は発生するかしないかのいずれかであり，このことを活動電位の発生は**全か無かの法則**に従うという。

D 組織

人体のさまざまな器官をつくる素材を**組織**といい，**上皮組織**，**支持組織**，**筋組織**，**神経組織**という 4 種類の基本型がある。器官は，これら 4 種類の組織が組み合わさってできている（→9 ページ，図 1-6）。

1 上皮組織

上皮組織は**上皮細胞**がシート状に集まったもので，隣り合う細胞がすきまなく密着している。上皮組織はからだの外表面や消化管の内面などをおおい，からだの実質と，外界や臓器の内腔とを隔てる壁となっている。消化管や呼吸器，泌尿器の内腔は，からだの実質から上皮で隔てられているという点ではからだの外部と同様であるため，医学的には体外と考える。上皮組織はこのほかに，体内において体腔や血管の内面をおおっている。

分類とはたらき● 　上皮組織は上皮細胞の形・配列によって，**扁平上皮**（単層・重層），**立方上皮**，**円柱上皮**，**線毛上皮**，**移行上皮**に分類される（→図 2-9）。

扁平上皮は薄い細胞でできている。1 層からなる**単層扁平上皮**と，細胞が数多く積み重なる**重層扁平上皮**とがある。血管や肺胞の内面は単層扁平上皮でおおわれており，単層扁平上皮が栄養素・老廃物・酸素・二酸化炭素などを通して，組織の物質交換をたすける。また胸壁・腹壁の内面や内臓の表面をおおって，それらが互いになめらかに動くようにしている**漿膜**も単層扁平上皮からなる。一方，重層扁平上皮は，機械的な刺激の多い皮膚の表面，食道や腟の内面をおおって，内部を保護する役割をもっている。

立方上皮や**円柱上皮**は，扁平上皮より背丈の高い細胞 1 層でできている。立方上皮は肺にある細気管支，腎臓にある尿細管，甲状腺の上皮をつくり，円柱上皮は胃と腸の粘膜表面をおおっている。これらの上皮の多くは，特定の物質を吸収したり，分泌したりするはたらきを営む。

特殊な機能をもつ上皮としては，**線毛上皮**と**移行上皮**，ならびにあとで述べる**腺上皮**がある。線毛上皮は，気管・気管支や卵管の内腔をおおっていて，その細胞の内腔面に線毛（運動のできる細かい突起）がある。気管と気管支の線毛上皮は線毛の動きで粘液を動かし，外から入ってきた異物などを体外へ運び出す。卵管の線毛上皮は卵を子宮に向かって送る。移行上皮は腎盂，尿管，膀胱の内腔をおおっている。これらの器官は，内部に尿が通ったり，たまったりすると，壁が大きくのびる。移行上皮の細胞は，変形することに

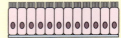
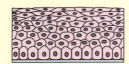
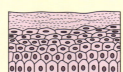
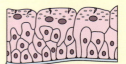

a. 単層扁平上皮
胸膜・腹膜などの漿膜や，関節の滑膜などに見られる，なめらかにおおう部位。

b. 単層立方上皮
肺の細気管支，腎臓の尿細管など。

c. 単層円柱上皮
小腸の上皮など。図のように微絨毛をもつものは，表面積が広くなり効率よく吸収できる。

d. 重層扁平上皮
口腔・食道の粘膜など，機械的刺激の多い部位。

e. 角化重層扁平上皮
表皮。とくに機械的刺激が多く，乾燥しやすい部位。

f. 移行上皮
膀胱・尿管の粘膜。大きく伸縮する粘膜面を裏打ちする。

◯ 図 2-9　上皮組織

よって伸展に対応する。

腺　腺は，皮膚や粘膜の上皮が結合組織中に落ち込んでできたものである。腺には**外分泌腺**と**内分泌腺**とがある。外分泌腺は，からだの外表面（皮膚）や，腸管・気管のような中空器官の内腔面（粘膜）に向かって，化学物質を含む液体を分泌する。内分泌腺は，血液や組織の中に**ホルモン**という化学物質を分泌する（◯113 ページ）。

ここでは，外分泌腺について学習しておこう。最も単純な腺は，ただ 1 個の腺細胞からなる**杯細胞**であるが，多くは多細胞性の腺である。腺は分泌の行われる部分（**腺体**）と，これを外に導く部分（**導管**）からなる（◯図 2-10）。腺には 1 本の腺腔からなる単純なものから，複雑な枝分かれをしたものまであり，その形はさまざまである。

体表の外分泌腺には**汗腺**や**涙腺**などがある。汗腺は体内の老廃物を水とともに排泄し，また体温を調節する。涙腺は涙を分泌し，眼球をうるおして保護する。胃や腸にある**消化腺**や**膵臓**の組織の大部分なども外分泌腺であり，食物の消化をたすける物質（酵素）を含む液を分泌する。

2　支持組織

支持組織はからだを支えるはたらき，ならびに結合を営む組織で，**細胞**と，その間を満たす**基質**[1]（**細胞間質**）からなる。上皮組織と異なり，支持組織は

---

1) 細胞と細胞の間を埋める物質。組織の物理的性質を決めるほかに，細胞と血液との間での物質（栄養素や酸素など）のやりとりなどに関与している。

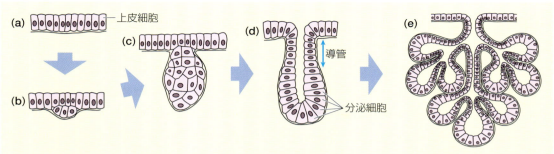

上皮細胞の層(a)の一部の細胞が増殖しながら(b),深層に落ち込んでいき(c),導管をもった腺をつくる(d)。組織によっては,さらに複雑な構造の大きな腺となる(e)。

◯ 図 2-10 腺の形成

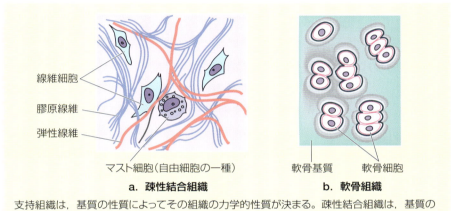

a. 疎性結合組織　　b. 軟骨組織

支持組織は,基質の性質によってその組織の力学的性質が決まる。疎性結合組織は,基質の膠原線維や弾性線維の割合によって,その強度や弾力が異なる。軟骨組織は,軟骨基質やその間に含まれる線維の性質によって性質が変化する。

◯ 図 2-11 支持組織の性質

基質が豊富であり,基質の性質によってその支持組織の性質が決まる。支持組織には**結合組織・軟骨組織・骨組織**がある。**血液・リンパも細胞間に大量の液体があるため,これを基質とみて支持組織に分類される**。

結合組織●　器官と器官を結合したり,器官や組織のすきまを埋めたりする組織で,線維細胞のまわりに多くの基質がある。基質には線維が多数走っている。

①**線維性結合組織**　疎性結合組織と密性結合組織,そして特殊な線維性結合組織に分けられる。疎性結合組織は皮下組織にみられるもので,線維細胞(固定細胞)のまわりに膠原線維・弾性線維・自由細胞が比較的まばらに分布する組織である(◯ 図 2-11-a)。その間に脂肪細胞が多く分布するものを脂肪組織とよぶ。密性結合組織は膠原線維が密に配列した組織で,腱・靱帯・真皮・髄膜などを構成する。弾性組織(大動脈の壁),色素組織(眼球の脈絡膜,虹彩)などは,特殊な線維性結合組織である。

　　　　②**膠様組織**　臍帯にみられる組織で，基質はゼラチン状の物質である。
　　　　③**細網組織**　リンパ節・扁桃・脾臓・骨髄の基本をつくる組織である。星状をした細網細胞が突起をからませて網目をつくり，その中にリンパ球などの自由細胞を入れる組織である。

軟骨組織●　骨組織とともにからだの支柱のはたらきをする。**軟骨細胞**と線維性の基質からなり，乳白色または黄色である（→図2-11-b）。骨組織よりやわらかく，メスで切ることができる。耳介・外鼻・喉頭・気管の骨組みとなったり，骨どうしをつないだり，骨の関節面をおおったりする。
　　　　基質の性質によって，**弾性軟骨**（耳介），**硝子軟骨**（外鼻・気管・関節面），**線維軟骨**（恥骨結合・椎間板）の３つに分類される。

骨組織●　歯を除いて人体で最もかたい組織であり，からだの支柱となる骨を構成する。**骨細胞**と，その間を満たす基質からなる。基質はリン酸カルシウム（無機物）と膠原線維（有機物）からなる。多くの骨が，発生・成長の途中で軟骨組織が骨組織におきかわることによってつくられる。

血液・リンパ●　血液とリンパは液状であり，ほかの組織とはかなり異なるが，細胞間の基質（ここでは液体）が多いことから支持組織に分類される。詳しくは第５章「血液系」（→77ページ）で述べる。

３ 筋組織

　　筋組織は，収縮能をもつ**筋線維**（筋細胞）の集まったもので，筋線維の種類によって**骨格筋，心筋，平滑筋**に分類される（→図2-12）。骨格筋と心筋は，

Advanced

膜

　膜は上皮組織とその下にある結合組織からなり，薄く広がって器官を包み，また内腔をおおっている。膜には次のような種類がある。
① **漿膜**
　胸膜・腹膜・心膜。表面に漿液（透明な液体）が分泌される膜で，臓器の動きをなめらかにする。漿膜は内臓を直接包む臓側葉と，体壁に近い側の壁側葉からなり，両葉間に体腔（胸膜腔・腹膜腔・心膜腔）をつくる。
② **滑膜**
　関節包・腱鞘・滑液包の内面にある薄い膜で，その表面から滑液を分泌して動きを円滑にする。
③ **粘膜**
　中空器官（呼吸器・消化器・泌尿器・生殖器）の内腔面をおおう膜で，粘液を分泌することからこうよばれる。組織的には次の層からなる。
（1）粘膜上皮：重層扁平上皮（口・食道），円柱上皮（胃・腸），線毛上皮（気管・卵管）。
（2）粘膜固有層：比較的緻密な結合組織からなり，血管に富む。
（3）粘膜筋板：平滑筋の薄い層からなる。
（4）粘膜下組織：綿のようにまばらな線維と脂肪細胞からなる。

	骨格筋	心筋	平滑筋
横断面			
縦断面			
細胞あたりの核数	多数	数個	1個
横紋	あり	あり	なし
随意・不随意	随意	不随意	不随意

◯ 図2-12　筋組織

顕微鏡で見ると横紋(横縞)がみとめられるので，横紋筋ともよばれる。

骨格筋●　主として骨と骨を結び，からだを支え，運動時にはたらく。この筋を構成する骨格筋線維(骨格筋細胞)は，多くの細胞が縦に融合した非常に細長い円柱状をしており，横紋をもつ。随意的に(意志に従って)収縮できるので，**随意筋**ともよばれる。

心筋●　心臓の壁をつくる筋である。これを構成する心筋線維(心筋細胞)は横紋をもつが，骨格筋と異なり短い円柱状で，枝を出して互いに網状に連なる。随意的に収縮させることができないので，**不随意筋**ともよばれる。

平滑筋●　心臓以外の内臓(胃・腸・気管・膀胱・尿道・子宮など)や血管に分布する。紡錘状の平滑筋線維(平滑筋細胞)からなる。平滑筋も心筋と同じく不随意筋である。眼の虹彩の筋や皮膚の毛を逆立てる立毛筋も平滑筋である。

4 神経組織

神経組織は，電気的興奮によって情報を伝える**神経細胞**，ならびに神経細胞のはたらきを支える**グリア細胞(神経膠細胞)**や**シュワン細胞**からなる。

神経細胞●　神経細胞は，ほかの多くの神経細胞から興奮を受け取るために，細胞体から**樹状突起**とよばれる突起をのばして表面積を広げている(◯ 図2-13)。また，離れたところにある別の神経細胞や筋細胞などに興奮を伝えるために，**軸索**とよばれる突起をのばしている。細胞体とこれらの突起を合わせたもの

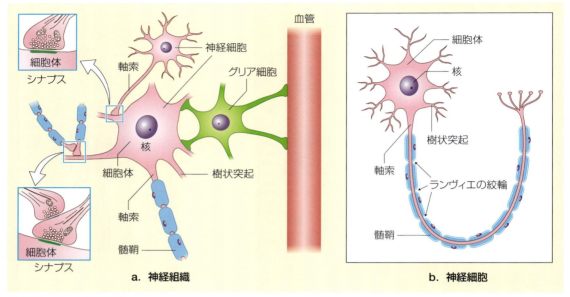

図 2-13　神経組織

を，神経系の構成単位という意味で**ニューロン**とよぶ。つまり，ニューロンとは神経細胞と同じ意味でも使われる。

シナプス●　ある神経細胞の軸索の先端(**軸索終末**)から，別の神経細胞の樹状突起や細胞体表面，あるいはほかの軸索終末に興奮が伝えられるが，その連絡部を**シナプス**とよぶ。軸索終末の内部には膜でできた小さな袋が多数あり，その中には**神経伝達物質**とよばれる化学物質がたくわえられている。これが終末の外に放出され，次の細胞の細胞膜にある受容体に結合することによって，興奮が伝えられる(⊃229ページ)。

神経膠細胞と●
シュワン細胞　脳や脊髄には，神経細胞に栄養を供給する細胞(星状膠細胞)や，軸索を取り巻く**髄鞘**をつくって興奮の伝わる速度を上げる細胞(稀突起膠細胞)などがある。末梢神経にも髄鞘をつくるシュワン細胞がある。軸索と髄鞘などの被覆を合わせて，**神経線維**とよぶ。

まとめ

- 人体は 60 兆〜100 兆個の細胞からできている。細胞の内部には細胞質と核がある。細胞質では，半流動性の物質(細胞質ゾル)の中に細胞小器官が存在している。
- 核の中の染色質には DNA が含まれ，遺伝情報をもつ。
- 細胞膜はおもにリン脂質からできていて，ある程度自由に動けるタンパク質が埋まっている。
- 細胞小器官には，リボソーム・小胞体・ゴルジ装置・ミトコンドリア・リソソーム・中心小体などがある。
- 人体が成長するのは，細胞分裂によって細胞の数が増えるためである。
- 細胞や組織を取り巻く体内の環境を内部環境とよび，内部環境を一定に保持するはたら

- きのことをホメオスタシス(恒常性の維持)とよぶ。
- 体液は細胞内液と細胞外液に分けられ、体液の水分のおよそ2/3は細胞内液として分布している。
- 細胞外ではNa^+濃度が高く、細胞内ではK^+濃度が高い。
- 細胞膜には、細胞内外の物質の移動や情報の伝達を担うタンパク質がある。
- 細胞外を基準としたときの細胞内の電位を膜電位とよぶ。膜電位は刺激がないときには安定しており、これを静止電位とよぶ。
- 膜電位の変化が閾値をこえると活動電位が発生する。
- 組織には上皮組織・支持組織・筋組織・神経組織がある。

復習問題

❶ 次の文章の空欄を埋めなさい。

▶ 細胞は表面が(①　　　)でおおわれ、内部に細胞質と(②　　　)がある。

▶ (③　　　)はRNAの情報をもとにタンパク質を合成する。

▶ (④　　　)は細胞に必要なエネルギーを産生する。

▶ ヒトの体内に含まれる液体成分を総称して(⑤　　　)といい、さらに細胞内にあるか細胞外にあるかで(⑥　　　)と(⑦　　　)に分けられる。

▶ 細胞内液の電解質で多くを占めているのは(⑧　　　)とリン酸イオンである。

▶ 血液のpHが7.35未満の状態を(⑨　　　)、7.45をこえた状態を(⑩　　　)という。

▶ 細胞膜のタンパク質のうち、ATPのエネルギーを用いて濃度・電位に逆らって物質を輸送するものを(⑪　　　)、ホルモンなどの情報を担う物質と結合するものを(⑫　　　)とよぶ。

▶ 細胞内の電位が静止電位よりプラスの方向に変化することを(⑬　　　)、マイナスの方向に変化することを(⑭　　　)という。

▶ 細胞の興奮とは、細胞に(⑮　　　)が発生することである。

▶ 皮膚の表面は(⑯　　　)上皮である。

▶ 血管の内面は(⑰　　　)上皮でおおわれている。

▶ 汗や消化液を分泌するのは(⑱　　　)分泌腺、ホルモンを分泌するのは(⑲　　　)分泌腺である。

▶ 密性結合組織には(⑳　　　)線維が多い。

▶ 骨組織の基質はおもに(㉑　　　)と(㉒　　　)線維からなる。

▶ 横紋をもつ筋細胞は(㉓　　　)細胞と(㉔　　　)細胞である。

▶ 神経細胞の突起には、興奮を受け取る(㉕　　　)と次の細胞に興奮を伝える(㉖　　　)がある。

❷ 次の問いに答えなさい。

① 生物が行う内部環境を一定に保持するはたらきのことをなんとよぶか。
答(　　　　　　　)

② 細胞へ刺激を与えた場合、一定の刺激以上で活動電位が発生し、それ以上刺激を強くしても活動電位の大きさはかわらない。この法則をなんというか。
答(　　　　　　　)

3 次の図の①〜⑥の名称を答えなさい。

微絨毛
細胞骨格
滑面小胞体
粗面小胞体
染色質
核膜
核小体

(①　　　　　　　)
(②　　　　　　　)
(③　　　　　　　)
(④　　　　　　　)
(⑤　　　　　　　)
(⑥　　　　　　　)

呼吸系

学習目的 本章では，呼吸の機能を担う諸器官のしくみと，ガス交換のはたらきについて学ぶ。

A 呼吸系に属する器官

呼吸系とは，血液のガス交換を行う肺と，外気を肺まで導く器官の集まりである。肺には多くの**肺胞**(はいほう)があり，ここでガスの交換が行われる。この肺胞に達するまでの諸器官には**鼻**，**咽頭**(いんとう)・**喉頭**(こうとう)，**気管**(きかん)・**気管支**(きかんし)があり，空気の通り道をつくるため一括して**気道**とよぶ（→図 3-1）。気道のうち鼻から喉頭までは**上気道**，気管より下は**下気道**とよばれる。

1 鼻

鼻は顔の中央にあり，気道の最初の部分である。**外鼻**(がいび)・**鼻腔**(びくう)・**副鼻腔**(ふくびくう)から

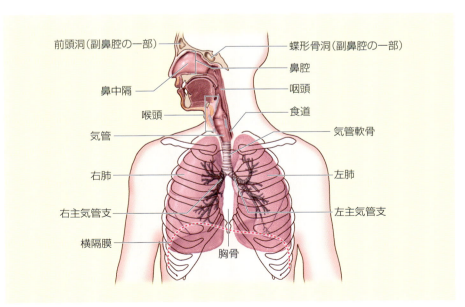

→ 図 3-1　呼吸系の概要

なる。

外鼻● 鼻骨と鼻軟骨が骨組みとなる。鼻根，鼻背，鼻翼（こばな），鼻尖の各部からなり，下方に外鼻孔が開く。

鼻腔と副鼻腔● 外鼻孔は左右に1対あり，その奥に続く鼻腔も中央の鼻中隔で仕切られている（●図3-1）。

鼻腔は，鼻骨，上顎骨，鋤骨，蝶形骨，口蓋骨，篩骨（上・中鼻甲介を含む），下鼻甲介の諸骨がまわりを取り囲む（●172ページ，図10-11）。鼻中隔は篩骨，鋤骨と軟骨からなる。鼻腔と口腔の間の仕切りを口蓋とよび，上顎骨と口蓋骨でつくられる。

上・中・下の3対の鼻甲介は鼻腔の外側壁から内腔に向かって突出する（●図3-2）。上鼻甲介と中鼻甲介の間を**上鼻道**，中鼻甲介と下鼻甲介の間を**中鼻道**，下鼻甲介の下を**下鼻道**とよぶ。鼻甲介は凹凸をつくることで粘膜の表面積を広げるので，空気がより多くの粘膜面に接して流れ，吸い込む空気に十分な湿度と温度が与えられる。

鼻腔の粘膜は**呼吸部**と**嗅部**に分かれている。嗅部は鼻腔の上部にあり，嗅覚をつかさどる嗅上皮がある。呼吸部は**線毛上皮**でおおわれ，その**線毛**の運動によって異物が外に運び出されるようになっている。

鼻中隔の前下部の粘膜は毛細血管がとくに発達し，また鼻腔の入口にあって機械的刺激を受けやすいため，出血（鼻血）をおこしやすい（キーセルバッハ部位）。鼻腔の後方は，後鼻孔によって咽頭につながる。

副鼻腔は鼻腔を囲む骨の中にある大きなすきまで，すべて鼻腔（中鼻道と上鼻道）につながっている（●176ページ，図10-16）。前頭洞，上顎洞，篩骨洞，蝶形骨洞があり，それぞれ同名の骨の内部に位置する。篩骨洞のみ細かい部

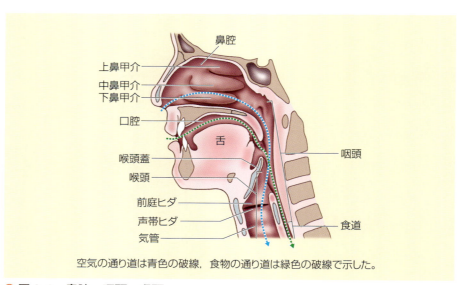

空気の通り道は青色の破線，食物の通り道は緑色の破線で示した。

●**図3-2　鼻腔・咽頭・喉頭**

屋に分かれているので篩骨蜂巣（ほうそう）ともよばれる。副鼻腔は薄い粘膜でおおわれており，鼻腔呼吸部から連続している。そのために鼻腔の感染や炎症は副鼻腔に広がり，副鼻腔炎や蓄膿症（ちくのう）の原因となる。

鼻涙管（びるいかん）は涙嚢（るいのう）から下鼻道に通じる管で，涙液（るいえき）を排出する（→222ページ，図11-11）。

2 咽頭

咽頭は，鼻腔・口腔と喉頭・食道をつなぐ長さ約12 cmの筒状の器官で，上は頭蓋底に始まり，下は食道に続く（→図3-2）。咽頭の上部は鼻腔に，中部は口腔に，下部は喉頭につながっているので，上・中・下部をそれぞれ咽頭の鼻部・口部・喉頭部とよぶ。鼻部の側壁には耳管（じかん）が開き，鼓膜（こまく）の奥の中耳（ちゅうじ）と交通する。

● 扁桃　鼻腔・口腔と咽頭との移行部には，リンパ小節の集まりである**扁桃**（へんとう）が集まっている。咽頭鼻部の後壁には咽頭扁桃，耳管開口部の周辺には耳管扁桃，口腔と咽頭の移行部の側壁には口蓋扁桃，舌の後部には舌扁桃があり，あわせて**ワルダイエルの咽頭輪**とよばれる。これらは，外界から気道や消化管に入る異物と病原体を監視し，適切な免疫反応を引きおこす役割をもつ。

子どものときに咽頭扁桃が病的に肥大（アデノイド，または咽頭扁桃肥大）すると，鼻腔との交通路が狭くなり，聴力が低下し，鼻呼吸（び）が困難になることがある。

3 喉頭

喉頭は，咽頭と気管を結ぶ漏斗状（ろうと）の器官である。喉頭の骨組みは軟骨でできており，その主要なものは，**喉頭蓋軟骨**（こうとうがい），**甲状軟骨**（こうじょう），**輪状軟骨**（りんじょう）である（→図3-3，3-4）。

喉頭の上端には**喉頭蓋**（がい）が舌状にとび出し，食物を飲み込む際にふたをする役目をする。甲状軟骨は，男性の場合，思春期になると急に発達して，その中央部が前に強く突出する（**喉頭隆起**，いわゆるのど仏（ほとけ））。

● 声門　喉頭腔の側壁には，**前庭ヒダ**と**声帯ヒダ**が突出する。左右の声帯ヒダによって狭（せば）められた通路を**声門**とよぶ（→図3-3-c, d）。声帯が強い呼気によって振動すると，声が発せられる。声帯に分布する神経が麻痺したり，声帯が充血したりはれたりすると，声門が十分閉じられず声がかれる（嗄声（させい））。

4 気管および気管支

気管は喉頭に続く長さ約10 cmの細長い管で，第4〜5胸椎の高さで左右の気管支に分かれる（→図3-1）。右の気管支は左に比べて短く，太く，傾斜が急である（→図3-4）。そのため，気管に入った異物は右の気管支に入りやすい。

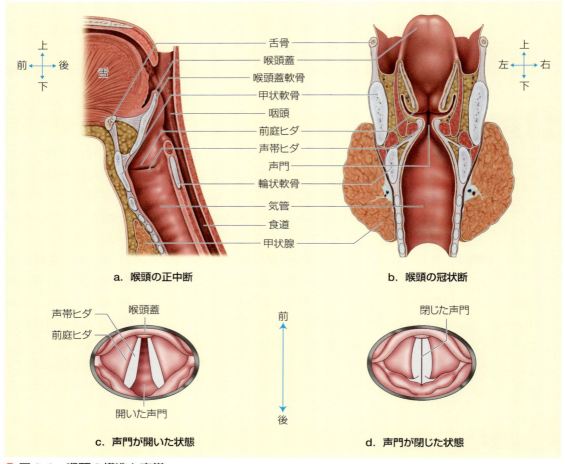

図 3-3　喉頭の構造と声帯

　気管支は肺門に入ると樹枝状に分岐し，**葉気管支→区域気管支→細気管支→終末細気管支→呼吸細気管支→肺胞管→肺胞嚢→肺胞**となる。

　気管にはU字形の軟骨が16～20個連なってその骨組みとなり，息を吸う際に内腔がつぶれないようになっているが，気管支の枝になるとしだいに減ってなくなる。気管と気管支の粘膜には**線毛上皮**があって，痰や異物を外に送り出すはたらきをする。

　粘膜下組織の中には**気管腺**や**気管支腺**があり，粘液を分泌している。

5 肺

　肺は胸腔内で心臓の両側にある円錐状の器官で，内部にはスポンジのような小腔が無数にある。幼児の肺は淡紅色であるが，加齢とともに吸い込んだ塵埃が内部に蓄積して暗灰色で斑状の沈着をつくり，成人のものは暗赤色となる。肺の上端を**肺尖**（鎖骨より 2～3 cm 上に位置する）という。また，底部を**肺底**という。

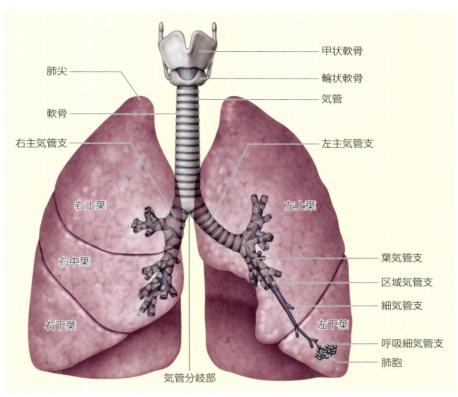

○ 図 3-4　気管から肺まで

　肺の表面は，肋骨に面している部分を肋骨面，縦隔（●34ページ）に面する部分を縦隔面（内側面），横隔膜に面する部分を横隔面とよんで区別する。
　縦隔面の中央部は**肺門**とよばれ，気管支や肺動脈・肺静脈が出入りする。右肺は 3 葉（右第 4 肋骨に沿う水平裂と斜裂によって分けられる），左肺は 2 葉（斜裂によって分けられる）からなる（●図 3-4）。肺葉はハチの巣のような多角形の小葉の集まりからなる。肺には，数億個の**肺胞**がある。
　すべての肺胞表面積を合わせると，120 m² （テニスコートの約半分）にもなるといわれる。肺胞は 1 層の**上皮細胞**からなり，毛細血管が密に分布し，弾性線維も多い。肺胞内の空気と毛細血管内の血液との間で，ガスの交換が行われる（●図 3-5）。

6 胸膜

　胸膜（古い名称は**肋膜**）は肺を包む 2 枚の強い漿膜であり，肺を直接包む臓側胸膜（肺胸膜）と胸壁の内面をおおう壁側胸膜とが肺門部で連続している（●図 3-6-a）。
　2 枚の胸膜の間の狭い空間（胸膜腔）にごく少量の**漿液**が存在し，表面をなめらかにすることで 2 枚の胸膜の摩擦を防いでいる。湿性胸膜炎では胸膜腔

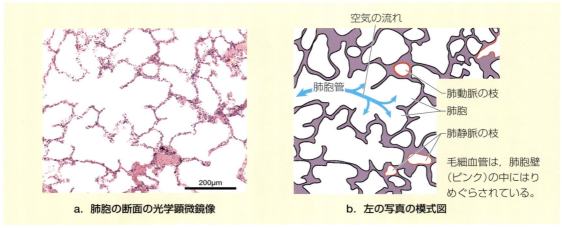

図 3-5 肺胞の構造

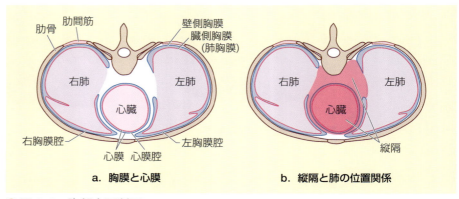

図 3-6 胸部水平断面

に滲出液がたまる。これを胸水とよぶ。

7 縦隔

　縦隔は胸腔の中央部で，左右の肺にはさまれた上下に細長い部分である（図3-6-b）。縦隔の外側面は壁側胸膜，前は胸骨，後ろは脊柱，下は横隔膜で区切られているが，上は頸部へ移行している。
　縦隔には，心臓・胸腺・気管・気管支・食道・大動脈・大静脈・胸管・神経などの重要な器官が入る。

B 呼吸の生理

　酸素（O_2）を取り込み，それと交換に二酸化炭素（CO_2）を排出する生物現象

を呼吸という。呼吸器(ヒトでは肺)と血液の間のガス交換は**外呼吸**とよばれ，組織レベルあるいは細胞レベルでのガス交換は**内呼吸**という。通常，呼吸という場合，外呼吸をさす。

1 呼吸運動とその調節

呼吸運動● 肺はみずからふくらむことはできない。肺に外気を出し入れするためには，肺を収納している空間，すなわち胸腔の容積を変化させることで，胸腔内の圧力を変化させてやればよい(●図 3-7)。胸腔内の圧力は，大気圧に比べてやや陰圧になっており，胸腔内の容積が大きくなれば肺は自然とふくらむ。

息を吸い込む**吸息**時には，**横隔膜**は収縮し，また肋間筋のうち，**外肋間筋**(●181 ページ)が収縮して肋骨を挙上することによって胸腔内容積を大きくす

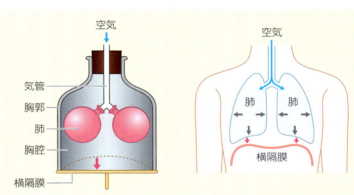

吸息時には，横隔膜と外肋間筋が収縮して胸腔の容積が大きくなり，胸腔内圧が低下して外気が肺へ流入する。

a. 吸息時

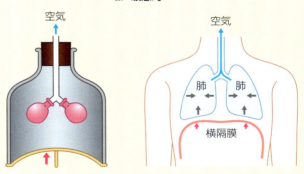

呼息時には，横隔膜は弛緩し，内肋間筋が収縮して胸腔の容積が小さくなるため，胸腔内圧が上昇して，肺から呼気が呼出される。

b. 呼息時

左の図は肺と胸腔のモデルである。底のないビンの底面にゴムの膜をゆるくはり，ゴムにはひもをつけてある。ビンの口にはガラス管を通した栓をし，ビンの内側のガラス管の先端には風船をつける。このモデルでは，ビンが胸郭，風船が肺，ゴムの膜が横隔膜に相当する。

● 図 3-7 呼吸運動

る。一方，息を吐きだす**呼息**の際には，横隔膜は弛緩し，**内肋間筋**(◯181ページ)が収縮して胸郭が下制されて，胸腔内容積が小さくなる。

胸腔内圧は大気圧に対して陰圧であるため，肺組織や胸壁が破綻すれば，胸腔内へ外気が入り込み，肺が押しつぶされて，呼吸困難などが生じることがある。これが**気胸**である。

呼吸中枢と呼吸の調節　成人男性では，安静時の呼吸数は14〜20回/分である。呼吸数は運動時には増加し，睡眠時には減少する。また，体温や体位など種々の要因によっても変化する。

自発的な呼吸のリズムは，延髄(◯235ページ)にある**呼吸中枢**のニューロン群によって決定されている。そしてこのリズムは，**動脈血の酸素分圧**や，**二酸化炭素分圧**，**pH**(◯255ページ)による調節を受け，その受容器は中枢と末梢にある。

中枢性化学感受領野は延髄にあり，主として動脈血二酸化炭素分圧($PaCO_2$)の変化に伴う pH の変化を感受している。

末梢化学受容器には，外頸動脈と内頸動脈の分岐部にある**頸動脈小体**と，大動脈弓部に存在する**大動脈小体**とがある。頸動脈小体はとくに動脈血酸素分圧(PaO_2)の変化に強く反応し，PaO_2 が低下するとその情報を呼吸中枢に伝えて呼吸を促進させ，PaO_2 を回復させる。

このような化学物質の検知によって行われる調節を，呼吸の**化学調節**という。

❶ 肺気量とその分画

肺気量　肺の中に含まれるガスの量を**肺気量**(呼吸気量)という。スパイロメータとよばれる器械を用いて，次に述べる各種の肺気量が測定でき，その測定値の異常は疾患の鑑別に有用である(◯図3-8-a)。

肺気量の分画　安静時の呼吸で1回に吸入あるいは呼出されるガスの量を**1回換気量**といい，その体積はおよそ0.5 L である(◯図3-8-b)。最大吸息位から呼気として呼出できる最大の呼気量を**肺活量**といい，成人男子で4〜4.5 L，成人女子で3〜4 L である。最大呼息位で肺の中に残存しているガスの量は**残気量**とよばれ，およそ1.2 L である。肺活量に残気量を加えた量が**全肺気量**で，最大吸息位に肺の中に存在するガスの量となる。

また，最大吸息位からできるだけ速くガスを呼出(**努力性呼出**)させたときの肺活量を**努力性肺活量**，そのとき，最初の1秒間に呼出されるガスの量を**1秒量**という(◯図3-8-b)。そして，両者の比，つまり，(**1秒量／努力性肺活量**)×100 を **1秒率**といい，正常では70% 以上である。

肺活量が低下する肺疾患は拘束性肺疾患とよばれ，肺線維症，間質性肺炎などがある。また1秒率の減少(結果的に呼息の時間が延長する)がみられる肺疾患には，気管支喘息，慢性閉塞性肺疾患(COPD)などがある。

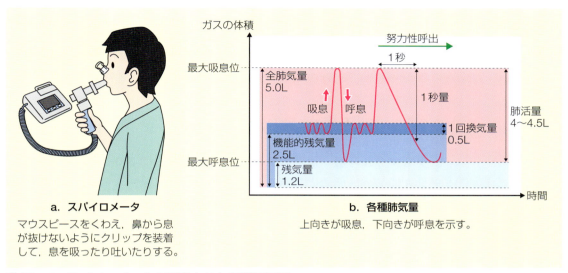

◯ 図 3-8　スパイロメータと測定された各種肺気量

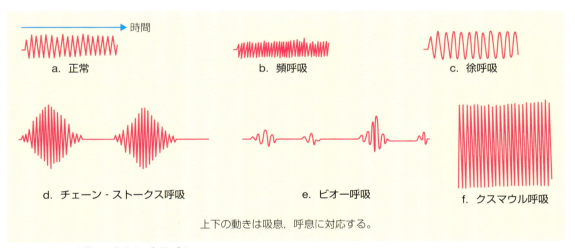

◯ 図 3-9　異常な呼吸と呼吸パターン

2 異常な呼吸

　　正常安静時には周期的な吸息と呼息が行われて、1回換気量の空気が出入りしている（◯図 3-9-a）。このとき、吸息と呼息の持続時間は、およそ1：2である。しかし、呼吸器系・循環器系の疾患や呼吸中枢に影響を及ぼすような病態においては、次のような異常な呼吸や呼吸パターンが出現することがある。

　①**頻呼吸**　呼吸数が21回/分をこえるもので、通常、呼吸は浅くなる（◯図 3-9-b）。

　②**徐呼吸**　呼吸数が12回/分未満のもので、通常、呼吸は深くなる（◯図

3-9-c)。

　　③**無呼吸**　呼息位で呼吸が一時的にとまった状態である。

　　④**チェーン-ストークス呼吸**　無呼吸と過換気を周期的に繰り返す呼吸である(⇒図3-9-d)。無呼吸は数秒から十数秒ほど続く。呼吸中枢の興奮性低下によって生じる。

　　⑤**ビオー(失調性)呼吸**　頻呼吸と無呼吸が非周期的に出現する呼吸である(⇒図3-9-e)。頭蓋内圧亢進などでみられる。

　　⑥**クスマウル呼吸**　規則的で深い頻呼吸である(⇒図3-9-f)。代謝性アシドーシス(⇒17ページ)などでみられる。

　　⑦**起座呼吸**　寝た状態(臥位)では呼吸が困難になり、上半身を起こして座位になると呼吸がらくになる状態をいう。これは臥位では、座位のときよりも肺にうっ血が生じ、横隔膜が挙上して換気量が減少するためである。心不全や気管支喘息などでみられる。

2 ガス交換

肺胞と肺胞を取り巻く毛細血管の間、または末梢の組織と毛細血管との間で、酸素および二酸化炭素をやりとりすることをガス交換という。

1 死腔

横径約1.5 cmの気管が16回枝分かれをして、直径0.3 mmの呼吸細気管支(⇒32ページ)になるとガス交換の機能をもつようになる。それは、呼吸細気管支から、その壁に肺胞が存在しはじめるためである。そして呼吸細気管支からさらに7回の枝分かれで**肺胞**にいたる。

呼吸細気管支になる前、すなわち、気管〜終末細気管支までの部分は、ガス交換には関与せず、空気の通り道としての役割しかない。ガス交換の視点からすると、この空間は(解剖学的)**死腔**であり、その体積は正常ではおよそ150 mLである。

2 肺サーファクタント

肺胞の壁は1層の上皮細胞から構成されるが、上皮細胞にはガス交換を担う、厚さの薄いⅠ型肺胞上皮細胞と、それよりは厚みのあるⅡ型肺胞上皮細胞がある(⇒図3-10)。Ⅱ型肺胞上皮細胞は表面活性物質である**肺サーファクタント**を分泌し、肺胞上皮細胞の表面張力を低下させて肺胞の伸展を保ち、肺胞がガスと接する表面積を大きくするはたらきをしている。

胎児の肺サーファクタント　胎児での肺サーファクタントの産生は在胎34週ごろからであるため、早期産の場合には、肺サーファクタントの欠乏により肺胞がつぶれ(虚脱)、呼吸困難を呈する新生児呼吸窮迫症候群となることがある。

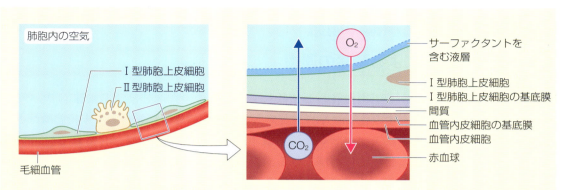

肺胞はⅠ型およびⅡ型肺胞上皮細胞から形成され，前者はガス交換に，後者は肺サーファクタント産生に関与している。ガス交換のためには，酸素（O_2）や二酸化炭素（CO_2）の気体分子は，6層からなる血液－空気関門を通過しなければならない。

◯図3-10　肺胞上皮細胞と血液－空気関門

3 肺胞でのガス交換

　肺胞におけるガス交換は，Ⅰ型肺胞上皮を介して毛細血管内との間で行われる。ガス交換のためには，肺胞内の気体分子は，①肺胞上皮細胞表面の肺サーファクタントを含む液層にはじまり，②Ⅰ型肺胞上皮細胞，③Ⅰ型肺胞上皮細胞の基底膜，④肺胞上皮細胞と血管内皮細胞の間の間質，⑤血管内皮細胞の基底膜，⑥血管内皮細胞という6層からなる，厚さがおよそ 0.5 μm の**血液－空気関門**を通過しなければならない（◯図3-10）。

　肺胞内の酸素分圧は 100 mmHg[1]で，毛細血管内の肺動脈血の酸素分圧（40 mmHg）よりも高いので，酸素は肺胞から毛細血管内へと拡散する。一方，二酸化炭素は分圧の高さが酸素と逆のため（肺胞内は 40 mmHg であるのに対して，肺動脈血は 46 mmHg），毛細血管内から肺胞へと移動する。なお，肺動脈を流れる血液は静脈血であるため酸素分圧が低く，二酸化炭素分圧は高い。

　酸素の血漿への溶解度は，二酸化炭素に比べてはるかに小さい。実際，成人では安静時には1分間におよそ 250 mL の酸素を必要とするが，酸素が血漿にとけて1分あたりに輸送される量は，心拍出量を 5 L/分とすると，およそ 15 mL/分にしかならず，要求をまったく満たしていない。

　したがって，単なる溶解とは異なる，酸素を効率よく運搬するためのしくみが必要である。それが，次に述べる赤血球中のヘモグロビンによる酸素の運搬である。

1）mmHg については巻末資料（◯256ページ）を参照のこと。

3 酸素と二酸化炭素の運搬

1 ヘモグロビンによる酸素の運搬

肺胞から毛細血管へと拡散してきた酸素の大部分は，赤血球（● 80 ページ）中に存在する色素タンパク質である**ヘモグロビン**に結合して末梢組織へと運ばれる。ヘモグロビンは，血液 100 mL あたり 15 g ほど含まれる。100 mL の血液に物理的に溶解できる酸素がおよそ 0.3 mL であるのに対して，この 15 g ほどのヘモグロビンに結合できる酸素はおよそ 20 mL であり，約 70 倍である。

また，肺胞の毛細血管は内径がおよそ 5 μm ほどであるのに対して，赤血球の直径は 7〜8 μm，厚さが 1〜2 μm である。しかし，赤血球は変形性に富んでいるので，細い毛細血管内を血管壁に接しながら移動できる。赤血球と血管壁が接しているため，酸素は溶解度の低い血漿を介さずに血液－空気関門と赤血球の間を拡散することになる。

ヘモグロビンの構造　ヘモグロビンは，ヘムとよばれる鉄を含む部分と，グロビンというタンパク質の部分からなり，このヘムの部分に酸素が結合する。ヘモグロビン 1 分子に対して，最大 4 分子の酸素が結合できる。酸素が結合したヘモグロビンは**オキシヘモグロビン**（酸素化ヘモグロビン），酸素が解離したものは**デオキシヘモグロビン**（脱酸素化ヘモグロビン）とよばれる[1]。オキシヘモグロビンを多く含む赤血球は鮮紅色に，デオキシヘモグロビンが多いときは暗赤色に見える。

酸素解離曲線　一定の体積の血液中に存在するヘモグロビンが最大限に結合できる酸素の量を 100 としたときの，実際に結合している酸素の割合を**酸素飽和度**とよぶ。ヘモグロビンが酸素と結合するか，酸素を解離するのか，言いかえれば酸素飽和度がどのくらいになるのかは，血液の酸素分圧（PO_2）などによって決定される。PO_2 と酸素飽和度の関係を示すグラフを酸素解離曲線といい，S 字状の曲線になる（● 図 3-11）。

肺胞内の PO_2 は 100 mmHg であるため，ガス交換直後の肺胞での酸素摂取によって血液の PO_2 も 100 mmHg となり，このときの酸素飽和度は 98% である。それに対して，末梢組織に酸素を供給して肺に戻ってきた血液の PO_2 は 40 mmHg であり，酸素飽和度は 75% となる[2]。つまり，肺胞でヘモグロビンに結合していた酸素のおよそ 1/4 が，末梢組織で放出されたことになる。

---

1) それぞれを酸化ヘモグロビン，還元ヘモグロビンと慣例的に表記しているものもあるが，本文で述べたように酸化・還元反応の意味ではない。
2) 温度 37℃，pH 7.4，二酸化炭素分圧（PCO_2）40 mmHg の場合である。

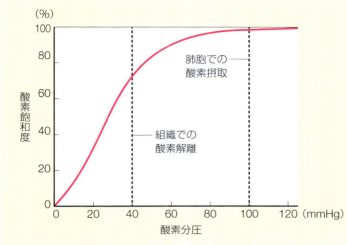

図 3-11　酸素解離曲線

血液の酸素分圧と酸素飽和度の関係を示している。酸素分圧が100mmHgは、肺胞内の酸素分圧の領域で、酸素飽和度は98%に達する。酸素分圧が40mmHgは、末梢組織で酸素が解離する条件である。

酸素解離曲線に影響する要因　酸素解離曲線は、血液の二酸化炭素分圧(PCO_2)・温度・pHの影響を受ける。PCO_2の上昇、pHの低下(酸性に傾く)、温度の上昇は、それぞれ酸素の解離を促進する。末梢組織では肺胞よりPCO_2が高いことが、PO_2が低いことに加えて、より酸素を解離しやすい条件となっている。

一酸化炭素中毒　一酸化炭素(CO)はヘモグロビンに対する親和性が酸素よりも大きいため、一酸化炭素の濃度が高い状況では、ヘモグロビンの酸素への結合が阻害され、十分な酸素の運搬がなされなくなる。これが一酸化炭素中毒である。

Column

パルスオキシメーター

動脈血を採血すれば、動脈血酸素分圧(PaO_2)や酸素飽和度(SaO_2)を知ることができるが、簡便かつ非侵襲的に、SaO_2を測定するために、臨床でよく用いられているのがパルスオキシメーターである(図)。この器械は、オキシヘモグロビンとデオキシヘモグロビンで、赤色光と赤外光の吸収が異なることを利用している。

指先にセンサーを装着し、光をあてて、指先の血管を流れる赤血球を透過してくる光を計測する。静脈中のヘモグロビンも当然、光を吸収するが、動脈血は脈打つことから、脈波(65ページ)の部分を検知して動脈由来の信号をとらえている。こうして測定される酸素飽和度は、動脈血から実測するSaO_2と区別してSpO_2とよぶ。両者の値はほぼ同じである。

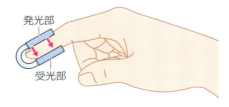

一酸化炭素に結合したヘモグロビンもあざやかな赤い色を呈するため，一酸化炭素中毒の患者は酸欠状態にあるにもかかわらず，皮膚の赤みが増す。

❷ 二酸化炭素の運搬

　二酸化炭素は，酸素に比べて20倍ほど血漿への溶解度が高いが，二酸化炭素として血漿に溶解したままで運搬される割合はわずかである。血漿に溶解した二酸化炭素は赤血球内へ移動して炭酸水素イオン（重炭酸イオン，HCO_3^-）に変換され，そのおよそ7割は再び血漿に戻る。結局，二酸化炭素のおよそ90%は炭酸水素イオンとして末梢組織から運ばれ，残り1割ほどはヘモグロビンなどのタンパク質に結合，あるいは血漿に溶解して運搬される。

　肺ではこれとは逆の過程，すなわち，血漿中の炭酸水素イオンが赤血球に入り，二酸化炭素となって拡散し，その分圧が低い肺胞内へ排出される。ただし，この寄与は排出される二酸化炭素の6割ほどで，3割ほどがヘモグロビンなどに結合した二酸化炭素，1割ほどが物理的に溶解した二酸化炭素である。

まとめ

- 呼吸系は鼻，咽頭，喉頭，気管，気管支，肺からなる。肺胞に達するまでの空気の通り道を気道とよぶ。
- 鼻腔は外鼻孔で外界と，後鼻孔で咽頭とつながる。鼻腔には副鼻腔や鼻涙管が開く。鼻腔の上部には，においを感知する嗅上皮がある。
- 咽頭は上・中・下部がそれぞれ前方で鼻腔・口腔・喉頭につながる。上部（鼻部）の側壁に耳管が開口し，下部（喉頭部）の下端が食道に移行する。
- 鼻腔・口腔と咽頭との移行部には4種類の扁桃（ワルダイエルの咽頭輪）があり，病原体の侵入を検知して免疫反応を引きおこす。
- 喉頭は軟骨で骨組みができており，内部に声帯ヒダがあって発声に役だつ。
- 気管は食道の前にあり，U字形の軟骨が連なって骨組みをつくる。第4〜5胸椎の高さで左右の気管支に分かれ，肺門から肺に入る。肺の中で樹枝状に分かれ，しだいに細くなって肺胞に達する。
- 肺は右3葉，左2葉に分かれ，多数の小葉の集まりからなり，小葉の内部には無数の肺胞がある。肺胞の周囲は毛細血管が密に取り囲み，肺胞内に吸い込まれた空気と毛細血管内の血液との間でガス交換が行われる。
- 肺は2枚の胸膜に包まれ，2枚の間に胸膜腔がある。
- 左右の肺にはさまれた部分を縦隔といい，ここには心臓・気管・食道などの諸器官がある。
- 酸素を取り込み，二酸化炭素を排出する生物現象を呼吸という。
- 呼吸器と血液との間のガス交換を外呼吸，組織・細胞レベルでのガス交換を内呼吸という。
- 吸息時には横隔膜・外肋間筋が収縮して胸腔内容積が大きくなり，呼息時には横隔膜が弛緩し，内肋間筋が収縮することで胸腔内容積が小さくなる。

- 自発的な呼吸のリズムは延髄にある呼吸中枢により決定される。
- 肺の中に含まれるガスの量を肺気量とよび，最大吸息位から呼出できる最大の呼気量を肺活量とよぶ。
- 異常な呼吸には，頻呼吸・徐呼吸・無呼吸・チェーン-ストークス呼吸・ビオー呼吸・クスマウル呼吸などがある。
- 肺サーファクタントは，肺胞上皮細胞の表面張力を低下させ，肺胞の伸展を保つ表面活性物質である。
- ヘモグロビンが最大限に結合できる酸素の量を 100 としたときの実際に結合している酸素の割合を酸素飽和度とよぶ。
- 二酸化炭素の多くは炭酸水素イオンのかたちで，血漿または赤血球中に溶解して運搬される。

復習問題

❶ 次の図の①〜⑦の名称を答えなさい。

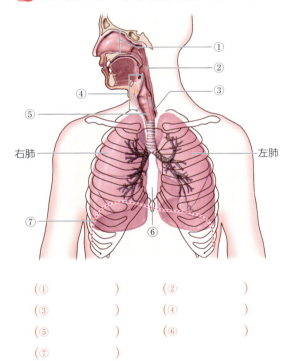

(①   )　(②   )
(③   )　(④   )
(⑤   )　(⑥   )
(⑦   )

❷ 次の文章の空欄を埋めなさい。

▶外気は(①   )→(②   )→(③   )→(④   )→(⑤   )を通って肺にいたる。

▶前方において，咽頭の上部は(⑥   )に，中部は(⑦   )に，下部は(⑧   )とつながる。

▶左右の声帯ヒダの間を(⑨   )とよび，発声の際に狭まって音を発する。

▶気管に入った異物は(⑩   )の気管支に入りやすい。

▶右の肺は(⑪   )つの，左の肺は(⑫   )つの肺葉に分かれる。

▶安静時の呼吸で1回に吸入あるいは呼出されるガスの量を(⑬   )といい，およそ(⑭   )Lである。

▶肺活量に(⑮   )を加えた量が全肺気量である。

▶無呼吸と過換気を周期的に繰り返す異常呼吸を(⑯   )という。

▶気管〜終末細気管支はガス交換に関与しない(⑰   )である。

▶肺胞から毛細血管へ拡散した酸素の大部分は，(⑱   )中に存在するヘモグロビンに結合して末梢組織へ運ばれる。

▶酸素飽和度は，血液の(⑲   )などによって決定される。

▶血漿に溶解した二酸化炭素は，赤血球内で(⑳   )に変換されて運搬される。

3 〔　〕内の正しい語に丸をつけなさい。

①肺と血液の間で行われるガス交換を〔外呼吸・内呼吸〕という。

②吸息時には横隔膜が〔収縮・弛緩〕して胸腔内容積が大きくなり，呼息時には横隔膜が〔収縮・弛緩〕して胸腔内容積が小さくなる。

③自発的な呼吸のリズムは，〔延髄・小脳・肺〕にある呼吸中枢によって決定されている。

第4章 循環系

学習目的 循環系は、細胞の活動に必要な物質を、からだのすみずみにまで行きわたらせるはたらきをもつ。ここでは、循環系を構成する心臓・血管系とリンパ系について、そのしくみとはたらきを学ぶ。

循環系において、心臓から血液を送り出す血管を**動脈**、心臓に血液を送り出す血管を**静脈**とよぶ。心臓から押し出された**血液**は、動脈を通って全身に向かい、毛細血管で物質をやりとりし、静脈を通って心臓に戻る（◎図 4-1）。毛細血管からもれ出た組織液の一部は、リンパ管を通して太い静脈に戻る。

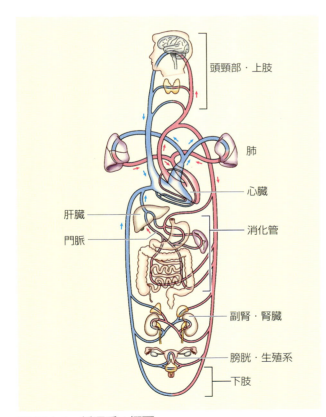

◎図 4-1 循環系の概要

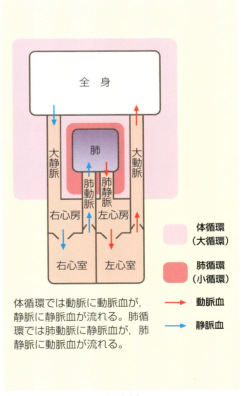

◎図 4-2 体循環と肺循環

体循環と肺循環●　人体の血液循環は，全身に血液を送る**体循環**（**大循環**）と，肺に血液を送る**肺循環**（**小循環**）に分かれる（● 図 4-2）。

体循環とは，血流が心臓から出て大動脈を流れ，頭部・頸部・体幹・体肢・内臓をめぐったあと，静脈を経由して心臓に戻るまでをいう。

肺循環とは，血流が右心室から出て肺を流れ，左心房に戻るまでをいう。

動脈血と静脈血●　酸素を多く含んだ血液を**動脈血**，少ない血液を**静脈血**とよぶ。動脈血は鮮やかな赤色を，静脈血は暗い赤色をしている。

体循環では動脈に動脈血が，静脈に静脈血が流れる。これに対して肺循環では肺動脈に静脈血が流れ，肺静脈に動脈血が流れる（● 図 4-1，4-2）。

A　心臓の構造と機能

全身に血液を送り，ポンプの役目を果たしているのが**心臓**である。

1　位置と形状

心臓は胸腔内で縦隔，すなわち左右の肺にはさまれて横隔膜の上に位置し，正中線よりやや左寄りに位置する（● 図 4-3，4-4）。重さは 250～300 g，大きさはその人のこぶし大で，形は先端と底面の丸まった円錐形である。円錐の底面（**心底部**）が右後上に，頂点（**心尖部**）が左前下に向いている。心軸はその円錐形の軸をさす。

心底部の側に壁の薄い**心房**が，心尖部の側に壁の厚い**心室**がある（● 図 4-5）。それぞれが左右に分かれているので，心臓には 4 つの部屋があることになる。

心尖部は前胸壁に近く，拍動ごとに前胸壁にぶつかる。体表では，左乳頭のやや内側下方で（第 5 肋間），拍動を指先に触れる。これを**心尖拍動**という。

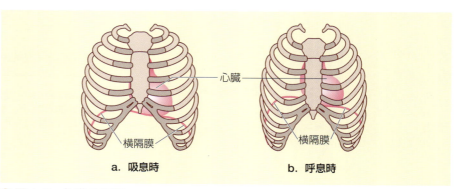

● 図 4-3　心臓の位置

A　心臓の構造と機能　● 47

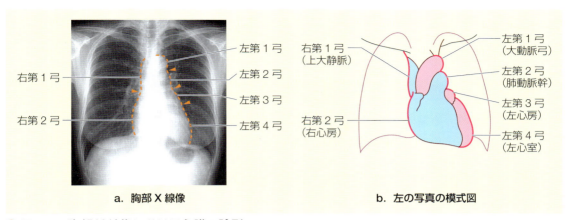

a. 胸部X線像　　　b. 左の写真の模式図

◯ 図 4-4　胸部X線像における心臓の陰影

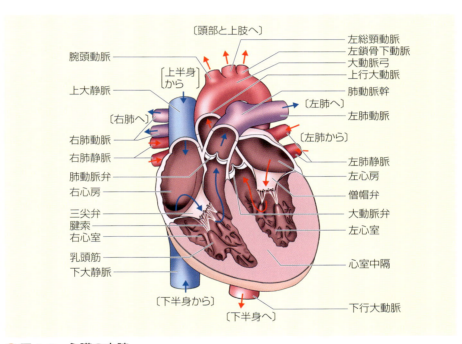

◯ 図 4-5　心臓の内腔

2 心臓壁と心膜

　　心臓壁は，**心内膜・心筋層・心外膜**からなる。このうち中間にある心筋層は心筋組織からなり，心臓壁の主体となる厚い部分である。左の心室壁は右の3倍も厚く，ポンプとしての力がそれだけ強い。心室の内面には円柱状の隆起（肉柱）が多く存在する。肉柱の内部は心筋である。
　　心臓は，**心膜**とよばれる漿膜に包まれている。心膜は胸膜と同様に臓側と壁側の2葉に分かれ，その間にはわずかな漿液が入っていて，心臓の動き

をなめらかにする（◎34ページ，図3-6）。臓側の心膜が上に述べた心外膜である。壁側の心膜には外に膠原線維でできた層が密着して丈夫な袋状の構造をつくる。これを**心嚢**とよぶ。

3 心臓の内腔と出入りする血管

心臓の内腔 ● 心臓の内部は前述のように4つの部屋に分かれるが，右心房と左心房の間を**心房中隔**が，右心室と左心室の間を**心室中隔**が隔てている（◎図4-5）。心房と心室の間は左右それぞれ**房室口**によってつながっている。右心房と左心房には，とくに前方に突出した部分があり，それぞれ**右心耳**，**左心耳**とよばれる（◎図4-6-a）。

心臓に出入り ● 右心房には**上大静脈・下大静脈**と**冠状静脈洞**がつながり，全身および
する血管　　心臓壁から戻る静脈血を受け入れる。

右心室からは**肺動脈**が出て，右心房から入ってきた**静脈血**を肺に送る。肺で二酸化炭素を放出して酸素を取り入れた**動脈血**は，**肺静脈**を通って左心房に入る。

左心房から左心室に流れ込んだ動脈血は，左心室から出る**大動脈**によって全身に送られる。

4 心臓の弁

心臓には，血液の逆流を防ぐ**弁**が，心房と心室の間（**房室弁**）および動脈の起始部（**動脈弁**）に備わっている（◎図4-5）。

三尖弁 ● 右房室口にあり，3枚の**弁尖**（**弁膜**）からなっている。弁尖の縁には糸状の
（右房室弁）　組織（**腱索**）が出て，心室内面の盛り上がった筋（**乳頭筋**）についている。開いているときの弁尖の先は心室側にあり，閉じるときに弁尖が心房側に移動する。腱索は，弁尖が行きすぎて心房側に開くようなことがないように保持するものである。

僧帽弁 ● 左房室口にあり，2枚の弁尖からなっている（**二尖弁**）。三尖弁と同じよう
（左房室弁）　に腱索がついている。

肺動脈弁 ● 右心室の肺動脈口にあり，3枚のポケット状の弁（**半月弁**）がついている。肺動脈の内圧が右心室の内圧より高くなると閉じる。

大動脈弁 ● 左心室の大動脈口にあり，肺動脈弁と同じく3枚の半月弁からなっている。

5 心臓壁に分布する血管

心臓の内腔には大量の血液が流れているが，心臓壁は厚いので，内腔からの酸素や栄養素では心臓自体を養うことができない。そのため，心臓壁には**冠状動脈**（**冠動脈**）が分布し，心臓に酸素・栄養素を与えている。冠状動脈は大動脈起始部から左右に分岐して，枝分かれしながら心臓壁に行きわたる（◎図4-6）。

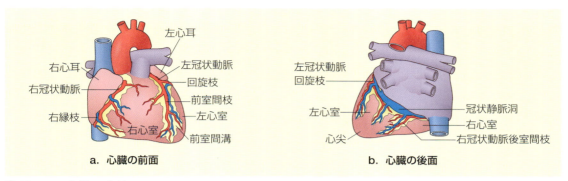

◯ 図4-6　心臓の血管

6 刺激伝導系

心臓には，刺激伝導系（◯52ページ）が備わっており，周期的な興奮をおこし，これを伝える。これによって，心臓は自分で周期的に，心房→心室の順で収縮する。刺激伝導系の各部分は心臓の壁の中に埋まっている。

7 心臓に分布する神経

心臓は刺激伝導系のはたらきによってそれ自身で拍動するが，心拍数や収縮力は神経によって調節されている。心臓には**迷走神経**の心臓枝（副交感神経系）と交感神経系が分布している。

8 心臓のはたらき

❶ 心拍出量と全身の臓器への血流の分配

心拍出量　心臓がポンプとして血液を押し出すことを**拍出**とよぶ。心臓が1回に拍出する血液の量は，およそ70 mLである。心臓の収縮する回数（**心拍数**）は，1分あたり安静時ではおよそ60〜70回であるので，1分間に拍出される血液量はおよそ5 L（≒70 mL×70回／分）になる。これを**毎分心拍出量**あるいは単に，**心拍出量**という。

成人男子の全血液量は体重のおよそ1/13であるので，体重をおよそ60〜70 kgとすれば，全血液量は約5 Lであり，1分間で全身の血液が一巡することになる。

各臓器への血流の分配　安静時には5 L／分である心拍出量は，運動時には25 L／分にまで増加する（◯表4-1）。安静時に比べて運動時には心拍出量は5倍ほど増えているが，各臓器を流れる血流は安静時と同じように分配されるのではなく，運動により酸素の要求が増える骨格筋や心臓に多く分配される。また，皮膚の血流も増加し，運動で生じた熱の体外への放射を促進する。

表 4-1　心拍出量と臓器別の血流量の安静時と運動時の比較

	心拍出量 （毎分）	肺循環	体循環						
		肺	脳	心臓	肝臓・ 消化管	腎臓	骨格筋	皮膚	骨・生殖 器・その他
安静時	5L	100%	13〜15%	4〜5%	20〜25%	20%	15〜20%	3〜6%	10〜15%
運動時	25L	100%	3〜4%	4〜5%	3〜5%	2〜4%	80〜85%		1〜2%

注）脳や腎臓に流れる血液量は，心拍出量が増えると全体に対する割合は減るが，絶対量としてはあまり変化しない。

　それに対して，脳や腎臓への血流量は安静時と運動時で，あまり大きく変化しない。それは，これらの臓器では，ある範囲内の血圧の変化に対して，血流量が一定に保たれるようになっているからである。これを血流量の**自動調節**とよぶ。

　自動調節は，臓器の血管がもつ機能であり，生命維持に重要な脳や腎臓などに備わっている。

❷ 心筋の特徴

　心臓を形づくる心筋は，骨格筋と同様に横紋筋である。心筋は，心房や心室を形成し，収縮機能を担う**固有心筋**と，心臓の収縮リズムの発生と心臓内の刺激伝導を主たる役割とする**特殊心筋**に分けられる。固有心筋細胞はときに枝分かれしながら縦に連なっており，これを心筋線維とよぶ（◯図 4-7）。骨格筋を構成する筋線維は複数の細胞が発生期に融合してできた長い1つの細胞（合胞体）であるが，心筋線維は個別の心筋細胞からなり，その境界が介在板として見える。

ギャップ結合●　　心筋の特徴的な点は，心筋線維を構成する心筋細胞がそれぞれ，**ギャップ結合**[1]）によって機能的に結びついていることである（◯図 4-7）。ギャップ結合とは，コネキシンとよばれるタンパク質がつくるチャネル（◯19 ページ）である。このチャネルの孔を通してイオンや小さな分子が細胞間を移動できるので，心筋細胞に発生した電位の変化が，ギャップ結合を通して隣接する細胞へと広がっていく。

　このように，心筋細胞どうしは独立しているが，機能的にはつながっているという意味で，心筋細胞は機能的な合胞体を形成しているという。心臓のポンプ機能は，こうして機能的に結びついた個々の固有心筋細胞の，秩序だった収縮によって達成されている。

　心筋における活動電位の発生から収縮にいたるメカニズムは，骨格筋のメカニズム（◯198 ページ）とほぼ同様である。しかし，心筋が骨格筋と異なるの

1）ギャップ結合は心筋細胞のほか，平滑筋細胞やニューロン，グリア細胞，上皮細胞など，さまざまな細胞に存在している。

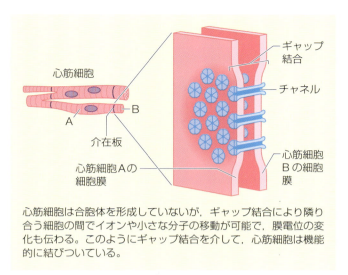

心筋細胞は合胞体を形成していないが、ギャップ結合により隣り合う細胞の間でイオンや小さな分子の移動が可能で、膜電位の変化も伝わる。このようにギャップ結合を介して、心筋細胞は機能的に結びついている。

◯ 図 4-7　心筋のギャップ結合

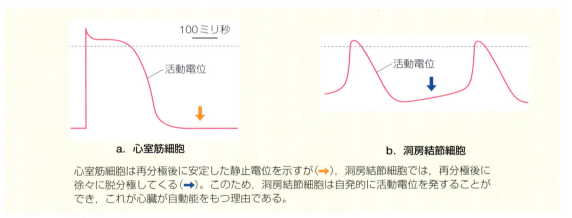

心室筋細胞は再分極後に安定した静止電位を示すが（→）、洞房結節細胞では、再分極後に徐々に脱分極してくる（→）。このため、洞房結節細胞は自発的に活動電位を発することができ、これが心臓が自動能をもつ理由である。

◯ 図 4-8　心室筋細胞と洞房結節細胞の活動電位

は、活動電位が数百ミリ秒も持続することである（◯図 4-8-a）。そのために、心筋は骨格筋とは異なる特徴をもつことになる（◯205 ページ）。

３ 自動能と刺激伝導系

心臓の自動能●　心筋は骨格筋のように運動ニューロンの支配を受けていない。したがって、心筋の収縮による心臓の拍動は神経からの刺激によるものではない。それは、取り出したカエルの心臓が、一定の条件のもとでなら拍動しつづけることからもわかる。つまり、心臓はみずから拍動しつづける能力をもっており、これを心臓の**自動能**とよぶ。

　正常な心臓の拍動における自動能のみなもととなっているのは、右心房の上大静脈の開口部に存在する**洞房結節**の細胞である。

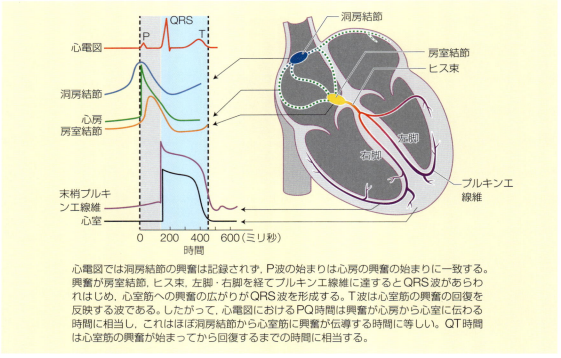

心電図では洞房結節の興奮は記録されず，P波の始まりは心房の興奮の始まりに一致する。興奮が房室結節，ヒス束，左脚・右脚を経てプルキンエ線維に達するとQRS波があらわれはじめ，心室筋への興奮の広がりがQRS波を形成する。T波は心室筋の興奮の回復を反映する波である。したがって，心電図におけるPQ時間は興奮が心房から心室に伝わる時間に相当し，これはほぼ洞房結節から心室筋に興奮が伝導する時間に等しい。QT時間は心室筋の興奮が始まってから回復するまでの時間に相当する。

図 4-9　心臓の刺激伝導系と各部の電位の変化と心電図

刺激伝導系とペースメーカー

固有心筋細胞が時間・空間的に整然と収縮して心臓がポンプとして正しく機能するように，心臓内の興奮の伝導路をつくっているのが特殊心筋であり，この伝導路を**刺激伝導系**という（図4-9）。刺激伝導系は自動能をもつ洞房結節に始まり，興奮は，刺激伝導系を洞房結節→房室結節→ヒス束→左脚・右脚→プルキンエ線維の順に伝わっていく。洞房結節とプルキンエ線維の特殊心筋は，固有心筋につながっており，興奮をそれぞれ心房，心室へと広げていく。

洞房結節の細胞は，安定した静止電位（19ページ）がないという特異な性質をもつ（図4-8-b）。洞房結節細胞では，持続時間が長い活動電位を発生させたあとに膜電位が再分極しても，一定の静止電位にならずに徐々に脱分極が進んでいく。そしてこの脱分極が閾値（20ページ）をこえると，再び活動電位が発生する。

洞房結節の細胞は，このようにみずから繰り返し活動電位を発生させる能力がある。洞房結節が心臓の拍動のリズムを形成するという意味で，洞房結節は**ペースメーカー**（歩調とり）とよばれる。

洞房結節の興奮は心房全体に広がり，心房が収縮する[1]。心房筋と心室筋はつながっていないので，心房の興奮は直接的には心室に伝わらない。洞房

1）心房内の刺激伝導系は，心室のプルキンエ線維ほど明らかなものではない。

結節からの興奮は，右心房下部の心室中隔付近にある**房室結節**から**ヒス束**（房室束）に伝わる。房室結節からヒス束の伝導速度は遅く，心房の収縮が終了して，心房から心室への血液の流入が終わるまでは心室は収縮しない。

ヒス束は，左心室へと向かう**左脚**と，右心室へと向かう**右脚**に分かれ，さらに**プルキンエ線維**となって枝分かれし，心室筋に興奮を伝える。

プルキンエ線維の伝導速度は 2〜4 m/秒であり，固有心筋である心室筋の伝導速度よりも 6 倍ほど速く[1]，効率的である。プルキンエ線維に伝導障害が生じたとしても，心室筋細胞はギャップ結合を通じて隣接する心筋細胞に興奮を伝えることができるので，伝導速度は遅いが，心室全体に興奮を伝えることができる。

補充調律● 洞房結節以外にも，房室結節やヒス束，プルキンエ線維の細胞も自発的に活動電位を発生する能力をもつ。しかし，これらがつくる活動電位のリズムは洞房結節のものより遅いため，正常では洞房結節以外のリズムがあらわれることはない。しかし，洞房結節の興奮が房室結節に伝わらない房室ブロックのような場合には，房室結節やヒス束などの遅いリズムが表面化することがあり，これを**補充調律**とよぶ。

9 心電図

前述した心臓の周期的な電気的活動による電位の変化を，体表に装着した電極から記録したものが**心電図**である。心電図で得られる波形とリズムを解析することによって，心臓の異常とともに，異常が生じている部位も推定することができる。

　◯図 4-10 に心電図を示す。通常，心電図の縦軸は 1 mV/cm，横軸は 25 mm/秒で測定する[2]。

心電図は P 波，QRS 波，T 波で構成され，ときに，T 波のあとに U 波が見られることもある（◯図 4-10-a）。P 波は心房の興奮を反映した波である。次にあらわれる QRS 波は心室筋の興奮に由来し，心室に興奮が始まって心室全域に広がるまでに相当する。T 波は心室筋の興奮の回復，すなわち，再分極のためにあらわれる。U 波の由来はよくわかっていない。P 波と QRS 波の波形の異常は，その由来からもわかるように，それぞれ心房，心室の異常を示唆する所見となる。

QRS 波の終わりから，T 波のはじめまでを ST 部分とよび，正常では，ST 部分は基線（P 波の直前と次の P 波の直前を結んだ線）に一致する。ST 部分の基線からプラス（上）あるいはマイナス（下）へのずれは，心筋の虚血

---

[1] 速いといっても，神経の伝導速度に比べればはるかに遅い。たとえば骨格筋を支配する運動神経線維の伝導速度は 70〜100 m/秒である。
[2] V は，電圧の単位のボルトである。

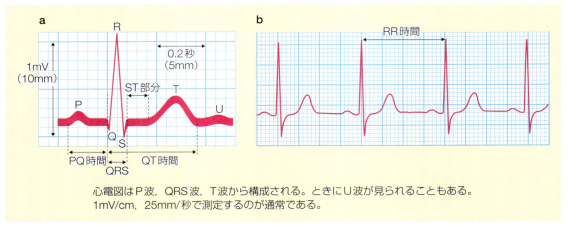

● 図 4-10　典型的な心電図とそれを構成する部分の名称

（心筋梗塞や狭心症）を示す重要な所見である。

さらに、以下のような時間の情報も重要である（●図 4-9, 4-10）。

①**PQ 時間（間隔）**　P 波の**始まり**から QRS 波の**始まり**までの時間で、洞房結節の興奮が心室に伝導するまでの時間である。したがって、PQ 時間の異常は洞房結節から房室結節、ヒス束への興奮の伝導異常を示唆している。房室ブロックがその代表的な例である。

②**QT 時間（間隔）**　Q 波の**始まり**から T 波の**終わり**までの時間で、心室の興奮が始まってから、興奮が回復して再分極が終わるまでを示す。

③**RR 時間（間隔）**　隣り合う QRS 波の R 波のピーク間の時間である（●図 4-10-b）。この逆数は心拍数（回/分）である。100 回/分以上を頻脈、50（～60）回/分以下を徐脈という。通常、心臓の拍動は一定の周期で生じるので、心電図上、RR 時間はほぼ一定である。この周期が一定でなくなる状態が**不整脈**である。不整脈は、脈拍の周期の乱れとして触知でき、心電図上は RR 時間の不整としてあらわれる。

Column

高カリウム血症

細胞の静止電位は、細胞内外のカリウムイオン（K^+）の濃度の比によってほぼ決定される（●19 ページ）。細胞外の K^+ 濃度の上昇した状態を、高カリウム血症（5.0 mEq/L 以上）という。細胞外 K^+ 濃度が上昇すると、心筋細胞の静止電位が浅くなり（脱分極）、正常な状態のようには活動電位を発することができなくなる。結果として刺激の伝導障害や心室細動などの不整脈が発生し、ときに心停止にいたる。そのため、塩化カリウムなどの高濃度の K^+ を含んだ溶液を注射することは禁忌である。

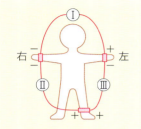

a. 肢誘導

肢誘導の電極は，右手，左手，左足に装着する。
Ⅰ：左手の電位—右手の電位
Ⅱ：左足の電位—右手の電位
Ⅲ：左足の電位—左手の電位
aV_R：右手の電位—不関電極の電位
aV_L：左手の電位—不関電極の電位
aV_F：左足の電位—不関電極の電位

b. 胸部誘導

V_1：第4肋間胸骨右縁
V_2：第4肋間胸骨左縁
V_3：V_2とV_4を結ぶ線の中点
V_4：第5肋間左鎖骨中線上
V_5：V_4と同じ高さで左前腋窩線上
V_6：V_4と同じ高さで左中腋窩線上

単極胸部誘導はV_1〜V_6のそれぞれの電位から不関電極の電位を差し引いたものである。

◯ 図 4-11 心電図の測定

■心電図の測定

通常の心電図は12の記録から構成される。記録部位（電極の位置）と記録方式によって標準肢誘導，増大単極肢誘導，単極胸部誘導に分けられる（◯図 4-11）。

標準（双極）肢誘導（Ⅰ，Ⅱ，Ⅲ）は，右手・左手・左足につけた電極のうち2つの電極（双極）間の電位差を記録する（◯図 4-11-a）。**増大単極肢誘導**（aV_R，aV_L，aV_F）は，心臓の興奮の影響を受けない電極（不関電極）と手足に装着した電極との電位差を記録する。標準肢誘導とは異なり，1つの電極の電位変化を測定することになるので，単極とよばれる。**単極胸部誘導**（V_1〜V_6）も同様に，不関電極と胸部誘導の電極との電位差を測定している（◯図 4-11-b）。

> **Column**
>
> **電気的除細動と AED**
>
> 刺激伝導系からの興奮の伝導によって，心房筋と心室筋が時間・空間的に整然と興奮が生じて心臓としての収縮が実現されている。心室細動のような場合，心室筋が無秩序に興奮しているため，心室がポンプとしての機能を果たさず，血液の拍出が停止してしまい，致死的である。このような状態に対して，電気的除細動が行われる。除細動とは心臓に強い電流を短時間流すことによって，心室筋の無秩序な興奮をとめ，洞房結節のリズムに回復させることである。
>
> 一般の市民が心停止を目撃した際に，パッドを装着すれば，自動的に心電図を解析して電気的除細動の適応の有無を判定し，必要な場合に除細動を行う装置が自動体外式除細動器（AED）である。心室細動が発生すると1分ごとに救命率が10%低下するといわれており，心停止発見後，早期の除細動は救命率を向上させることから，AEDは広く普及しつつある。

10 心周期

　心房と心室はそれぞれ収縮・拡張を繰り返し，心臓全体が血液を周期的に拍出するポンプとして機能する。この1回の周期を**心周期**という。以下，心周期をたどりながら，血液の動き，心電図，心音についてまとめる（◯図4-12）。

　①**心房収縮期**　心室の充満期の後半に，ペースメーカーである洞房結節の興奮が伝わって，心房筋の興奮によりP波があらわれ，心房の収縮がおこる。

　②**心室収縮期（房室弁の閉鎖から動脈弁の閉鎖まで）**　心室の収縮は，心室筋の活動電位発生と，その広がりを示すQRS波の出現の直後に始まる。心室内の圧力が上昇して心房内圧を上まわることにより，房室弁（◯48ページ）が閉鎖して，心房から心室への血液の流入がとまる。この弁の閉鎖に伴って発生する振動が**心音**のⅠ音である。この時点では，動脈弁（◯48ページ）はまだ閉まったままである。心室内圧がさらに上昇して動脈圧をこえると，動脈弁が開いて血液が駆出される（**駆出期**）。駆出期の後半には心室筋の再分極が始まり，T波が発生する。

　心室内圧が低下し，やがて圧の差により，動脈弁が閉鎖して，心室からの

> **Column**
>
> **電極の装着ミスに注意**
>
> 　心電図を測定するときには両手両足で4つ，前胸部に6つの電極をつける（右足の電極は接地〔アース〕用である）。電極をつけ間違えても記録はとれるが，心電図の測定法からもわかるように，結果は大きく違ってくる。たとえば，右手と左手の電極を逆にしてしまうと，肢誘導の記録の左右が入れかわることになり，心臓の位置や方向が左右逆転している状態の所見があらわれてしまう（実際は，胸部誘導を同時に記録するため，矛盾は明らかであるが）。

> **Column**
>
> **心雑音**
>
> 　健康診断や病院を受診した際に，胸部の聴診を受けた経験があるだろう。この聴診では，主として，心音と呼吸音を聴取する。
>
> 　心音以外に心臓由来の音が生じることがあり，それは心雑音といわれる。たとえば，房室弁や動脈弁の炎症により弁の開口部に狭窄がおこったり，閉鎖が完全でなくなって血液が逆流したりすると，心雑音が発生する。また，たとえば左右の心房あるいは心室の中隔が完全に閉鎖していない先天性の心奇形の場合にも，心雑音が発生する。Ⅰ音とⅡ音の間は，心周期における心室収縮期にあたるので，その間で発生する雑音を収縮期雑音といい，Ⅱ音とⅠ音の間で発生する雑音を拡張期雑音という。
>
> 　また，心雑音の発生するタイミングに加え，雑音が聴取される部位からも多くの情報が得られる。そのため，複数の箇所で心音の聴取が行われる。

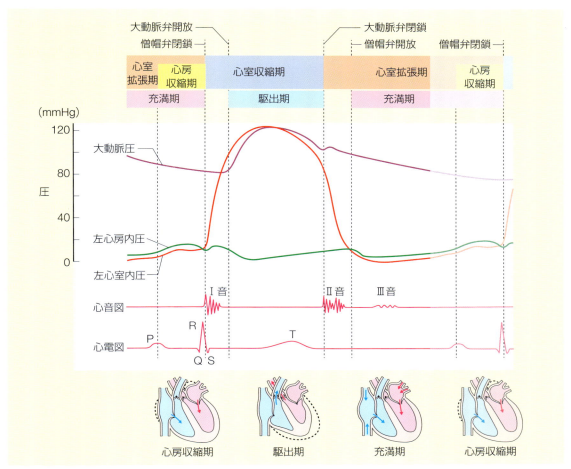

◯図 4-12　心周期と心房・心室・大動脈内の内圧，心音図，心電図

血液の駆出が終わる。動脈弁の閉鎖によってⅡ音が発生する。これはⅠ音よりもやや高めの音である。

　③**心室拡張期（動脈弁の閉鎖から房室弁の閉鎖まで）**　心室内の圧力がさらに低下して心房内圧よりも低くなると，房室弁が開放して，血液が心房から心室へ流れ込む（**充満期**）。この急速な流れによってⅢ音が発生して，やせ型の人では聴取されることがある。

　充満期の後半には，心房は上記①心房収縮期となり，心房の収縮によりさらに心室へ血液が充塡される。

B 血管

1 血管の種類と構造

血管は，**動脈**，**静脈**，**毛細血管**に区別される（◎図 4-13）。とくに直径 300 μm 以下の動脈と静脈をそれぞれ細動脈，細静脈とよぶ。毛細血管は直径 10 μm 以下と赤血球がようやく通れる程度の大きさであり，細動脈と細静脈を結ぶ微細な血管である。

動脈● 血管壁は，**内膜・中膜・外膜**の 3 層からなる。内膜は心内膜と同様の薄い層で，内面を内皮細胞がおおい，血液の凝固を防ぐ性質がある。中膜は平滑筋と弾性線維からなる。動脈に伸展性と弾性があるのは，おもにこの中膜があるためである。外膜は膠原線維に富んでいる。

心臓に近い太い動脈は中膜の弾性線維が多く弾性型動脈とよばれ，ある程度枝分れしたあとの動脈は平滑筋が多く筋型動脈とよばれる。筋型動脈は平滑筋が収縮すると内腔が狭くなり，流れる血液量を調節できる。

毛細血管● 網の目状に枝分かれした血管で，細動脈と細静脈を結んでいる。1 層の**内皮細胞**と，これを取り巻く薄い**基底膜**とからなる。栄養素・酸素・二酸化炭素・老廃物などは，この毛細血管壁を通って出入りすることができる。

静脈● 3 層からなる点は動脈に似ているが，中膜が薄く，弾性に乏しい。また，静脈は場所によって内膜に**半月弁**をもち（四肢に多い），血液の逆流を防いでいる（◎図 4-14）。これに加えて，静脈に隣接する動脈の拍動や筋の収縮で静脈が押されることによって，静脈血は重力に逆らって心臓に向かうことができる。

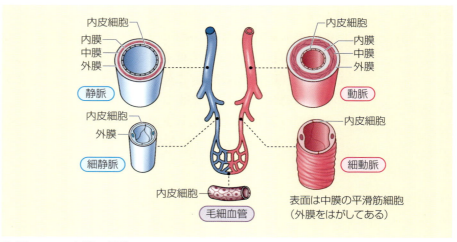

◎図 4-13　血管の構造

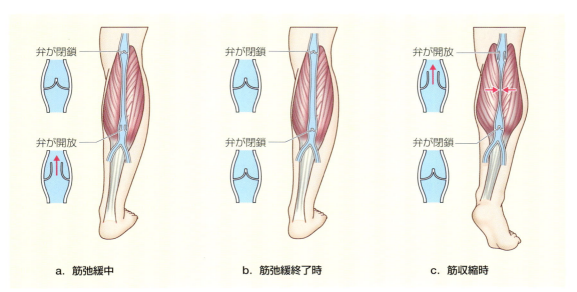

◯ 図 4-14　静脈弁のはたらき

- **吻合**　動脈は動脈どうしで連絡路(吻合)をもつことがある。静脈も同様である。これによって，ある1か所に循環障害が生じても，吻合によってほかから血液の供給が受けられる。しかし，脳・肺・肝臓・腎臓・脾臓においては，細動脈から先の末端部が吻合をもたない。このような動脈を**終動脈**という。また，動脈と静脈が末端で直接つながっていることもあり，これを**動静脈吻合**という。
- **側副路**　ある器官へ分布する動脈や，ある器官から血液を導き出す静脈には，本流のほかに吻合によるつながりをもつ場合がある。本流以外の循環路を**側副路**という。側副路の血流は正常の状態だと少ないが，本流が流れにくくなるとこれを補うように増加し，側副路が発達する。

2 動脈と静脈の違い

- **血液の色**　一般に動脈を流れる血液は，酸素に富む動脈血で鮮紅色である。静脈を流れる血液は，二酸化炭素に富む静脈血で暗赤色を呈する。しかし，肺循環や胎盤循環(◯159ページ)では逆になる。
- **断面の形**　動脈の断面は中膜の弾性線維によってほぼ円形に保たれるが，静脈では弾性線維が乏しいために内腔の血液が少ないと平たくつぶれる。
- **吻合**　動脈は，ごく細い部分で吻合することがあるのみだが，静脈では吻合が多い。静脈の壁は薄く，圧迫されやすいが，吻合が多いため局所がうっ血しない。静脈は吻合によって，静脈網や静脈叢をつくる。
- **弁**　動脈には弁がないが，静脈はとくに四肢において弁が発達している(◯図4-14)。

3 全身のおもな血管と分布

肺循環を担う血管としては，先に学んだように，肺動脈（右心室から出る1本の太い血管）と2対の肺静脈（左右それぞれ上下2本ずつ左心房に注ぐ）がある。

以下はすべて体循環の血管である。

1 動脈系

大動脈● 動脈系の幹となるものを**大動脈**という（◯図4-15）。大動脈は左心室を出ると上行し（**上行大動脈**），まもなくステッキの柄のように左後方に曲がったあと（**大動脈弓**），脊柱の左前を下行する（**下行大動脈**）。下行大動脈のうち横隔膜より上の部分を**胸大動脈**，下の部分を**腹大動脈**という。各部から枝分かれした動脈が全身に分布する。

上行大動脈の枝● 大動脈弁をこえるとすぐ左右の**冠状動脈**を出し，心臓の壁を養う。

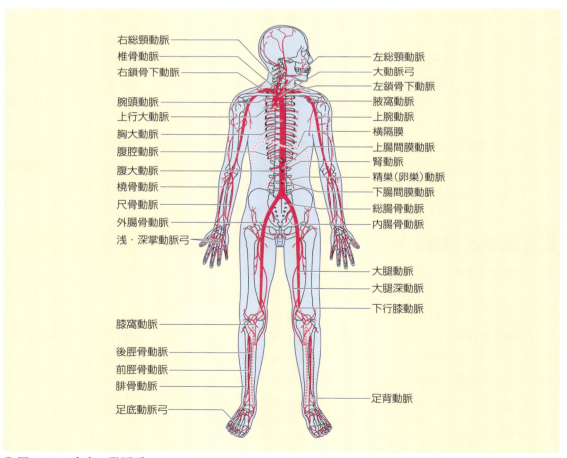

◯図4-15　全身の動脈系

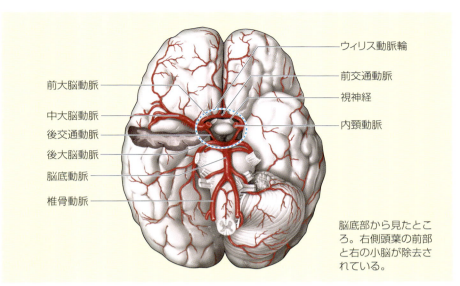

● 図4-16 脳底動脈と大脳動脈輪（ウィリス動脈輪）

大動脈弓の枝 ● 3本の枝を出す。右から**腕頭動脈**，**左総頸動脈**，**左鎖骨下動脈**とよぶ（● 47ページ，図4-5）。腕頭動脈は右上方に行くと，まもなく2本に分かれて，右総頸動脈と右鎖骨下動脈になる。

①**総頸動脈** 右は腕頭動脈から分かれるが，左では大動脈弓から直接出る。総頸動脈は頸部を上行し，上部で**内頸動脈**と**外頸動脈**の2本に分かれる。

頭部・顔面では，外頸動脈がおもに頭蓋骨から外を養い，内頸動脈は内を養う。下顎のところで脈が触れるのは，外頸動脈の枝の**顔面動脈**が通るためである。耳の前にはやはり外頸動脈の枝である**浅側頭動脈**が通り，脈を触れる。内頸動脈は頭蓋腔に入り，鎖骨下動脈の枝である**椎骨動脈**とともに脳を養う（● 図4-15，4-16）。

②**鎖骨下動脈** 右は腕頭動脈から分かれるが，左では大動脈弓から直接出る。鎖骨下動脈は頸・胸・肩に枝を出しながら下外側に行き，**腋窩動脈**と名をかえる。次に**上腕動脈**となり，肘のところで2つに分かれて**橈骨動脈**と**尺骨動脈**になる。先端部は細くなり，指に分布する。手首で脈が触れるのは，橈骨動脈である。

胸大動脈の枝 ● 胸壁に9対の**肋間動脈**（と1対の肋下動脈）のほかに，気管支や食道に枝を出す。

腹大動脈の枝 ● 腹壁に3対の**腰動脈**を出す。内臓へは，横隔膜を貫いてすぐ，**腹腔動脈**を1本出す。腹腔動脈は，胃・十二指腸と膵臓の一部，肝臓・胆嚢・脾臓などの内臓に分布する。少し下に**上腸間膜動脈**が1本出て，膵臓と十二指腸の一部，空腸から横行結腸までの腸管に分布する。次に1対の**腎動脈**が出て，名のとおり腎臓へ分布する。その下から男性では1対の**精巣動脈**が，女性で

は1対の**卵巣動脈**が出て，精巣または卵巣に分布する。**下腸間膜動脈**が最後に1本出て，下行結腸から直腸までの腸管に分布する。

腹大動脈の終枝　腹大動脈は，第4腰椎の前で左右の**総腸骨動脈**に分かれて終わる。総腸骨動脈はまもなく分岐して，**内腸骨動脈**と**外腸骨動脈**となる。内腸骨動脈は骨盤内外に分布する。外腸骨動脈は鼠径靱帯[1])の下から大腿部に出て**大腿動脈**になり，さらに膝窩では**膝窩動脈**となる。

その続きは，下腿で3本に分かれる(**前脛骨動脈**，**後脛骨動脈**，**腓骨動脈**)。前脛骨動脈が足に分布した足背動脈の脈拍を足背で，後脛骨動脈の脈拍を内くるぶしの後ろで，それぞれ触れることができる。

② 静脈系

心臓に帰る静脈系には，**冠状静脈洞**，**上大静脈**，**下大静脈**の3つがある(◯図4-17)。

冠状静脈洞　心臓壁の静脈が合して右心房に注ぐ部分が，冠状静脈洞である(◯49ページ，図4-6-b)。

上大静脈　1本の太い静脈で，上半身(頭・頸・上肢および胸部上部)から静脈を受けるほか，胸腹壁からの静脈である**奇静脈**も受ける。右心房上部に注ぐ。

下大静脈　横隔膜以下の下半身の血液を集める本幹である。骨盤と下肢からの総腸骨静脈が合して下大静脈をつくり，そこに腎静脈や肝静脈などが合流して，右心房の下部に注ぐ。

③ 特殊な血液循環

■門脈

腹部内臓の大部分(胃・腸・脾臓・膵臓)からの静脈は，合して**門脈**(**肝門脈**)となり肝臓に入る(◯図4-18)。門脈は肝臓で再び枝分れして毛細血管をつくる。すなわち門脈は2つの毛細血管網の間を橋渡ししていることになる。

肝臓は，生体物質の合成および分解，解毒やエネルギー貯蔵などを行う一大化学工場ともいうべき器官で，血流量が最も多い。その3/4は，消化管から吸収された物質を運んで門脈から入ってくる。肝臓は循環血流量が多いにもかかわらず，門脈の血圧(**門脈圧**)は非常に低い(8 mmHg)。そのため，わずかな通過障害が生じても，門脈の分布領域に重大な循環障害(門脈圧亢進)をおこしやすい。

下垂体門脈　脳の視床下部の毛細血管から血液を集め，下垂体に導く血管がある。この血管も2つの毛細血管網の間を橋渡ししているので，下垂体門脈とよぶ。下垂体門脈は視床下部で分泌されたさまざまなホルモンを下垂体に運ぶ。

---

1) 鼠径靱帯は上前腸骨棘と恥骨結節の間に張る靱帯で，この靱帯と腸骨・恥骨で囲まれたスペースを，大腿動静脈，大腿神経，リンパ管，腸腰筋などが通る。

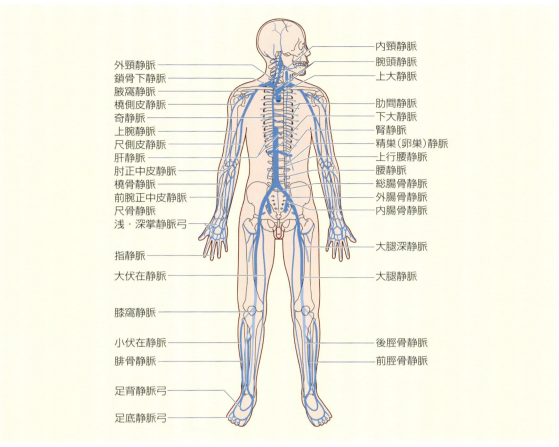

○ 図 4-17　全身の静脈系

■脳の血液循環

　脳へ行く動脈は，**内頸動脈**と**椎骨動脈**である。これらの枝は脳底で合して**大脳動脈輪**（ウィリス動脈輪；○図 4-16）をつくり，脳に分布する。

　毛細血管を経由して静脈に集められた血液は，**硬膜静脈洞**とよばれる静脈に注ぐ。硬膜静脈洞は特殊な血管で，脳を包む膜である硬膜の内部に空洞ができ，その内面が内皮細胞でおおわれたものである（○図 4-19）。そのため収縮性もなく弁もない。静脈洞は最後に 1 つに集まり，内頸静脈となって心臓へ帰る。

　脳循環の特徴は，脳が頭蓋骨に囲まれていて，体積が変化できないことである。そのため，脳に入る血液量と出ていく血液量とがまったく等しく調節され，静脈も拍動している。脳の酸素消費量はかなり多く，それをまかなうために安静時の心拍出量の 15% の血液が脳循環にまわる。頸動脈にある圧受容器および化学受容器は脳循環の監視役で，血圧と血流量が一定になるように調節を行っている。

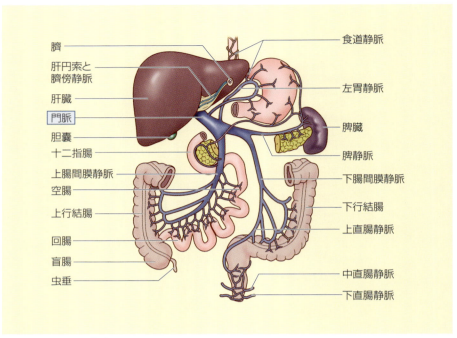

○ 図4-18　門脈系

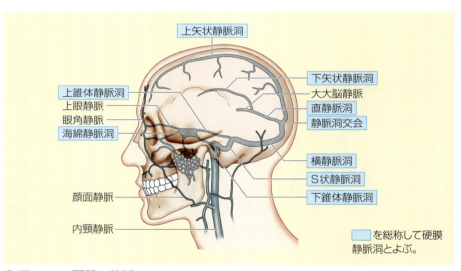

○ 図4-19　頭蓋の静脈

■皮膚の血液循環

　紅潮・蒼白などと表現される皮膚の色は，皮下の血流の状態を反映している。皮膚の代謝に必要な酸素はわずかであるが，これら皮膚の血流は**体温調節**に関連したものである。体温上昇のときは多量の血液が皮膚を流れて熱放散を行う。寒冷にさらされると皮膚温が下がるので，細動脈が収縮して血

流を抑えて体温の低下を防ぐ。ただし著しい寒冷では毛細血管が拡張し、発赤がみられる。

チアノーゼとは、酸素欠乏によって血液中にデオキシヘモグロビンが増加した状態で、粘膜や皮膚では血流の色を反映して暗紫色に見える。

4 血管の機能

大動脈の機能 心臓はポンプとしてはたらくので、一定量の血液が連続して心臓から流れ出ているわけではなく、その拍出は非連続的である。つまり、左心室が収縮している間は血液は拍出されるが、血液が左心房から左心室に流入する拡張期には、血液は拍出されない。

大動脈の壁は弾性[1]に富んでいるため、収縮期に左心室から拍出された血液が大動脈壁を伸展させて、血液が一時的に大動脈にたまる。そして拍出が終わった拡張期には、その弾性によって大動脈内の血液を押し出すことになる。このはたらきにより、不連続な血液の拍出が連続的な血液の流れにかわる。大動脈はこのような性質をもつため、**弾性血管**とよばれる。

動脈の内圧の変化による血管壁の伸展は、波動(**脈波**)として末梢の動脈に伝わっていく。脈波は、橈骨動脈などの表在性の動脈で触知することができ、これを**脈拍**という。

細動脈の機能 大動脈は分枝して、徐々に細い動脈(**細動脈**[2])からさらに細い毛細血管となっていく(○図4-20-a)。

血流のモデルによると、血管の抵抗は血管の太さに対して非常に敏感に変化し、血管径が1/2になれば血管抵抗は16倍となる(血管径の4乗に反比例する)。細動脈は血管が細いことに加え、血管平滑筋の緊張によって血管径が大きく変化するため、細動脈の抵抗は大きく変化しうる。そのため、細動脈は**抵抗血管**とよばれる。

血管径が最も細いのは毛細血管であるから、個々の毛細血管の抵抗が最も大きい。しかし、毛細血管は非常に多くの枝分かれをしているため、毛細血管全体の抵抗は細動脈の抵抗よりも小さく、抵抗の大きな細動脈において血圧が最も大きく低下することになる(○図4-20-b, c)。すなわち、血圧の形成には細動脈が最も大きく寄与している(○69ページ)。

毛細血管の機能 毛細血管は、血管平滑筋や結合組織がなく、血管内皮細胞1層からできており、血液と血液周辺の細胞が内皮細胞のみを隔てて接しており、物質交換の場である。すなわち、個々の細胞に酸素や栄養などを供給し、二酸化炭素や老廃物を血管内に取り込んで、それらを静脈へ流していく。このため、毛

---

1) ばねのように、のばせば縮もうとする力が発生する性質のことを弾性という。
2) 組織学的には直径が300μm以下の平滑筋がよく発達した動脈を意味するが、生理学では、直径が変化することで、局所の血流を調節する細い動脈をさす。直径300μm〜1mmの血管も血管運動調節を受けており、直径500μm以下の動脈は機能的細動脈としてよい。

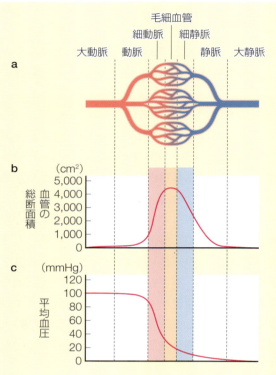

● 図 4-20　血管系の灌流面積とそれぞれの血管領域における血圧

毛細血管は最も細いが，枝分かれが多く（a），灌流面積が最も広い（b）。このため，毛細血管の血管抵抗は細動脈より小さくなる。血圧が最も降下する細動脈の部分が最も血管抵抗が大きい（c）。

細血管は**交換血管**とよばれる。

静脈の機能　静脈壁は動脈壁に比べて薄く，伸展性が大きい。静脈系の血液量は全循環血液量の 75％ を占め，動脈系の 20％，毛細血管の 5％ よりはるかに多い。このため，静脈は**容量血管**とよばれる。

静脈の伸展の度合いは，体位によって変化する。臥位に比べて立位では下肢が心臓よりも下に位置するので，重力により下肢の静脈に血液がたまり，静脈系から右心房へ還流する血液量（**静脈還流量**）が減少する。

次項で述べるように，静脈還流量の減少は心拍出量の減少をもたらす。急に起き上がったときなどにおこる立ちくらみの原因は，この静脈還流量の減少である（◯82 ページ，Column）。したがって，立ちくらみのような場合，臥位にして下肢を心臓の高さより上にあげる姿勢をとらせるのは，静脈還流量を増やして心拍出量を増やすことが目的である。

C 循環系の調節

循環系はそれぞれの組織の需要に応じて，酸素や栄養を，血液を介して供給する（◯50 ページ，表 4-1）。血流を確保するには，①需要の高まっている組

織を灌流する動脈を拡張させて，血管抵抗を減らす，②体循環全体の血圧を上げる，という2つの方法がある。

①局所での**血管抵抗による調節**　各場所で血管抵抗がそれぞれ同じならば各血管に流れる血流は等しいが，たとえば，1か所の抵抗が小さくなれば，そこには多くの血流が流れる。血管抵抗はその半径に大きく依存しており，動脈を拡張させれば，抵抗は小さくなる。このような血管の太さによる局所あるいは組織の血流の調節は，自動調節(→50ページ)でもみられる。

②**血圧とその調節**　心臓から拍出される血液が血管内を流れるとき，血流は血管壁に圧力を及ぼす。この圧力が**血圧**である。血圧は，動脈，毛細血管，静脈でそれぞれに異なるが，通常，血圧といった場合，動脈の血圧(**動脈血圧**)をさす。血圧は，次の式のようにあらわされる。

　　　血圧　＝　総血管抵抗　×　心拍出量

総血管抵抗は，全身の血管の収縮の程度を反映する。心拍出量が大きくなれば血圧は上昇し，心拍出量がかわらなくとも，血管が収縮して抵抗が大きくなれば，血圧は上昇する。したがって，血流を増加させたい部位以外の血管の抵抗を上げて，総血管抵抗を増加させれば，局所の血流は増やせることになる。

心拍出量は，❶心筋のもつ性質，❷自律神経系とホルモン，❸体液量によって調節される。また，❷総血管抵抗についても，自律神経系やホルモンなどによって調節されている。

1 心拍出量の調節

1 心筋のもつ性質による心拍出量の調節

心筋には，収縮開始時の長さが長いほど大きな張力を発生させることができるという性質がある(→205ページ)。したがって，心臓全体で見れば，心室拡張期の終わりの心室の容積が大きいほど，次の収縮で心拍出量が大きくなる(**スターリングの心臓の法則**あるいはフランク-スターリングの心臓の法則)。なぜなら，心室の容積がより大きくなれば，心室を構成する心筋の長さはより長く，より大きな張力を発生させるからである。

また，心室の容積が大きくなるということは，心室に流れ込んだ血液が多かったことを意味している。つまり，心臓に戻ってくる血液量(静脈還流量)が増えれば，心拍出量が増え，バランスがとれていることになる。

2 自律神経系とホルモンによる心拍出量の調節

心臓は，自律神経である交感神経と副交感神経の支配を受けている(→251ページ)。自律神経の終末からは交感神経はノルアドレナリンが，副交感神経

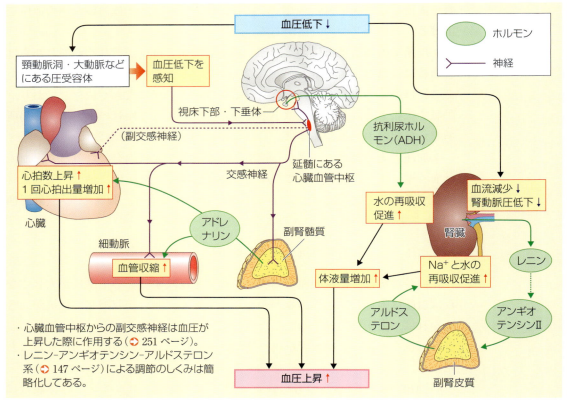

○図 4-21　血圧の調節のしくみ

ではアセチルコリンが分泌され、心筋細胞のそれぞれに対する受容体に結合して、その効果を発揮する。

自律神経による調節　心拍数は洞房結節のリズムで決定される。洞房結節の細胞は静止電位が徐々に脱分極する性質をもっている（○52ページ）が、交感神経からの刺激は、この脱分極する速さを速くする。このため活動電位の発生する間隔が短くなり、心拍数が増加する（○図 4-21）。副交感神経は、交感神経とは逆の作用をもたらす。

また、交感神経刺激によって、心筋はより速く、より強く収縮するようになる。すなわち、心筋は収縮性を変化させることで、発生する張力を変化させているのである[1]。その結果として、交感神経刺激は心房・心室の収縮力を増大させ、拍出量を増加させる。副交感神経の刺激は収縮性を低下させるが、副交感神経は心室への分布が少ないため、心室に対する効果は弱い。

ホルモンによる調節　副腎髄質からは主としてアドレナリン（○128ページ）が血中に分泌され、交感神経からの刺激と同様の効果をもたらす。

1）一方、骨格筋は神経からの入力の頻度によって、発生する張力を変化させている（○200ページ）。

❸ 体液量による調節

血圧の低下や交感神経の刺激によって，腎臓からレニンとよばれる物質が分泌され，レニン-アンギオテンシン-アルドステロン系（→147ページ）のはたらきにより，腎臓でのナトリウムの再吸収が高まり，同時に水の再吸収も増える。また血圧の低下は抗利尿ホルモン（ADH）の分泌を促し，腎臓における水の再吸収を高める（→146ページ）。そのため，体液量が増加して心拍出量が増加し，血圧が上昇する。

●効果をもたらすまでの時間　前述の心臓のもつ性質や自律神経系による調節は，秒から分という比較的短い時間単位の調節機構であるのに対し，体液量の効果は時間から日の単位のゆっくりとした調節機構である。なお，レニン-アンギオテンシン-アルドステロン系ではたらくアンギオテンシンⅡには血管収縮作用があり，こちらは分から時間の単位で作用する。

2 血管抵抗の調節

前述のように，総血管抵抗に最も影響を与えているのは細動脈である。したがって，細動脈の血管径を調節することは，総血管抵抗を調節することにつながる[1]。

細動脈の血管壁の平滑筋には，交感神経が豊富に分布している。交感神経の刺激の増大により平滑筋は収縮し，血管径が小さくなるため血管抵抗が大きくなる[2]。なお，血管系を支配する自律神経はほとんどが交感神経であり，副交感神経は唾液腺などの限られた部位の血管のみを支配している。

また，副腎髄質から分泌されるアドレナリンとノルアドレナリンにも，交感神経刺激と同様の作用がある。

3 心臓血管中枢による調節

血液循環にかかわる自律神経の中枢は，延髄にある**心臓血管中枢**である（→図4-21）。頸動脈と大動脈には血圧を感知する圧受容器があり，血圧が上昇すると，その情報は心臓血管中枢に伝わる。すると，交感神経のはたらきが弱まって，血管が拡張して総血管抵抗が低下するため，血圧が低下する。

血圧が低下したときには，逆の反応がおこる。心臓の機能の自律神経による調節は，前に述べた。

---

1) 血管内皮細胞は血管拡張作用を有する一酸化窒素（NO）を産生し，血圧調節の機能を果たしていると考えられる。また，狭心症に用いられるニトログリセリンは生体内で一酸化窒素を発生して，冠状動脈拡張作用をあらわす。
2) 骨格筋には血管を拡張する交感神経も分布している。交感神経はストレス（→116ページ，脚注）に対して生体を興奮させる自律神経であり（→251ページ，Column），この交感神経のはたらきにより必要時に骨格筋の血流を増やすことができる。

D 血圧の測定

　血圧とは，血液が血管内壁を圧迫する圧力である。心室の収縮によって駆出期に血液が拍出されると，大動脈は押し広げられ，内圧が高まる。拡張期には大動脈の弾性によって内径がもとに戻るとともに，内圧は低下する。血圧は収縮期に最大となり（**収縮期血圧**〔**最高血圧**〕），拡張期末に最小となる（**拡張期血圧**〔**最低血圧**〕）。この内圧の上昇と動脈壁の伸展は，脈波（◎65ページ）として末梢に伝わっていく。

　臨床では多くの場合，血管内の圧力を直接測定するのではなく，聴診法により間接的に血圧を測定している（◎図4-22）。聴診法では，以下のように血圧を測定する。

●聴診法による血圧の測定

　上腕部にマンシェット（圧迫帯）を巻いて，空気を送り込み，上腕動脈を圧迫して閉塞させる。このとき，血管音を聴取すると，血流がないため音は聞こえない（◎図4-22-①）。

　徐々に空気を抜いていき，マンシェットの圧が血圧を下まわると，血液が流れはじめる。このとき，閉塞していた血管を押し広げながら血液が流れるので，乱流となって雑音が生じる（◎図4-22-②）。この血管音を**コロトコフ音**とよび，コロトコフ音が聞こえはじめたときの圧が収縮期血圧となる。

　さらにマンシェットの圧を下げていくと，乱流を生じなくなり，コロトコフ音は消失する（◎図4-22-③）。このときの圧が拡張期血圧となる。

> ## Column
>
> ### 高血圧
>
> 　わが国では約4000万人が高血圧であると推定されている。2014年の日本高血圧学会のガイドラインでは，収縮期血圧140 mmHg以上あるいは拡張期血圧が90 mmHg以上を高血圧としている。このうちの，90〜95％は原因の明らかではない本態性高血圧で，残りは腎疾患や内分泌疾患など，原因の明らかな2次性高血圧である。高血圧は動脈硬化の誘因となり，この結果，血管の狭窄や血管壁の脆弱化が生じる。こうした変化は加齢，脂質代謝異常，糖尿病などによりさらに促進され，虚血性心疾患，脳血管障害，腎機能障害などの原因となる。
>
> 　降圧薬には，血圧の調節で述べたメカニズムに作用する以下のような薬物が用いられる。
> - カルシウム拮抗薬：血管平滑筋の収縮に必要な細胞内へのカルシウムイオン（Ca^{2+}）の流入を抑え，血管拡張をもたらす。
> - アンギオテンシン変換酵素阻害薬・アンギオテンシン受容体拮抗薬：アンギオテンシンⅡの作用を弱めて，血管抵抗を減少させる。循環血液量（体液量）を減らす。
> - 利尿薬：循環血液量（体液量）を減らす。
> - β遮断薬：βアドレナリン受容体を阻害し，1回心拍出量を減少させる。また，レニンの分泌抑制によりアンギオテンシンⅡの産生を抑制し，血管抵抗を減少させる。

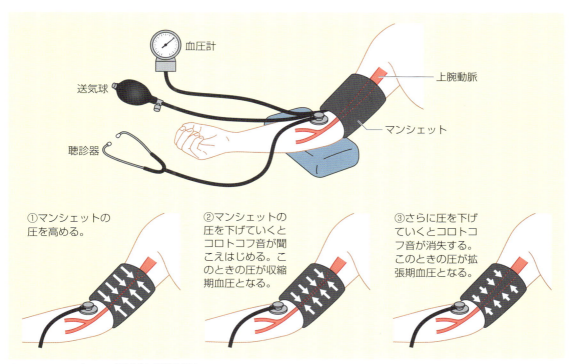

図 4-22 血圧の測定法（聴診法）

このように聴診法では，心臓から血液が拍出されるときに形成される血管内圧の脈波をコロトコフ音として末梢の動脈で聴取することにより，血圧を測定していることになる。

血圧測定時の注意　聴診法による血圧測定の際は，以下の点に注意する。

(1) マンシェットの位置は心臓と同じ高さにする。心臓よりも低い位置では，血液自身の重さによる圧力（静水圧）も加わることになり，血圧は高くなる。心臓よりも高い位置ではこの逆になる。
(2) 精神的な緊張によって交感神経が興奮すると，血圧は高くなる。被験者の緊張をとき，安静な状態で測定する。
(3) 寒冷刺激は皮膚の血管を収縮させるので，血圧は高くなる。測定する室温に配慮する必要がある。
(4) 左右差に注意が必要である。通常，利き腕のほうが筋肉が発達しているので，動脈の圧迫のためにより大きな圧力が必要となり，血圧は高めに出る。一般的に 5〜10 mmHg の左右差はみられるが，20 mmHg 以上の差は，大動脈などの血管になんらかの通過障害があることを示唆する。

E リンパ系

リンパ系は，**リンパ管**，**リンパ節**，**脾臓**，**胸腺**などからなる。

1 リンパ管

毛細血管からしみ出した液体は，組織の細胞の間を満たし，間質液とよばれる。その一部は毛細血管に戻るが，残りは**リンパ管**に回収される。リンパ管に入った間質液を**リンパ**（リンパ液）とよぶ。リンパ管は静脈に似て壁が薄く，ところどころに逆流を防ぐ**弁**がある。末梢組織の毛細リンパ管は，合流してしだいに太くなる。途中に**リンパ節**を形成する（◯図 4-23）。

右リンパ本幹と胸管 右上肢と頭頸部，胸部の右側領域のリンパは**右リンパ本幹**に集まり，右の**静脈角**[1]に注ぐ（◯図 4-24）。左上肢からは左の**鎖骨下リンパ本幹**，頭頸部左側からは**左頸リンパ本幹**に集まる。下肢からのリンパを集める腰リンパ本幹，消化管からのリンパを集める腸リンパ本幹は合流して，人体で最も太いリンパ管である**胸管**を形成する。その合流部は内腔がとくに広がっている

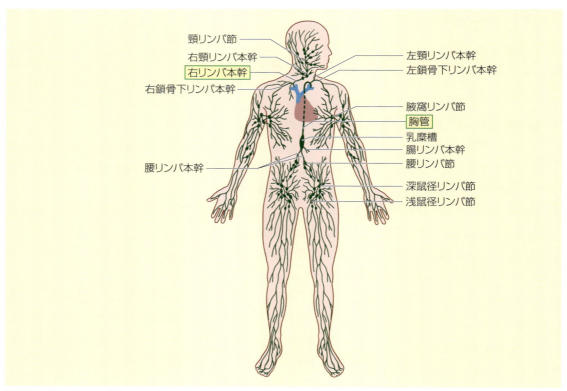

◯図 4-23 リンパ系

---

1) 鎖骨下静脈と内頸静脈の合流部を静脈角という。

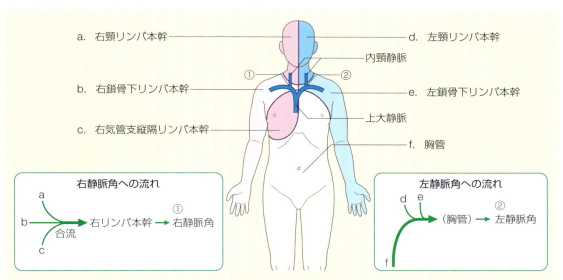

○図 4-24　リンパ系とリンパ回収領域

ので**乳糜槽**とよばれる。左の鎖骨下リンパ本幹と頸リンパ本幹は，胸管が左の静脈角に注ぐ直前で合流する。胸管はこのようにして下半身と左上半身からのリンパを左の静脈角に導く。食事のあとで胸管を流れるリンパは小腸で吸収された脂質（カイロミクロン）が流れて白濁するので**乳糜**とよばれる。

2 リンパ節

リンパ節は粟粒大〜ダイズ大の器官で，単独でまたは群をなして存在し，リンパ管が出入りする（○図 4-25）。結合組織の被膜に包まれ，中に**リンパ球**や**マクロファージ**などが多く存在する。全身の各所にあるが，とりわけリンパ管が深部に入る頸部・腋窩・鼠径部，あるいは内臓では肺門や腸間膜に多い。

機能●　(1) 骨髄でつくられたリンパ球は，リンパ節で増殖する。
(2) 細菌などの感染があると，病原体をとらえて殺す（このときの反応としてリンパ節がはれたり痛みをおこしたりする）。
(3) また，リンパ球はリンパ節の中で活性化して病原体に対する**抗体**（○83ページ）を産生する。

3 脾臓

脾臓はその構造と機能がリンパ節に似ている。

位置・形・構造●　腹腔内で左上腹部，胃の左後方にある。形は扁平な卵円状で，重さは

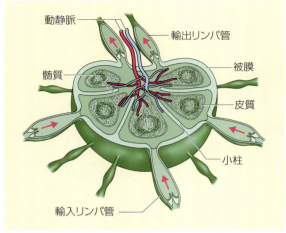

◆ 図 4-25　リンパ節

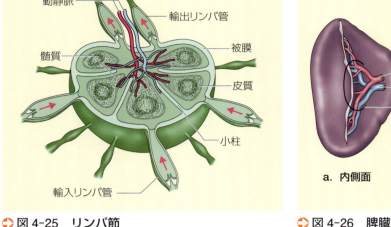

◆ 図 4-26　脾臓

100〜150 g である（◆図 4-26）。内部には，赤血球に満ちた暗赤色の**赤脾髄**と，リンパ球の集団（リンパ小節）のある**白脾髄**とがある。

機能
(1) リンパ球をつくり，これを内部にたくわえる。
(2) 体内の病原体をとらえて殺す（このとき脾臓がはれ，腹壁上から触れることができる）。また抗体をつくり，血液中に送る。
(3) 古い赤血球・白血球を破壊する。
(4) 血液を貯蔵し，大出血があると収縮して血球を血流中に送る。
(5) 胎児期には造血器官としてはたらく。

特発性血小板減少性紫斑病や遺伝性球状赤血球症などは，脾臓摘出の適応となる。

4 胸腺

胸骨の裏にあり，リンパ組織からなる。2〜3 歳のころに最も大きく約 30 g になるが，加齢とともに退縮する。

胸腺のリンパ球は T 細胞（◆83 ページ）とよばれ，ほかのリンパ組織（リンパ節・脾臓など）を発達させ，抗体産生をたすけるはたらきをする。新生児の胸腺を摘出すると，リンパ節は発達せず，抗体産生能力があらわれない。

まとめ

- 全身の血管系は体循環と肺循環に分けられる。体循環は左心室から大動脈を通って全身の動脈，毛細血管網，静脈を経て，上・下大静脈から右心房に戻る経路であり，肺循環は右心室から肺動脈，肺の毛細血管網を経て肺静脈から左心房に戻る経路をいう。
- 心臓は縦隔に位置し，心膜に包まれている。
- 心臓壁は心内膜・心筋層・心外膜からなるが，心筋層が最も厚い。

- 心臓には左右の心房と心室があり，左心室から大動脈，右心室から肺動脈が出て，右心房に上下の大静脈と冠状静脈洞が，左心房に肺静脈が入る。
- 心房と心室との間には房室弁（右：三尖弁，左：僧帽弁）があり，心室と動脈との間には動脈弁（大動脈弁および肺動脈弁）がある。冠状動脈（冠動脈）は心臓壁に酸素・栄養素を供給する。
- 心臓には刺激伝導系があって自動能がある。さらに自律神経の支配も受けている（迷走神経と交感神経）。
- 心拍数は，安静時ではおよそ60～70回/分，1分間に拍出される血液量（心拍出量）はおよそ5Lである。
- 脳や腎臓への血流量が安静時と運動時でかわらないのは，その血管に血流量の自動調節を行う能力があるからである。
- 心臓の拍動における自動能の源は洞房結節の細胞である。興奮は，刺激伝導系を洞房結節→房室結節→ヒス束→プルキンエ線維と伝わっていく。
- 心臓には周期的な電気的活動が生じており，この電気的活動による電位の変化を，体表に装着した電極から記録したものが心電図である。
- 心電図で得られる波形とリズムを解析することによって，心臓の異常とともに，異常が生じている部位も推定することができる。
- 心房と心室が収縮・拡張を繰り返すことで心臓はポンプ機能を果たしている。この1回の周期を心周期とよび，心房収縮期→心室収縮期→心室拡張期という順で進む。
- 大動脈からの分枝は，冠状動脈，腕頭動脈，総頸動脈，鎖骨下動脈，肋間動脈，腹腔動脈，腎動脈，精巣（卵巣）動脈，上・下腸間膜動脈，総腸骨動脈などである。
- 腹部消化器および脾臓からの静脈は合して門脈となり，肝臓に入って，ここで再び毛細血管になり，ついで肝静脈を経て下大静脈に注ぐ。
- 内頸動脈と椎骨動脈の枝は脳底で合して大脳動脈輪をつくる。
- 血管はその特徴から，大動脈は弾性血管，細動脈は抵抗血管，毛細血管は交換血管，静脈は容量血管とよばれる。
- 血流が血管壁に及ぼす圧力を血圧とよび，通常は動脈の血圧をさす。血圧＝総血管抵抗×心拍出量である。
- 血液循環にかかわる自律神経の中枢は延髄の心臓血管中枢である。
- 血圧は収縮期に最大となり，これを収縮期血圧（最高血圧）という。最小となるのは拡張期末であり，拡張期血圧（最低血圧）という。
- リンパ管は毛細リンパ管から始まり，リンパ本幹を経て静脈角に注ぐ。右上半身のリンパは右リンパ本幹に集まり，そのほかからのリンパは胸管に集まる。
- リンパの流れの途中にリンパ節がある。リンパ球はリンパ節で活性化して抗体を産生する。
- 脾臓は胃の左後方に位置し，リンパ球や赤血球が集まっている。
- 胸腺は胸骨の裏側にあり，ほかのリンパ組織の発達と抗体産生をたすけるはたらきをする。

復習問題

1 〔 〕内の正しい語に丸をつけなさい。

① 成人の心臓の重さは〔500～700 g・250～300 g〕である。
② 腕頭動脈は〔右・左〕側にのみ存在する。
③ 肺静脈内の血液は，〔動脈血・静脈血〕である。
④ 成人の心拍数は安静時で〔60～70回・100～120回〕/分である。
⑤ 成人の安静時における心拍出量はおよそ〔5 L・10 L〕/分である。
⑥ 〔房室弁・動脈弁〕の閉鎖に伴って発生するのが心音のⅠ音である。
⑦ 血圧は，心室の〔拡張期・収縮期〕に最大となる。

2 次の図の①～⑫の名称を答えなさい。

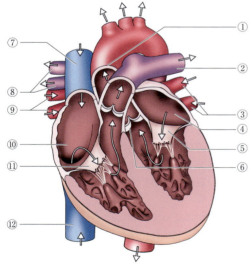

① (　　　　　)
② (　　　　　)
③ (　　　　　)
④ (　　　　　)
⑤ (　　　　　)
⑥ (　　　　　)
⑦ (　　　　　)
⑧ (　　　　　)
⑨ (　　　　　)
⑩ (　　　　　)
⑪ (　　　　　)
⑫ (　　　　　)

3 次の文章の空欄を埋めなさい。

▶ 心臓の壁は3層構造で，（①　　　　）が最も厚い。
▶ 大動脈の始まりの部分から，心臓壁を養う左右の（②　　　　）が分かれる。
▶ 刺激伝導系の自動能のみなもとは（③　　　　）である。
▶ 心電図のP波は，（④　　　　）の興奮を反映した波である。
▶ 下行大動脈のうち，横隔膜より上の部分を（⑤　　　　），下の部分を（⑥　　　　）とよぶ。
▶ 血圧測定の際は，上腕部にマンシェットを巻いて空気を送り込んで上腕動脈を圧迫して閉塞させる。徐々に空気を抜き（⑦　　　　）の聞こえはじめた圧が（⑧　　　　）である。
▶ 人体で最も太いリンパ管は（⑨　　　　）で，左の（⑩　　　　）に注ぐ。
▶ （⑪　　　　）はリンパ系の器官で，胃の左後方にある。

第5章 血液系

学習目的 血液は，血球と液体成分である血漿からなる。酸素や栄養分，ホルモンあるいは二酸化炭素や老廃物を運搬するはたらきに加え，生体防御やpH，浸透圧，体温の調節などの機能も担っている。本章では，血液の成分，機能，血液型について学習する。

血液の組成と機能

　血液の量は体重のおよそ1/13で，成人男性（60〜70 kg）では約5Lである。血液量は一定に保たれており，その総量の増減は，それぞれ約8％以内である。したがって，成人男性の場合は，およそ400 mLの増加または減少の幅，つまり計800 mLの生理的変動幅があることになる。1回の献血量は400 mLであるが，この量はもちろん，この生理的変動幅の範囲内にある。

　採血した血液を放置すると，**血餅**（けっぺい）が沈殿し，上清である**血清**との2層に分かれる（●図5-1）。血餅は血球成分がフィブリン（●84ページ）にからめとられて凝固したものである。したがって，血餅にフィブリノゲンやいくつかの凝固因子（●84ページ）が取り込まれてしまうため，これらは血清の中にはない。ヘパリンなどの抗凝固剤を加えて遠心すると，密度の高い順に，赤血球がまず最下層に沈殿し，その上に，白血球と血小板の層ができ，その上に淡黄色の液体として**血漿**があらわれる（●図5-1）。

●**ヘマトクリット**　血液に占める血球成分の体積の割合を**ヘマトクリット**（Ht，Hct）とよび，通常は男性でおよそ45％，女性で40％である。血球成分の大半は赤血球で

> olumn
>
> ### 赤血球沈降速度
>
> 　血液に抗凝固剤の一種であるクエン酸ナトリウムを加えてガラス管に入れ，放置しておくと，赤血球が沈降するのが観察される。この沈む速度を**赤血球沈降速度**（**赤沈**，**血沈**）とよび，基準値は，1時間値で男性が2〜10 mm，女性が3〜15 mmである。赤沈は，貧血や感染症，炎症性疾患，悪性腫瘍，膠原病などの場合で亢進する。

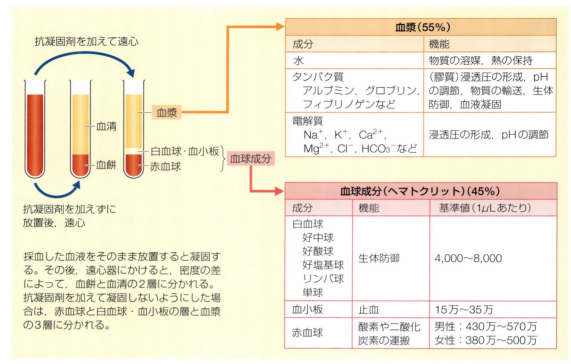

図 5-1　血液の成分

あるため，ヘマトクリットは赤血球の量を反映しており，貧血の指標になる。

1 血漿

血漿の約 90％ は水で，残りの 7〜8％ がタンパク質，2〜3％ が電解質や脂質などである。

血漿タンパク質●　血漿に含まれるタンパク質は**血漿タンパク質**とよばれ，そのおよそ 60％ は**アルブミン**である。そのほかに，抗体（●83 ページ）としてはたらく免疫グロブリンをはじめとする**グロブリン**や，血液の凝固にかかわる**フィブリノゲン**（●84 ページ）などが含まれている。

血漿タンパク質は，栄養状態が悪化したり，その合成を担っている肝臓（●110 ページ）に障害がおきると，その量が減少する。また，腎臓の障害により，血漿タンパク質が尿として排泄されることによっても減少する。したがって，血漿タンパク質やアルブミンの血漿中の濃度は，栄養状態やこれらの疾患の重要な指標となる。

電解質●　血漿には，ナトリウムイオン（Na^+）やカリウムイオン（K^+），カルシウムイオン（Ca^{2+}），マグネシウムイオン（Mg^{2+}），塩化物イオン（Cl^-），炭酸水素イオン（重炭酸イオン，HCO_3^-）などの電解質がとけている。**血漿浸透圧**（●256 ページ）は主としてこれらの電解質によって形成されており，とくに Na^+ と Cl^- の占める割合が大きい。

血漿浸透圧の正常値は 275〜295 mOsm/kgH$_2$O（●257ページ）である。0.9%の食塩水の浸透圧は，この血漿浸透圧にほぼ等しいため**生理的食塩水**（生食）とよばれ，輸液などに用いられる。また同様に，5%のグルコース溶液の浸透圧も血漿浸透圧にほぼ等しい。

●膠質浸透圧　血漿浸透圧の形成には血漿タンパク質もかかわっており，この浸透圧のことを**膠質浸透圧**とよぶ。全浸透圧に対する膠質浸透圧の寄与は10%にも満たないが，毛細血管における血漿と間質液の間の水の出入りには，この浸透圧が大きな意味をもってくる。それは次のような理由による。

●毛細血管と細胞間質の間の水の出入り　毛細血管の血管壁は，水や電解質はよく通すが，タンパク質は通しにくい半透膜（●256ページ）とみなすことができる。そのため，毛細血管と細胞間質との水の移動の方向は，毛細血管内圧，細胞間質の圧力，血漿の膠質浸透圧，間質液の膠質浸透圧によって決定される。

血液の膠質浸透圧は間質液のそれより大きいため，膠質浸透圧だけを考えるなら，水は毛細血管内に移動する。しかし，①毛細血管の動脈側では，毛細血管内圧は細胞間質の圧力を上まわり，この差は膠質浸透圧の差よりも大きいため，水は毛細血管外へ移動する。一方，②毛細血管の静脈側では，細胞間質の圧力のほうが大きく，水は毛細血管内へと移動する。また，③細胞間質の水はリンパ管へと流れ出ていく。

正常では①〜③の水の出入りがバランスを保っているが，このバランスがくずれ，細胞間質に水がたまると浮腫となる（●Column）。

2 血球

血液に含まれる細胞成分は**血球**とよばれ，赤血球，白血球，血小板からなる。これらはいずれも骨髄（●163ページ）でつくられ，分化・成熟したあとに血液にあらわれてくる。

●造血　血球は，骨髄において造血幹細胞から赤血球，白血球，血小板へと分化して形成される（●図5-2）。出生時には全身の骨髄で血液細胞はつくられてい

Column

浮腫

浮腫とは，細胞間質に水が過剰に貯留した状態のことで，いわゆる「むくみ」のことである。毛細血管と細胞間質の水の出入りとリンパ管からの水の流出は，正常ではバランスがとれているが，浮腫はこのバランスがくずれたときに生じる。

たとえば，重度の肝障害や栄養障害などで血漿タンパク質が減少すると，血漿の膠質浸透圧が低下し，細胞間質の水を毛細血管内へと戻す力が減少する。また，うっ血性心不全や長時間の立ち仕事などでは，毛細血管内圧が高まり，細胞間質へ水を押し出す力が強くなる。さらに，乳がんの手術などでリンパ節郭清を行った場合には，リンパ管から水の回収ができなくなる。

これらにより細胞間質に水が貯留することで，浮腫が生じるのである。

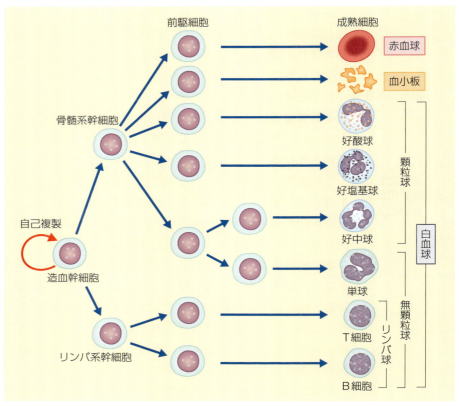

◯ 図 5-2　血球の分化

るが，成人では，おもに胸骨・椎骨・肋骨・頭蓋骨・腸骨の骨髄がその産生場所となっている。

　（急性）白血病は白血球の前駆細胞の異常によって，分化・成熟が障害された幼若（ようじゃく）な白血病細胞が増殖することによっておこる。骨髄は白血病細胞で占拠されてしまうため，正常な造血が抑制されてしまう。このため，貧血・易感染性・出血傾向がおきる。骨髄の病理学的検査のためには，腸骨などの骨髄穿刺が行われる。

❶ 赤血球

赤血球の構造と機能 ●　赤血球は直径が 7〜8 μm，厚さが 1〜2 μm の円盤様（えんばんよう）の形状をしている（◯ 図 5-2）。血液 1 μL [1)] には，成人男性で約 500 万個，成人女性で約 450 万個の赤血球が含まれている（◯ 図5-1）。

　赤血球のおもな役割は，酸素や二酸化炭素を運搬することであり，これには赤血球中に含まれる**ヘモグロビン**（Hb；成人男性では約 16 g/dL，成人女性では約 14 g/dL）が重要な役割を果たしている（◯ 40 ページ）。ヘモグロビン

1）1 μL＝1 mm^3 である。

は，ヘムとよばれる鉄を含むポルフィリン誘導体[1]の部分と，グロビンというタンパク質の部分からなり，ヘモグロビン 1 分子に対し，最大 4 分子の酸素が結合できる。

赤血球の産生・分解

赤血球は，その成熟過程で核をはじめとする細胞小器官が失われるため，成熟した赤血球はヘモグロビンを入れた袋のようなものである。その細胞膜が変形性に富むことと，核などがないことによって，赤血球は自身の直径より細い毛細血管の中を，変形しつつ血管内皮細胞に密着しながら通過していくことができる。

赤血球の寿命はおよそ 120 日で，老化した赤血球は，その円盤状の形態の維持ができなくなり，細胞膜も脆弱になる。老化した赤血球は，主として脾臓の貪食細胞にとらえられて，破壊される。ヘモグロビンも分解され，ヘモグロビンに含まれる鉄は，血漿タンパク質の 1 つであるトランスフェリンに結合して骨髄に輸送され，赤血球の産生に再利用される。

一方，ポルフィリン誘導体は分解されて**ビリルビン**となり，アルブミンと結合して肝臓に運ばれ，胆汁中に分泌されて，胆嚢，胆管を経て，消化管内へ排泄される（◯109 ページ）。ビリルビンのおよそ 80% は老廃した赤血球のヘモグロビンに由来する。

赤血球の産生は，腎臓で産生される**エリスロポエチン**というホルモンによって調整されている。酸素分圧の低下によって，尿細管（◯139 ページ）の間質細胞でのエリスロポエチンの産生・分泌が高まり，骨髄での赤血球の増殖，ヘモグロビン産生の増加，骨髄から赤血球の放出の増加がおきる。エリスロポエチンの産生は，腎不全において低下する。これが慢性腎不全の患者でみられる貧血の原因となっている。

Column

HbA1c と血糖

本文で述べたように，ヘモグロビン(Hb)はヘムとグロビンからなっている。グロビンにはいくつかのタイプがあり，成人では α-グロビンと β-グロビンが大半である。この α と β が 2 つずつ合わさった 4 量体として構成されるのが HbA で，成人のヘモグロビンのほとんどを占める。

ヘモグロビンは非酵素的に血中のグルコースと徐々に結合し，これを HbA1 とよぶ。ただし，グルコースと結合していないものが大半である。

HbA1 のうち，ある特定の部位にグルコースが結合したものが HbA1c である。この HbA1c(HbA1 も)の全ヘモグロビン中に占める割合は，測定直前の 1〜2 か月間の血糖値によく相関することが知られている。このため，HbA1c は，血糖値に加えて，糖尿病の診断や血糖のコントロールの指標に用いられている。

---

[1] ポルフィリンは，4 つの炭素と 1 つの窒素などからなる環状構造が 4 つ組み合わさってできた環状の化合物である。誘導体については第 7 章（◯115 ページ）を参照のこと。

貧血● 末梢血液検査で，ヘモグロビン濃度や，赤血球数，ヘマトクリットの値が低下した状態を貧血という。貧血の原因は多岐にわたるが，ヘモグロビンの合成に必要な鉄が体内で欠乏することによる**鉄欠乏性貧血**はその代表的なものである。鉄欠乏は，①摂取不足（極端な偏食やダイエット，胃切除など），②喪失の増大（慢性の出血，月経過多など），③需要の増大（思春期の成長，妊娠，授乳など）によって生じる。

このほかに，赤血球の膜が破壊される溶血とよばれる現象による**溶血性貧血**がある。溶血性貧血では，赤血球から放出されたヘモグロビンの代謝産物であるビリルビンの血中濃度が高くなり，**黄疸**を呈する（→109 ページ）。

❷ 白血球

白血球の構造と●
分類

白血球は，赤血球よりもやや大きい無色の細胞である。血液 1 μL には，およそ 4,000〜8,000 個の白血球が含まれている。白血球は，細胞質の顆粒の有無によって，顆粒球と無顆粒球に大別される（→80 ページ，図 5-2）。顆粒球はその細胞内に存在する顆粒の染色性によって**好中球**，**好酸球**，**好塩基球**の 3 つに分けられる。無顆粒球は**リンパ球**と**単球**からなる。末梢血での白血球に占めるそれぞれの割合は，好中球 50〜70％，好酸球 1〜4％，好塩基球 0.5％，リンパ球 20〜40％，単球 2〜8％ であり，好中球とリンパ球が末梢血の白血球の大半を占めている。

白血球も赤血球と同様に，骨髄において産生される。顆粒球・B 細胞・単球は，骨髄で分化・成熟して末梢血に放出される。T 細胞は胸腺へ移動し，そこで成熟したあとに末梢血にあらわれる。単球は末梢血中から各組織内に入っていき，マクロファージへと分化する。

白血球の機能● 白血球の機能は生体防御である。感染症や炎症性の疾患では，白血球の増

Column

それは本当に貧血？

言葉は同じでも，一般社会での使われ方と，医療関係者の用いる意味が異なることはよくあることである。貧血もその典型例といえる。

「貧血をおこして倒れそうになった」といった場合，一般には目の前が暗くなり，意識が遠のいていく様子をあらわす。しかし，医学でいうところの貧血とは，ヘモグロビン濃度や，赤血球数，ヘマトクリットの値が低下した状態であり，一般にいう「貧血」（以下，これをかぎ括弧をつけてあらわす）とは異なっている。

「貧血」とは，血圧が低下することによって生じる脳血流の低下をさしていると考えられる。貧血が存在すれば「貧血」をおこすことはありうることではあるが，「貧血」は必ずしも貧血であるとはいえないわけである。

採血の際に「貧血」をおこす人がときにいるが，これはもちろん採血をして貧血になったわけではない。針を刺されたことにより血管迷走神経反射がおこり，血圧低下が生じたことで「貧血」になったのである。

加がみられ，20,000〜30,000/μLに及ぶことがある。白血球の減少，とくに好中球が1,000/μL以下に減少すると，感染症におかされやすくなる。

好中球 組織に細菌などの病原体が侵入すると，組織中に存在するマクロファージが病原体を貪食[1]し，さまざまな化学物質を分泌して炎症[2]を引きおこす。この化学物質のなかには好中球を引き寄せる作用をもつものがあり，この作用によって，末梢血中を循環している，あるいは末梢の血管内皮細胞にゆるく結合して控えている**好中球**が血管の外に遊走してくる。

好中球はとくに細菌に対する生体防御で大きな役割を果たしている。好中球も貪食作用を有し，病原体を取り込むと活性酸素を盛んに生産して，細胞内の顆粒に含まれる化学物質と共同で殺菌作用を発揮する。好中球は病原体を貪食・殺菌すると，みずからも死滅する。これが膿の主たる成分となる。

好酸球・好塩基球 好酸球はある種の寄生虫に対して反応し，これを殺すことができる。好塩基球の機能はよくわかっていない。また，いずれもアレルギー反応，アレルギー性疾患に関与することが知られている。

リンパ球 リンパ球は末梢血に出たのち，リンパ節や脾臓，消化管や気道などのリンパ組織に分布する。リンパ球も生体防御に重要な役割を果たす細胞で，B細胞（Bリンパ球）とT細胞（Tリンパ球）に分けられる。

B細胞は病原体侵入の情報を受けて分化・増殖して形質細胞となり，血漿タンパク質であるグロブリンの一種である**抗体（免疫グロブリン）**を産生・分泌する。生体に抗体をつくらせる物質のことを**抗原**という。病原体を構成する物質は抗原となりうる。抗体は抗原に結合する性質をもっていて，病原体は抗体の結合によって不活性化されたり，好中球やマクロファージなどの貪食作用をもつ細胞に取り込まれて除去される。

T細胞には，ウイルスなどに感染した細胞を攻撃して死にいたらしめる細胞傷害性T細胞や，B細胞を形質細胞へと分化・増殖させたり，細胞傷害性T細胞やマクロファージを活性化するヘルパーT細胞などがある。

免疫 これまで述べたように，生体には，病原体などの外来の異物を自己とは異なるもの，すなわち，非自己であると認識して排除し，結果として，生体を感染から防御する能力をもっている。これを**免疫**[3]という。免疫には，細胞傷害性T細胞が中心的な役割を果たす細胞性免疫と，体液中の抗体が中心となる液性免疫がある。

免疫反応に参加したB細胞やT細胞の一部は記憶細胞となって，次の同一の異物（抗原）の侵入に備えている。このため，はじめて抗原に曝露されたときにあらわれた反応（一次応答）よりも，2回目のほうが，より速くより強

---

[1] 貪食とは，細胞が病原体などを細胞内へと取り込むことである。
[2] 炎症とは，組織の損傷や病原体の侵入などによって引きおこされる局所および全身の反応である。とくに急性の炎症反応では，局所の発赤，熱感，腫脹，疼痛を特徴とする。
[3] 免疫のしくみの詳細は，『新看護学2　専門基礎[2]』を参照のこと。

い免疫応答（二次応答）が可能になる。これがワクチンによる予防接種の原理である。

③ 血小板

血小板は，造血幹細胞から分化した巨核球とよばれる細胞の細胞質がちぎれてできた，2～4 µmの小さな血球成分である。成人では血液中に15万～35万/µL存在し，その寿命は7～10日である。血小板の機能は，次項で述べる止血（血栓の形成）である。したがって，その減少は出血傾向をもたらす。

たとえば，血小板減少性紫斑病では，血小板の減少のために出血傾向があらわれ，皮下や粘膜の**点状出血**が見られる（皮膚を圧迫して消えなければ，出血であると鑑別できる）。

B 止血機構

一次止血と二次止血
生体には，血管が損傷した際に出血をとめるしくみが備わっており，それを**止血機構**という。止血機構には，血小板が主として関与する**一次止血**と，凝固系の関与する**二次止血**がある。

血管をつくる血管内皮細胞が傷害されると，血小板がコラーゲン線維に富んだ血管内皮下組織と反応して，血小板の粘着・凝集が生じ，血栓（**一次血栓**）を形成して出血部位をふさぐ（◯図5-3-a）。また，同時に凝固系も活性化され，最終的に，トロンビンの作用によって血漿タンパク質の1つであるフィブリノゲンから**フィブリン**が形成される（◯図5-3-b）。架橋したフィブリンが一次血栓をおおうようなかたちとなって，よりかたく安定した**二次血栓**がつくられる。

凝固系
凝固系は，酵素の前駆体[1]と補助因子の十数個のタンパク質からなり（ただし第Ⅳ因子はカルシウムイオン〔Ca^{2+}〕），これらは**凝固因子**とよばれる（◯図5-3-b）。凝固系は，下流の因子を順次活性化していくカスケード（連続する反応）を構成しており，血管や組織の損傷が，最終的に，フィブリン形成にいたる凝固反応のカスケードを引きおこす。

凝固因子を構成するタンパク質の遺伝的異常は，出血傾向を主症状とする疾患をおこすことが知られている。たとえば，**血友病**は，第Ⅷ因子（血友病A）あるいは第Ⅸ因子（血友病B）の量的・質的異常による。これらの因子はX染色体上にその遺伝子が存在するため，血友病はX連鎖劣性（伴性劣性）の遺伝形式をとる疾患である。したがって，ほとんどの患者が男性である。

線溶系
血管が修復されると，フィブリンはプラスミンによって分解され，血栓は

---

1) ある物質が生成される前の段階の物質を前駆体とよぶ。

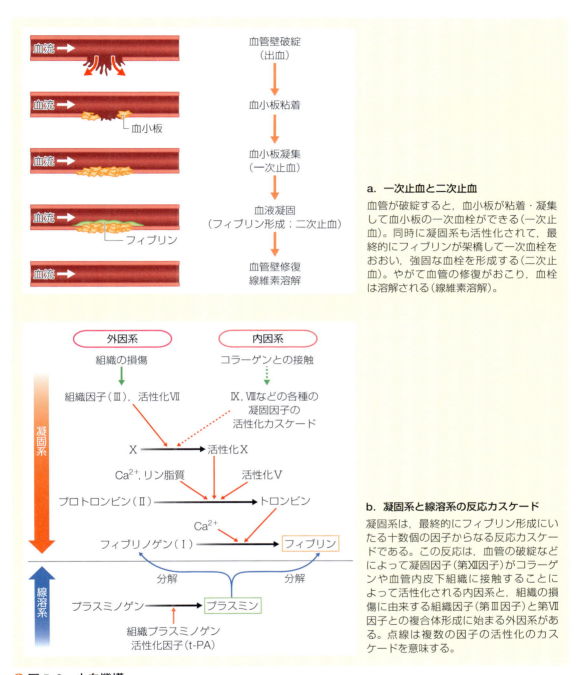

図 5-3　止血機構

a. 一次止血と二次止血

血管が破綻すると，血小板が粘着・凝集して血小板の一次血栓ができる（一次止血）。同時に凝固系も活性化されて，最終的にフィブリンが架橋して一次血栓をおおい，強固な血栓を形成する（二次止血）。やがて血管の修復がおこり，血栓は溶解される（線維素溶解）。

b. 凝固系と線溶系の反応カスケード

凝固系は，最終的にフィブリン形成にいたる十数個の因子からなる反応カスケードである。この反応は，血管の破綻などによって凝固因子（第XII因子）がコラーゲンや血管内皮下組織に接触することによって活性化される内因系と，組織の損傷に由来する組織因子（第III因子）と第VII因子との複合体形成に始まる外因系がある。点線は複数の因子の活性化のカスケードを意味する。

溶解される。フィブリンは線維素ともよばれるため，血栓が溶解されるこの反応は**線維素溶解**（線溶）とよばれる（◯図 5-3-b）。

　血管内で形成された異常な血栓が血流を遮断することで生じる，脳梗塞や心筋梗塞の急性期には，血栓を溶解するためにリコンビナント組織プラスミ

ノゲン活性化因子[1]（rt-PA）などの線溶系を活性化する薬剤が投与されることがある。

C 血液型

　血液型とは，血球の表面に存在する抗原，あるいはそれらに対する抗体の有無によって分類される血液の型のことである。

　赤血球，白血球，血小板にはそれぞれ血液型が存在するが，輸血の際には，赤血球の血液型が最も重要である。赤血球には非常に多くの血液型抗原が存在することが知られており，なかでも臨床的に重要なのは，ABO 式血液型と Rh 式血液型である。

1 ABO 式血液型

　ABO 式血液型は，タンパク質や脂質に糖鎖をつけ加える酵素の活性の差によって生じる。この酵素の遺伝子は，第 9 染色体上にある。A 型の場合，この酵素は N-アセチルガラクトサミンを結合させて A 抗原を形成する。B 型の場合は酵素の遺伝子変異のため，N-アセチルガラクトサミンではなく，ガラクトースを付加して B 抗原を形成する。さらに O 型の場合は遺伝子変異によって酵素の活性が失われており，糖鎖付加は行われない。

●抗 A 抗体・抗 B 抗体
　A 型のヒトは抗 B 抗体（B 抗原に対する抗体の意味）をもち，B 型では抗 A 抗体，O 型では抗 A 抗体・抗 B 抗体を有している（→表 5-1）。つまり，自身の赤血球の表面に存在しない抗原に対する抗体をもっている。抗 A 抗体と抗 B 抗体は，この規則に従っているという意味で，規則抗体とよばれる。規則に従わない抗体は不規則抗体といわれる。後述する Rh 式血液型の抗体は，不規則抗体の例である（Rh 陰性，つまり D 抗原をもたないヒトが抗 D

> **Column**
> **出血傾向をきたす原因**
> 　出血傾向とは，傷を負わなくても出血しやすく，また止血しにくい状態のことである。この状態は，①血小板の量的・質的な異常（血小板減少性紫斑病，白血病など），②凝固因子の量的・質的な異常（血友病，ビタミン K 欠乏症，肝障害など）のほか，③線溶系の亢進（ただし，線溶系が単独に亢進することはまれで，血小板の活性と凝固系の亢進の結果としておこる），④脆弱な血管（血管性紫斑病など）といった理由で生じる。

1）リコンビナント組織プラスミノゲン活性化因子とは，遺伝子組換え技術によって一部を改変した組織プラスミノゲン活性化因子である。

表 5-1 ABO式血液型

血液型	血球の抗原（凝集原）	血清の抗体（凝集素）	遺伝子型
A型	A	抗B抗体	AA, AO
B型	B	抗A抗体	BB, BO
AB型	A, B	なし	AB
O型	なし	抗A抗体, 抗B抗体	OO

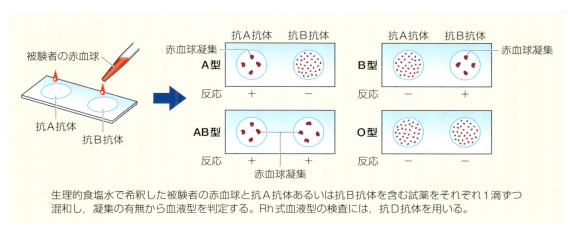

生理的食塩水で希釈した被験者の赤血球と抗A抗体あるいは抗B抗体を含む試薬をそれぞれ1滴ずつ混和し，凝集の有無から血液型を判定する。Rh式血液型の検査には，抗D抗体を用いる。

図 5-4 ABO式血液型検査

抗体をもっているわけではない）。

　抗A抗体・抗B抗体は出生時には存在せず，生後数か月して検出されるようになる。輸血されたわけでもないのにこれらの抗体が産生されるのは，食物・環境・生体の中に広く存在する，A抗原やB抗原に類似した物質に曝露されたためで，自然につくられる抗体という意味で，自然抗体ともよばれる。

血液型の遺伝形式　日本人の血液型は，A型が40％，B型が20％，AB型が10％，O型が30％と，A型が最も多いが，欧米人では，それぞれ41％，10％，3％，46％である。また，ABO式血液型はメンデルの遺伝形式に従う。たとえば，A型の遺伝子型はAAあるいはAOで，B型の遺伝子型はBBあるいはBOである（表5-1）。親がAOとBOであれば，その子どもは，AB（AB型），AO（A型），BO（B型），OO（O型）になる可能性がある。

凝集反応　さて，A型のヒトにB型の赤血球を輸血した場合，なにがおこるだろうか。A型の血液中には異物であるB抗原に対する抗B抗体が存在している。そこへB型の赤血球が入ってくると，その表面に存在するB抗原に抗B抗体が結合し，赤血球が架橋されて**凝集反応**が生じる（図5-4）。さらに，溶血がおき，死にいたることもある。このような誤った血液型の輸血を，**ABO式血液型不適合輸血**という。

このような事故を防ぐために，輸血の際，血液型検査を行うことはきわめて重要である。また，AおよびB抗原はほとんどの組織の細胞にも発現しており，臓器移植においても，血液型の適合は重要な因子となる。しかし，近年では医療技術の進歩により，必須の条件ではなくなってきている。

2 Rh式血液型

Rh式血液型は3つの抗原で構成されているが，最も重要なのはD抗原である。D抗原をもつ場合をRh陽性(RhD陽性)，もたない場合をRh陰性(RhD陰性)という。日本人の99.5%はRh陽性であるが，欧米人では15%がRh陰性である。

Rh陰性のヒトがRh陽性の血液の輸血を受けると，D抗原に曝露されることになるので，抗D抗体がつくられる。つまり，抗D抗体は，自然抗体ではない。また，不規則抗体の1つである。このRh陰性のヒトがRh陽性の輸血を再度受ければ，輸血された赤血球は抗D抗体によって溶血をおこすことになる。

同様のことが妊娠に際してもおきる。Rh陰性の女性がRh陽性の児を妊娠し，胎盤出血や分娩時の処置などで，胎児の赤血球に曝露されると，母体は抗D抗体を産生する。この母親がRh陽性の児を再び妊娠すると，抗D抗体は胎盤を通して胎児に移行するため，胎児の赤血球の溶血を引きおこす。これを**Rh式血液型不適合妊娠**という。

まとめ

- 血液は，細胞成分である血球と，液体成分である血漿に分けられる。
- 血漿には，水・タンパク質・電解質などが含まれる。
- 血球は，造血幹細胞が分化することによって形成される。
- 血球は，赤血球・白血球・血小板からなる。
- 赤血球のおもな機能は酸素や二酸化炭素の運搬で，ヘモグロビンが重要な役割を果たす。
- 白血球は，好中球・好酸球・好塩基球からなる顆粒球と，リンパ球・単球からなる無顆粒球に分けられる。リンパ球はB細胞(Bリンパ球)とT細胞(Tリンパ球)に大別される。
- 白血球の機能は生体防御であり，感染症や炎症性の疾患では，白血球の増加がみられる。
- 生体が，病原体などの外来の異物を非自己であると認識して排除する能力を免疫という。
- 血小板の機能は止血である。
- 生体には，血管が損傷した際に出血をとめる止血機構が備わっている。
- 止血機構には，血小板が主として関与する一次止血と，凝固系が関与する二次止血がある。
- 凝固系では最終的にフィブリンが形成される。
- 二次止血でつくられた血栓は，線維素溶解(線溶)という反応により溶解する。
- 血液型とは，血球の表面に存在する抗原，あるいはそれらに対する抗体の有無によって分類される血液の型のことであり，ABO式血液型やRh式血液型がある。

復習問題

1 次の文章の空欄を埋めなさい。

▶抗凝固剤を加えた場合，血液は，(①　　　)と(②　　　)に分かれる。
▶血液に占める血球成分の体積の割合を(③　　　)という。
▶血球は(④　　)(⑤　　)(⑥　　)からなる。
▶白血球は，(⑦　　)(⑧　　)(⑨　　)からなる顆粒球と，(⑩　　)(⑪　　)からなる無顆粒球に分けられる。
▶成人では，血球はおもに(⑫　　　)でつくられる。
▶赤血球の産生は(⑬　　　)というホルモンにより調節される。
▶赤血球のおもなはたらきは(⑭　　)や(⑮　　)の運搬である。
▶ヘモグロビン濃度・赤血球数・ヘマトクリットの値の低下した状態を(⑯　　　)という。
▶生体が病原体などの異物を排除する能力を(⑰　　　)という。
▶生体に抗体をつくらせる物質を(⑱　　　)という。

2 〔 〕内の正しい語に丸をつけなさい。

①血液の量は体重のおよそ〔1/6・1/13〕である。
②赤血球の寿命はおよそ〔7日・60日・120日〕である。
③白血球のおもな機能は〔止血・生体防御〕である。
④凝固系が主として関与する止血機構を〔一次止血・二次止血〕という。
⑤凝固系が関与する止血機構により，最終的に〔フィブリン・トロンビン〕が形成される。

3 次の表のア〜エ，a〜dにあてはまるものを，それぞれ①〜④から選びなさい。

血液型	血球の抗原	血清の抗体	遺伝子型
A型	A	(ア)	AA，(a)
B型	B	(イ)	BB，(b)
AB型	A，B	(ウ)	(c)
O型	なし	(エ)	(d)

ア〜エ：①抗A抗体，②抗B抗体，③抗A抗体・抗B抗体，④なし
(ア　　)(イ　　)(ウ　　)(エ　　)

a〜d：① OO，② AO，③ BO，④ AB
(a　　)(b　　)(c　　)(d　　)

第6章 消化・吸収系

学習目的 ヒトは生きていくために食物を取り込み，これを分解して（消化），栄養を体内に取り込む（吸収）。その栄養は活動をするためのエネルギー源として，またからだを大きく成長させ，あるいは維持する構成材料として利用される。本章では，この消化・吸収の過程にかかわる器官について，そのしくみとはたらきを学ぶ。

A 消化・吸収系に属する器官

消化と吸収　食物の消化には，①消化管の運動による細切・混和・移送などの機械的な消化と，②消化液中の酵素（→102ページ，脚注）の作用による化学的な消化がある。これらは共同して行われ，食物はより吸収しやすいかたちに加工・処理される。

食物の吸収は，消化管の内腔面をおおう粘膜上皮を通して行われる。内腔から上皮を通過して消化管の壁の中に入った栄養素のうち，糖質とタンパク質は血液に，脂質はリンパに入りおもに肝臓に運ばれる。

消化・吸収系の器官　消化・吸収系には**消化管**とその付属器がある。消化管には**口，咽頭，食道，胃，小腸（十二指腸・空腸・回腸），大腸（盲腸・虫垂・結腸・直腸），肛門**がある（→図6-1）。付属器には**唾液腺，膵臓，肝臓，胆嚢**などがある。付属器の多くは腺がとくに発達したものである。

消化管は全長約9mで，そのうち上部40cm以外はすべて腹腔にある。消化管の壁は3層に分かれ，内腔側から順に**粘膜，筋層，外膜**または**漿膜**（腹膜）からなる。粘膜の最も内腔側は粘膜上皮でおおわれる。筋層は一部を除き平滑筋組織からなる。内腔側の筋線維は輪状に走り，外層側の筋線維は縦走する（内輪外縦）。

1 口

① 口と口腔

口の入口を**口裂**，口裂の両端を**口角**とよぶ。口裂の周囲には皮膚，筋，粘

A 消化・吸収系に属する器官 ● 91

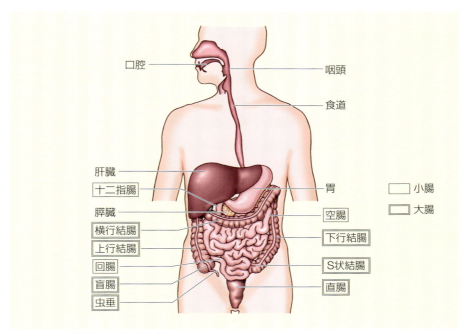

図6-1 消化・吸収系の概要

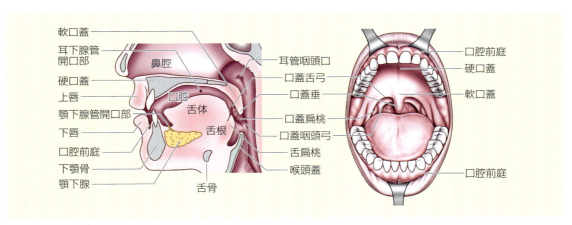

図6-2 口腔

膜などでできたヒダが張り出していて，外界と口腔を隔てる。上下のヒダを
それぞれ**上唇**，**下唇**とよぶ。口角より外側のヒダを頰とよぶ。上唇と下唇
の内面をおおう粘膜を口唇粘膜，頰の内面をおおう粘膜を頰粘膜とよぶ。

　口腔の天井で，口腔と鼻腔の間の仕切りを**口蓋**とよぶ。口蓋の前半（骨の
ある部分）を**硬口蓋**，後半（骨がなく筋性のもの）を**軟口蓋**という（◯図6-2）。
軟口蓋の先は細くなってたれ下がり，**口蓋垂**となる。

　舌の基部の両側には，小指の先のように隆起する**口蓋扁桃**がある。これは
一般に**扁桃腺**とよばれている。扁桃はリンパ節に似た構造をもち，口腔から

細菌やウイルスが体内に侵入するのを防ぐ。

2 舌

舌はおもに骨格筋からなる器官で、表面は粘膜におおわれる。背面（舌背）と側面に小さい隆起（乳頭）が多数ある。乳頭には、4種類ある。糸状乳頭は舌背に分布し、最も数が多い。茸状乳頭は舌の先（舌尖）や側面に散在し、赤くて丸い。葉状乳頭は舌の側面の後方にある。有郭乳頭は舌根の近くにみられ、数は少ないが大きい。

糸状乳頭以外の乳頭には、味を感じる味細胞の集まりである**味蕾**があり、感覚神経の末端がここに分布する。味蕾は、舌のほか、口蓋にも分布する。

3 歯

歯の構造● 上顎骨・下顎骨には歯槽というくぼみが1列に並んでいて、そこに歯がはまり込んでいる。歯に近い部分の粘膜を歯肉という。歯の歯槽内に埋まった部分を**歯根**、外に露出した部分を**歯冠**とよぶ（◯図6-3-a）。歯の中心部には**歯髄腔**があり、歯髄を入れる。神経や血管は**歯根管**を通して歯髄中に入る。

歯は、次のものから構成されている。

(1) エナメル質：歯冠の外層となる。骨よりもかたい。

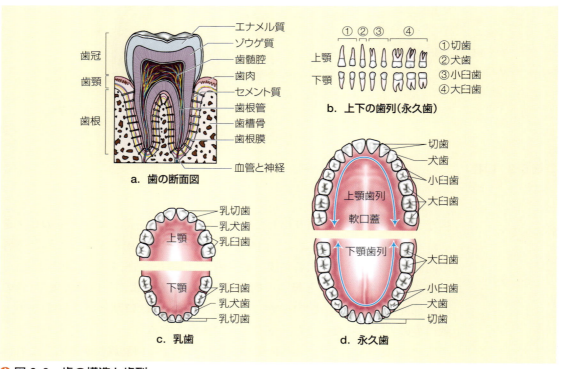

◯図6-3 歯の構造と歯列

○ 表6-1 乳歯（20本）

	右			左		
	乳臼歯	犬歯	切歯	犬歯		乳臼歯
上顎歯	2	1	2	2	1	2
下顎歯	2	1	2	2	1	2

○ 表6-2 永久歯（32本）

	右				左			
	大臼歯	小臼歯	犬歯	切歯	犬歯	小臼歯		大臼歯
上顎歯	3	2	1	2	2	1	2	3
下顎歯	3	2	1	2	2	1	2	3

　(2) セメント質：歯根の外層にある薄い層で，骨と同じかたさである。
　(3) ゾウゲ質：エナメル質とセメント質の内層にあり，歯のおもな部分となっている。齲歯(うし)（いわゆる虫歯）は，エナメル質やゾウゲ質が，細菌の産生する酸におかされて空洞をつくったものである。

歯の発生●　歯には一時的な**乳歯**と，これに入れかわってはえる**永久歯**とがある（○図6-3c, d）。

　乳歯は生後5～9か月ごろに下顎の内側の切歯(せっし)が最初に萌出し，その後，切歯→第1臼歯(きゅうし)→犬歯(けんし)→第2臼歯の順に上下10本ずつがはえそろって，3歳ごろにかみ合わせができあがる（○表6-1）。永久歯は，少年期になると乳歯と入れかわってはえる。永久歯は上下16本ずつであり，乳歯にはなかった大臼歯が上下6本ずつ加わる（○図6-3-b，表6-2）。最も奥にある大臼歯（知歯(ちし)〔智歯(ちし)〕；いわゆる「親知らず」）は，18歳以後になってはえる。

歯の作用●　切歯と犬歯は食物をかみ切る。臼歯は臼(うす)のようになっていて，食物をくだくはたらきをする。また，言葉の発声においても重要である。

2 唾液腺（口腔腺）

　口腔内には，唾液を分泌する**耳下腺(じかせん)・顎下腺(がっかせん)・舌下腺(ぜっかせん)**の3対の大きな腺（**大唾液腺**）が開口する（○図6-4）。

耳下腺●　耳下腺は，唾液腺のなかで最大のものである。左右1対あり，耳介の前下，下顎骨の後部に接して，頰(ほほ)の内側の粘膜に開口する（上顎の第2大臼歯の位置）。

　なお，流行性耳下腺炎（おたふくかぜ）は，耳下腺のウイルス感染である。

顎下腺●　顎下部に1対ある。2番目に大きい唾液腺で，開口部は舌の下にある。この開口部を**舌下小丘(ぜっかしょうきゅう)**という。鏡で見ながら舌を上にあげると，中央部の両わきに左右1対の高まり（舌下小丘）と小孔が見える。

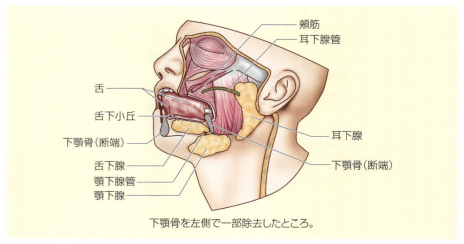

→ 図 6-4　大唾液腺

舌下腺●　下顎骨の内方で，舌との間に1対ある。導管の一部は顎下腺管と一緒になるが，ほかは舌と下顎骨との間（舌下ヒダ）に10個ぐらいに分かれて開口する。舌や口蓋にも，多くの小さい唾液腺がある。

　唾液腺の分泌物には，水のようにさらさらしたもの（漿液性）と，ねばりけのあるもの（粘液性）とがある。漿液性の唾液は酵素（**アミラーゼ**）に富み，粘液性のものには粘液素（**ムチン**）が多い。

　唾液腺のなかで耳下腺は純漿液性であるが，ほかの2つは漿液と粘液を含む混合性である。唾液分泌量は顎下腺が最も多く約70％で，耳下腺が25％といわれる。

3 咽頭

　咽頭は，口腔から食道への通路となると同時に，鼻腔から喉頭への空気の通路ともなる（→30ページ，図3-2）。

4 食道

1 位置と形状

　食道は，およそ長さ25cm，前後径1cmあまり，左右径2cmあまりの消化管である。頸の下部，切歯から15cmほどの位置で，咽頭の下に続き，気管の後方，脊柱の前を通って胸腔を下り，横隔膜を貫いて胃の入口（噴門）に達する。

2 構造

　食道は**粘膜・筋層・外膜**の3層からなる。粘膜上皮は重層扁平上皮で，縦

走する数本の**ヒダ**がある。このヒダがのびることによって食道が広がる。筋層は，上部では骨格筋であるが，下部では平滑筋である。

5 胃

1 位置と形状

胃は，腹腔内の上部，横隔膜直下で正中線より少し左寄りにある，大きい袋状の器官である（→図6-5）。容量は成人で約 1,200 mL である[1]。

2 各部の名称

噴門　胃の入口である。切歯から約 40 cm 入った位置で，第 11 胸椎（→177 ページ）の左前に位置する。

幽門　胃の出口，すなわち十二指腸に移行する部分である。ここには**幽門括約筋**が発達していて，出口の開閉を行う。第 1 腰椎の右前に位置する。

胃底・胃体　噴門の左の上にふくれた胃の最上部を**胃底**，中央部を**胃体**という。胃底は左の第 5 肋骨の高さにほぼ位置する。

大彎・小彎　胃は大きく彎曲している。その左下側の凸部を**大彎**，右上側の凹部を**小彎**という。胃の最下部は大彎の下部で，臥位の状態で臍の少し上に位置する。

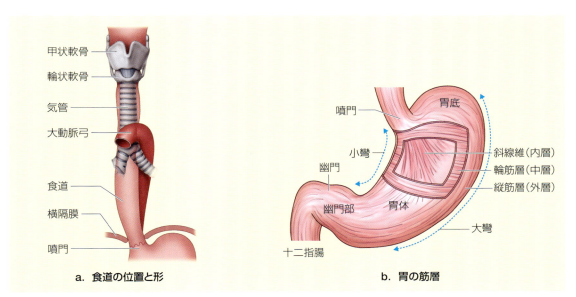

a. 食道の位置と形　　b. 胃の筋層

図 6-5　食道と胃の構造

1) 幽門狭窄があると胃は拡張する。

③ 構造

胃壁　粘膜層・筋層・漿膜の3層からなる。筋層はよく発達していて，内輪外縦の2層ではなく，**斜線維**，**輪筋層**，**縦筋層**の3層に区別される（◎図6-5）。幽門では輪筋層がとくによく発達し，幽門括約筋となる。

胃腺　胃粘膜は単層円柱上皮で，**粘液**を分泌する。その下の粘膜固有層には**胃腺**があり，**胃液**を分泌する。胃底と胃体にある胃底腺（固有胃腺）は，**主細胞**，**壁細胞**，**副細胞**からなる。主細胞はペプシノゲンを，壁細胞は**塩酸**（これが胃酸そのものである）を，副細胞は**粘液**を分泌する。ペプシノゲンは胃酸によって消化酵素である**ペプシン**に変化する。噴門・幽門付近には，**噴門腺**・**幽門腺**とよばれる胃腺があり，胃底腺とは性質が異なる。

⑥ 小腸

幽門に続いて腹腔内を蛇行する，長さ6～7mの消化管で，上から順に**十二指腸**，**空腸**，**回腸**が区別される（◎91ページ，図6-1）。

十二指腸　幽門に続いて始まり，すぐ下方へ屈曲し，膵臓の右から下にまわって水平に走り，第2腰椎の左前で空腸に続く。全長は12横指[1]（約25 cm）である。幽門から約10 cm（切歯より約70 cm）のところに，総胆管と膵管（◎100ページ）の開口部である**大十二指腸乳頭**（ファーター乳頭）がある。

空腸と回腸　十二指腸以下の小腸の上半を**空腸**，下半を**回腸**とよぶ。両者の間にはっきりとした境界はない。空腸と回腸は，**腸間膜**という扇状の膜で後腹壁につながれているため，腹腔内でかなりの運動性をもつ。

小腸の粘膜　粘膜面には，輪状の**ヒダ**やビロードのような小突起（**絨毛**）が無数にある（◎図6-6）。絨毛の粘膜上皮細胞の先端にはさらに細かい**微絨毛**とよばれる

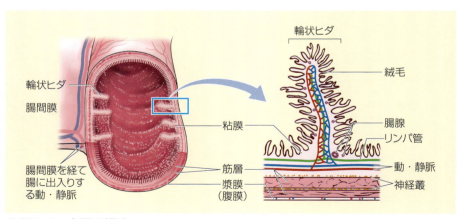

◎図6-6　小腸の構造

1）1横指とは母指の幅に等しい長さで，約2 cmである。

細胞膜の突起がある。このように，ヒダ，絨毛，微絨毛という3段階の構造で表面積を広げることで，消化・吸収にかかわる面積が大きくなっている。

絨毛の中には，毛細リンパ管と毛細血管が分布する。脂肪は毛細リンパ管に，その他の栄養は毛細血管に入って運ばれる（⇒102〜105ページ）。腸からのリンパは脂肪を吸収すると白濁して見えるので，**乳糜**とよばれる。

腸腺は，上皮が陥入して管のようなへこみをつくり腺となったもので，**腸液**を分泌する。とくに**十二指腸腺**はよく発達している。

小腸の粘膜下には，リンパ球が集合したリンパ小節がみられる。とくに回腸の下流部分ではリンパ小節がさらに集まって集合リンパ小節（パイエル板）をつくる。

7 大腸

大腸は右下腹部で小腸に続き，消化管の終末部となる。小腸よりも太く，全長は約1.6 mである。**盲腸**，**虫垂**，**結腸**，**直腸**に区別される（⇒91ページ，図6-1）。

盲腸と虫垂 盲腸は右下腹部にあり，回腸が大腸に接続する部位より下の短い（約5 cm）部分で，先は盲管（行きどまりの管）となっている。盲腸の後内方から**虫垂**が出る。虫垂は長さ数cmで，鉛筆の太さほどの中空の盲管である。ここが細菌感染を受けて炎症をおこすと，虫垂炎となる。盲腸は草食動物では長く大きく発達しているが，ヒトでは退化している。

結腸 結腸[1]は盲腸の上に続く部分で，**上行結腸**，**横行結腸**，**下行結腸**，**S状結腸**に区別される。結腸の壁には，栄養分の吸収を行う絨毛や輪状ヒダがない（⇒図6-7）。

結腸の外面には，縦の方向にのびる3本の帯（**結腸ヒモ**）が見える。これは筋層の縦走筋がまとまったものである。また，表面がところどころ輪状にくびれて，あいだがふくらんでいる（**結腸膨起**）。また，結腸をおおう腹膜があちこちで外方に突出して小さな袋状をなし，その中に脂肪組織を入れている（**腹膜垂**）。以上のような特徴をもつので，外見だけで小腸と区別できる。

結腸は，組織学的には単層円柱上皮であるが，**杯細胞**に富み，粘液の分泌が多い。リンパ小節は孤立し，集合性はない。

直腸 大腸の最後の15 cmほどの部分で，S状結腸から続く（⇒図6-8）。男子では膀胱，女子では子宮・腟の後ろにある。直腸粘膜下には静脈が群がって分布しており（**静脈叢**），これがうっ血して腫脹すると痔核となる。

---

[1] 結腸の長さは，上行部およそ20 cm，横行部50 cm，下行部25 cm，S状部45 cmである。なお，消化管のなかで最もがんの発生しやすい部位は胃で，ついで結腸，直腸，食道，小腸の順である。

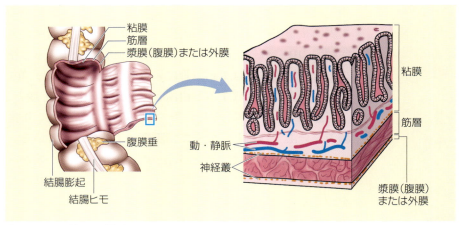

● 図 6-7　結腸の構造

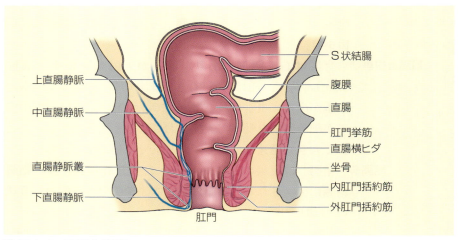

● 図 6-8　直腸と肛門

8 肛門

　上皮は重層扁平上皮である。筋層には**内肛門括約筋**（平滑筋性）と**外肛門括約筋**（骨格筋性）があり，排便時にはこの筋が弛緩して肛門が開く（● 図 6-8）。

9 肝臓

　肝臓は，横隔膜の直下で，腹腔の右上部を占める大きな器官であり，重さは約 1,200 g である。上面は凸に，下面はやや凹面になっていて，上から見ると肝鎌状間膜によって**右葉・左葉**に分けられる（● 図 6-9）。下から見ると，両葉の間に方形葉と尾状葉がはさまれている。

　肝臓の下面の中央部には**肝動脈**，**肝管**，**門脈**が出入りし，ここを**肝門**とよぶ。下面にはまた，右葉と方形葉の間に**胆嚢**がある。

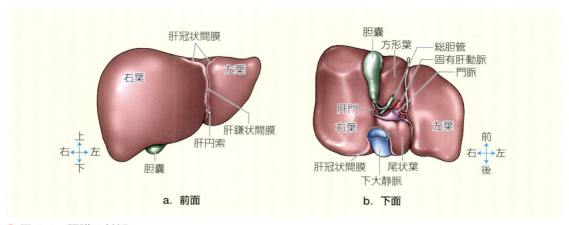

図6-9 肝臓の外観

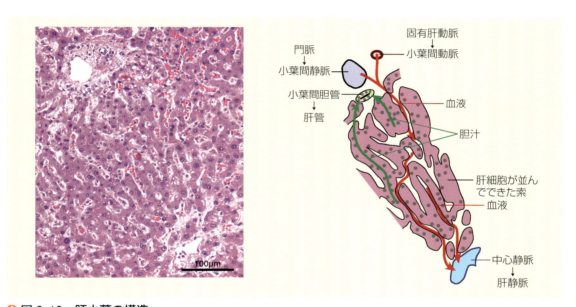

図6-10 肝小葉の構造

　肝臓は無数の**小葉**が集まったものであり，小葉は**肝細胞**の集まりである。各小葉が胆汁を分泌する腺のはたらきをする。肝細胞から分泌される**胆汁**は**胆管**に集まり，多くの胆管が合わさって左右の**肝管**となって肝門を出て，それが合して**総肝管**となる。

　門脈は肝臓の小葉内で再び毛細血管に分かれ，肝臓に栄養素を供給する**固有肝動脈**の毛細血管網と合するので，肝臓内では固有肝動脈からの動脈血と，門脈からの静脈血が合流する（図6-10）。血液は肝細胞の間を流れると中心静脈に注ぎ，さらに**肝静脈**に集まって下大静脈に注ぐ。肝臓内の毛細血管には，内皮細胞のほかに，クッパー細胞や星細胞がある。クッパー細胞は異物

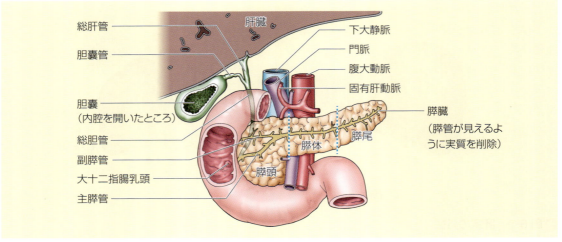

◆ 図 6-11　胆嚢と膵臓

を食作用で取り込み，分解・処理を行い，星細胞は伊東細胞ともよばれ，ビタミン A を貯蔵する。

10 胆嚢

　胆嚢は，肝臓の下面に接するナス形で袋状の器官である（◆図 6-11）。胆嚢から出た**胆嚢管**は，肝臓から下る総肝管と合して**総胆管**となり，**大十二指腸乳頭**に開口する。十二指腸開口部近くで**膵管**（主膵管）が合流する。

　肝臓から出た**胆汁**は，胆嚢管を通って胆嚢内にたくわえられ，濃縮される。食物が十二指腸内に入ると胆嚢が反射的に収縮して濃い胆汁を出し，脂肪の消化をたすける。

　総胆管や肝管に胆石がつまったり，肝細胞が傷害されたりすると，胆汁の排出が妨げられ，胆汁成分が血液内に逆流して**黄疸**をまねく。

11 膵臓

　膵臓は，扁平で細長く，ピンク色をしている。長さ約 15 cm，重さ 60〜70 g の腺である（◆図 6-11）。腹腔内で胃の後ろにある（◆91 ページ，図 6-1）。右から順に，膵頭・膵体・膵尾に区分される。膵頭は十二指腸に囲まれ，膵尾は脾臓にまで達する。

　膵臓は多数の小葉に分かれ，各小葉には**膵液**を分泌する腺組織がある。膵液は 2 本の膵管に合流したあと十二指腸に注ぐ。2 本のうち太いほうの主膵管は総胆管に合流して，大十二指腸乳頭に開口する。腺組織の間には，**膵島**（ランゲルハンス島）とよばれる特別な組織が散在する。この組織の中の A 細胞（α 細胞）が**グルカゴン**，B 細胞（β 細胞）が**インスリン**とよばれるホルモンを血液中に分泌する（◆130 ページ）。

12 腹膜

腹膜とは腹腔内にある漿膜で，腹腔臓器を直接包む**臓側腹膜**と，腹壁の内面をおおう**壁側腹膜**からなる。この両者の間の腔は**腹膜腔**とよばれ，腹膜炎ではここに滲出液がたまることがある。

腹部内臓のなかで胃，空腸・回腸，虫垂，横行結腸・S状結腸，脾臓，子宮，卵巣・卵管は，臓側腹膜によってほぼ全体が包まれ，それが**腸間膜**を介して壁側腹膜に連続している。間膜とは2枚の漿膜の間に薄い結合組織がはさまれたもので，その中を体壁から各器官に向かう血管，リンパ管，神経が通る。また，盲腸・上行結腸・下行結腸・直腸，肝臓，精巣，膀胱などは，その一部が腹膜でおおわれている。十二指腸，膵臓，腎臓，副腎，大動脈，下大静脈は壁側腹膜の後方にあるため，これらはとくに**後腹膜器官（腹膜後器官）**とよばれる。

B 消化・吸収の生理

消化管は口から肛門へといたる中空の臓器である。その機能は，口から摂取した食物を蠕動運動によって肛門に向かって移動させ，その間に食物を消化し，吸収することにある。また消化管の中の空間（管腔）は外界に相当し，消化管の粘膜は食物以外にも，腸内細菌や病原微生物などのさまざまな外来抗原（◯83ページ）に曝露される。したがって，消化管は生体防御の場としても重要な役割を果たしている。

1 消化管の運動

消化管は，粘膜・筋層・漿膜の3層からなり，消化管の運動は筋層をつくる平滑筋によるものである。筋層は基本的に，輪状に走る内輪筋層と消化管の長軸に沿って走る外縦筋層からなる。

食物を口側から肛門側へと送り出す運動は**蠕動運動**とよばれ，口側の内輪筋と外縦筋が収縮し，肛門側のそれが弛緩することで形成される（◯図6-12-a）。小腸や大腸では蠕動運動に加え，腸管の内容物を混和する分節運動や振り子運動がみられる（◯図6-12-b, c）。このような複雑な運動は消化管に存在する神経系（腸神経系）によってつくり出されている。

また，消化管の運動は自律神経系（◯249ページ）の調節を受けており，交感神経はその運動を抑制し，副交感神経は亢進させる。自律神経系による調節のほかに，消化管ホルモンとよばれる消化管から分泌されるさまざまなホルモン（◯107ページ）が，消化管の運動の調節を行っている。

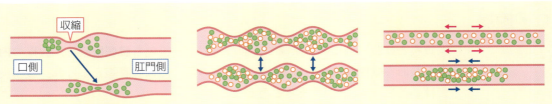

a. 蠕動運動　　b. 分節運動　　c. 振り子運動

消化管の運動には，内容物を口側から肛門側へ送る蠕動運動(a)のほか，内容物の混和にはたらく，内輪筋の収縮による分節運動(b)と，外縦筋の収縮による振り子運動(c)がみられる。振り子運動の際は，外縦筋の収縮により消化管の太さが変化する。これらの運動は，消化管に存在する腸神経系によってつくり出される。

◯ 図6-12　消化管の運動

2 消化と吸収のしくみ

消化とは，摂取した食物を消化管で吸収可能な物質に分解していく作用のことで，**吸収**とは，消化によって分解された物質を消化管腔から腸粘膜上皮を経て体内へと取り込むことをいう。

消化は物理的消化と化学的消化に分けられる。**物理的消化**とは，食物を物理的に細かくして消化液と混和し，消化管の先へと送り込むことをいう。一方，**化学的消化**とは，消化液に含まれる**消化酵素**[1]の作用により，大きな分子を分解して吸収可能な小さな分子にすることである。

主要な栄養素の化学的消化は加水分解である（◯ 図6-13-a）。一般に，化学的消化は，①消化管の腔内で中程度から小さな分子に分解する管内消化（中間消化）と，②小腸の粘膜上皮の膜表面での分解（膜消化[2]）と細胞内における分解，という2段階で進む（◯ 図6-13-b）。

食物に含まれる栄養素のうち，水や電解質，ビタミンなどはそのまま吸収される。それに対して，3大栄養素である**炭水化物（糖質）・タンパク質・脂肪**は，消化をされて小腸で吸収される。

① 炭水化物とタンパク質の消化・吸収

炭水化物は**グルコース**（ブドウ糖）や**フルクトース**（果糖）などの**単糖類**を単位として構成されており，アミラーゼなどの消化酵素によって最終的に単糖に分解されて吸収される（◯ 図6-13-b）。

タンパク質は，アミノ酸が多数結合したものである。タンパク質も，ペプ

---

[1] ある化学反応において，それ自身は変化しないが，反応を進める役割を果たす物質を触媒という。酵素とは触媒の役割を果たすタンパク質である。たとえば◯ 図6-13-a の反応のように，酵素自身は化学反応で変化しないが，加水分解を進める役割を果たしている。

[2] 管内消化された炭水化物やタンパク質が小腸粘膜上皮細胞の微絨毛の膜表面にある酵素でさらに分解される過程を，膜消化という。

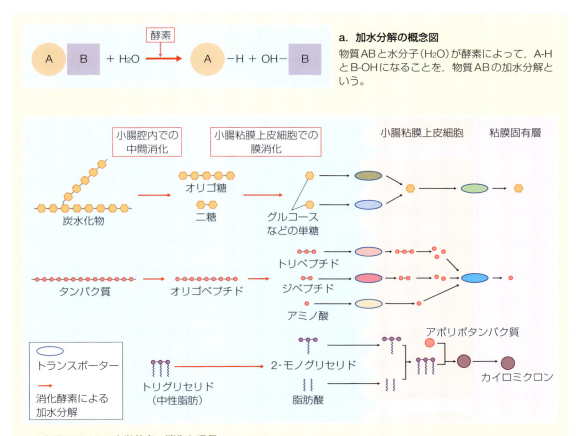

a. 加水分解の概念図

物質ABと水分子（H₂O）が酵素によって，A-HとB-OHになることを，物質ABの加水分解という。

b. 小腸における3大栄養素の消化と吸収

炭水化物（糖質）とタンパク質は，小腸腔内での中間消化のあと，小腸粘膜上皮細胞上に存在する消化酵素による膜消化を受け，糖質は単糖，タンパク質はアミノ酸～トリペプチドのかたちで，それぞれのトランスポーターによって，粘膜上皮細胞内に取り込まれる。その後，これらは粘膜固有層側の細胞膜に存在する別のトランスポーターを通して粘膜固有層へと放出される。なお，「オリゴ」は少数のという意味のギリシャ語であり，オリゴ糖は単糖が少数連なった糖を，オリゴペプチドはアミノ酸が少数連なったペプチドを意味する。

トリグリセリド（中性脂肪）は，胆汁酸などとまじることで微細な脂肪の粒子になる。この粒子の表面でトリグリセリドは脂肪酸と2-モノグリセリドに分解され，脂肪の粒子に含まれる胆汁酸やコレステロールなどとともにミセルをつくり離れていく。ミセルに含まれる脂質類は，小腸粘膜上皮細胞の細胞膜を通過して細胞内に入る。脂肪酸と2-モノグリセリドは細胞内で再びトリグリセリドとなり，アポリポタンパク質やコレステロール，リン脂質などとともにカイロミクロンを構成して，粘膜固有層へと放出される。

○ 図6-13 小腸における消化と吸収

シンやトリプシンなどの酵素により，1つ1つのアミノ酸，またはアミノ酸が2つ結合したジペプチド，3つ結合した**トリペプチド**[1]にまで分解されたあと，吸収される。さらに吸収されたペプチドは細胞内の酵素により，アミノ酸に分解される。

グルコースやアミノ酸などの消化産物は，小腸の粘膜上皮細胞の管腔側に

1）少数のアミノ酸が結合したものはペプチドとよばれる。また，「トリ」は3を意味する接頭辞である。つまりトリペプチドとは，3つのアミノ酸からなるペプチドのことを意味している。なお2は「ジ」，1を「モノ」とあらわす。

発現している各消化産物のトランスポーター（⊃19ページ）により細胞内へ吸収される。この吸収過程は，ナトリウムイオン（Na^+）との共輸送（⊃19ページ，Column）である。単糖およびアミノ酸は小腸粘膜上皮細胞から別のトランスポーターを通って，粘膜固有層へ放出される。その後，血管へ移行し，門脈系を経て肝臓にいたる（⊃図6-13-b）。

❷ 脂肪の消化・吸収

乳化 ● 食物に含まれる脂肪の大部分は**トリグリセリド**（**中性脂肪**）である。トリグリセリドは1分子のグリセロールに3分子の脂肪酸が結合したもので，水にとけない（⊃図6-13-b）。水と脂肪（つまり油）に分離した状態では，消化酵素による分解もされにくく，吸収もできないので，脂肪の消化・吸収には脂肪を小さな粒子にする**乳化**が必要になる。

食物中の脂肪は，咀嚼や消化管の運動による混和によって脂肪の粒になる。この脂肪の粒子が十二指腸に進むと，胆汁に含まれる**胆汁酸**やリン脂質の作用によってより小さな数多くの粒子となり，脂肪粒子全体の表面積はさらに大きくなる。膵液に含まれるトリグリセリド分解酵素のリパーゼは，粒子表面でしか作用できないので，表面積が大きくなることでトリグリセリドの消化が進む。

ミセル ● 膵リパーゼはトリグリセリドを2つの脂肪酸と2-モノグリセリドに分解するが，これらは脂肪の粒子に含まれる胆汁酸やコレステロールなどとともに，（混合）**ミセル**とよばれるさらに小さな粒子（直径4～5 nmほど）をつくって離れていく。ミセルは十分に小さいので，小腸粘膜上皮細胞にある微絨毛の間に入り込むことができる。ミセル自身は小腸粘膜上皮細胞の細胞膜を通過できず，脂肪酸や2-モノグリセリド，コレステロールなどのそれぞれの分子が細胞膜へ拡散して，小腸粘膜上皮細胞内に入り込むと考えられている。

また，ミセルには食物中の脂溶性ビタミン（A，D，E，K）も含まれており，これらも同様にして小腸粘膜上皮細胞に吸収される[1]。

カイロミクロンの形成 ● 小腸粘膜上皮細胞内に取り込まれた2-モノグリセリドと脂肪酸は，トリグリセリドに細胞内で再合成され，コレステロール，リン脂質，アポリポタンパク質[2]とともに**カイロミクロン**（キロミクロン）とよばれる粒子を形成して粘膜上皮細胞から，粘膜固有層に放出される。その後，絨毛の中にある毛細リンパ管に入り，胸管を経て，左の静脈角（⊃73ページ）から血液循環系へと入る。

カイロミクロンは脂肪酸を筋や脂肪組織に分配しつつ，肝臓へと運搬され

1）これに対して，水溶性ビタミン（B，C，葉酸など）は，それぞれのトランスポーターを介して小腸で吸収される。なお，ビタミンB_{12}は内因子と結合して吸収される（⊃107ページ，Column）。
2）脂質の吸収や輸送などに関与するタンパク質の総称である。

ていく。また，カイロミクロンに含まれる脂溶性ビタミンも，肝臓へと運ばれる。

3 消化管の各部位の機能

1 消化管での水分の分泌と吸収

通常，成人では1日あたりおよそ2Lの水分の摂取をする（◯141ページ）が，消化管腔には消化のために必要な消化液などが大量に分泌される。その量は，1日あたり，唾液は約1.5 L，胃液が約2 L，十二指腸で分泌される胆汁と膵液がそれぞれ約0.5 Lと約1.5 L，腸液が約1.5 Lであり，合計およそ7 Lになる（◯図6-14）。つまり，摂取した水分を含めると1日あたり約9 Lの水分が小腸に流れ込むことになる。

このうち，小腸ではおよそ7 L（78%）が，大腸では1.9 L（21%）が吸収されて，便として排泄される水分は0.1～0.2 L（1%）にすぎない。したがって，消化管に流れ込む水分のほとんどが，小腸と大腸において吸収されていることになる。

2 口での消化

口腔内に入った食物は，歯でかみ砕かれ，すりつぶされて小さくなる（物理的消化）。同時に食物は唾液腺から分泌される唾液と，口唇・頬・舌の運動によって混和され，飲み込みやすくなる。この運動を**咀嚼**という。

唾液はその水分で食物に湿りけを与えて嚥下しやすくするとともに，消化酵素である唾液**アミラーゼ**を含む。アミラーゼは，多糖類であるデンプンなどを加水分解する（化学的消化）。また，唾液には細菌の細胞壁をとかす作用をもつリゾチームや免疫グロブリン（◯83ページ）が含まれ，生体防御の機能ももっている。粘液性の唾液に多く含まれるムチン（◯94ページ）は，咀嚼した食べ物や粘膜の表面をなめらかにし，粘膜の保湿・保護の作用がある。

3 嚥下

咀嚼された食物が，咽頭から食道，そして胃にいたるまでにおこる，各部位の一連の運動を**嚥下**という。

●嚥下反射　嚥下の開始は随意的であるが，食物の通り道は空気の通り道と交差しているので，嚥下した食べ物が気道に入らないように，その後の一連の運動は精緻な反射（**嚥下反射**）で構築されている（◯図6-15）。

まず食物は，舌によって咽頭のほうへと押され，軟口蓋が挙上して咽頭への通路をつくると同時に，軟口蓋は咽頭の鼻部と口部を仕切って，食べ物が鼻部に入らないようにする。ついで舌根部がもち上がって食物を押し出すが，この際，喉頭も挙上して喉頭蓋と接して気道をふさぐので，食べ物は気道へ

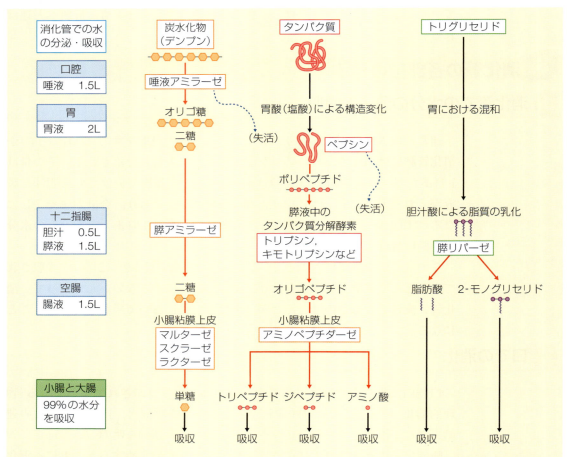

炭水化物は，最終的に単糖のグルコース（ブドウ糖），フルクトース（果糖），ガラクトース（乳糖）として吸収される。デンプンはグルコースが多数連なったもので，オリゴ糖は単糖分子が2〜10個からなる。二糖類は単糖分子2つからなり，マルトース（麦芽糖）はグルコース2分子から，スクロース（ショ糖；砂糖のこと）はグルコースとフルクトース，ラクトースはグルコースとガラクトースでつくられる。マルトース，スクロース，ラクトースを加水分解する酵素はそれぞれ，マルターゼ，スクラーゼ，ラクターゼとよばれる。

タンパク質は，アミノ酸を構成要素としてそれが多数連なったもので，アミノ酸がタンパク質というほどまでは多く連なっていない場合をポリペプチド，2つの場合はジペプチド，3つをトリペプチドという。ペプチドを分解する酵素は，ペプチダーゼとよばれる。

トリグリセリド（中性脂肪）は，脂肪酸3分子とグリセロール1分子から構成される。リパーゼによって2分子の脂肪酸が加水分解によって外れ，残りは2-モノグリセリドとなる。

図6-14　消化管の各部位における消化液の分泌と消化酵素の機能

入らずに食道へと進んでいく。食道に入った食物は，食道の蠕動運動によって，胃へと運ばれていく。

誤嚥　加齢によって嚥下反射は弱くなるため，高齢者では，誤って気道に食物が入ってしまう**誤嚥**がしばしばみられる。さらに，誤嚥したものを除くための咳嗽反射（咳き込むこと）の低下もあって，高齢者は誤嚥による肺炎（誤嚥性肺炎）をおこしやすい。

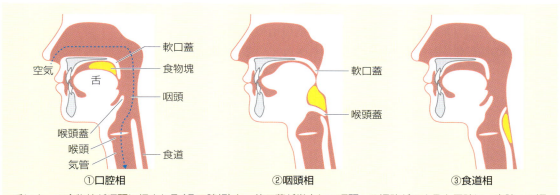

○図6-15 嚥下反射

舌によって食物塊が咽頭に押される(①口腔相)と、軟口蓋が挙上して咽頭への通路ができると同時に、鼻腔への通路を遮断する。ついで、舌根が持ち上がって食物塊を押し出すと、喉頭が挙上して、喉頭蓋が気道をふさぐ(②咽頭相)。食道に入った食物塊は、蠕動運動により胃へと送られる(③食道相)。この一連の動きを嚥下反射とよぶ。

4 胃での消化

　食物は、一時的に胃でたくわえられる。食物の成分にもよるが、2〜3時間程度である。胃に入った食物は、胃の蠕動運動と分泌される胃液との混和によって、かゆ状となる。

　胃液はpH 1〜2の強酸性で、これは胃底腺の壁細胞が**胃酸**(実体は塩酸)を分泌しているからである(○96ページ)。主細胞から分泌されるタンパク質分解酵素の前駆体であるペプシノゲンは、強酸性下において活性型のペプシンに変換される。また、食物中のタンパク質は、酸で構造変化をおこしてペプシンに分解されやすくなる(○図6-14)。胃液の強酸は、殺菌作用も有する。

　胃底腺にはヒスタミンを分泌する細胞があり、ヒスタミンは壁細胞からの胃酸の分泌を促進する。さらに幽門腺には、ガストリンなどの**消化管ホルモン**を分泌する細胞がある[1]。ガストリンは、胃酸・ペプシノゲン・ヒスタミンの分泌を促進する作用をもつ。このため、ヒスタミン受容体(H_2受容体)

> **Column**
>
> **内因子とビタミン B_{12}**
>
> 　胃の壁細胞は胃酸の分泌のほか、内因子という糖タンパク質(タンパク質に糖が結合したもの)を分泌している。ビタミン B_{12} は内因子と結合して回腸で吸収される。ビタミン B_{12} の欠乏は、貧血(悪性貧血)を引きおこす。内因子の欠乏によっても同様の貧血が生じ、胃切除のあとなどに生じることがある。

1) 酸は管腔側(身体の外)に分泌されるが、ヒスタミンは粘膜固有層側(身体の中)に分泌される。

の阻害薬（ファモチジン〔ガスター®〕など）は，胃酸分泌を抑制する効果があり，慢性胃炎や消化性潰瘍の治療に用いられている。

胃粘膜の防御 強酸やペプシンにさらされている胃の細胞が，傷害を受けないのはなぜだろうか。胃粘膜の細胞はムチンを含むアルカリ性の粘液を分泌し，胃粘膜表面をおおっている。すなわち粘膜のバリアが存在する。また，胃粘膜には細胞保護作用をもつプロスタグランジンとよばれる物質が多く含まれ，胃粘膜の防御機構に大きな役割を果たしている。

胃粘膜の傷害 これらの防御因子に対して，ストレスなどによる胃酸分泌の亢進などの攻撃因子が上まわると，胃液による粘膜の傷害がおこり，消化性潰瘍が生じる。

ピロリ菌（ヘリコバクター-ピロリ）は，自身がアルカリであるアンモニアを産生して酸を中和してしまうため，胃のような強酸性の環境下でも生存することができる。ピロリ菌の感染による胃粘膜の炎症は，粘膜防御能の低下を引きおこすため，慢性胃炎の原因となり，潰瘍が発生しやすくなる。さらに，ピロリ菌の感染は胃がんの発生に大きく関与していることがわかっている。また，プロスタグランジンの産生阻害効果をもつ非ステロイド性抗炎症薬（NSAIDs）には，その副作用として消化性潰瘍がある（◆135ページ）。

❺ 小腸での消化・吸収

胃でかゆ状になった食物は，胃の出口である幽門から，胃の蠕動運動によって少量ずつ十二指腸へと送られる。十二指腸では**大十二指腸乳頭**（ファーター乳頭）から，**オッディ括約筋**の弛緩によって胆汁と膵液が流れこむ。胆汁と膵液が混和された十二指腸の内容物では，膵液に含まれる消化酵素での中間消化と胆汁酸による乳化とミセルの形成が進行する（◆104ページ）。同時に，内容物は蠕動運動によって小腸へと運ばれ，粘膜上皮での膜消化を経て，栄養素の吸収にいたる（◆106ページ，図6-14）。およそ2〜3時間で小腸を通過する。

❻ 胆汁とその機能

胆汁は肝細胞でつくられ，1日あたりおよそ0.5Lが分泌される（◆図6-14）。胆汁には脂質を乳化してミセルを形成するのに必要な**胆汁酸**や胆汁色素（主

Column

吐きけ（悪心）・嘔吐

消化管粘膜や延髄の化学受容器とよばれる領域が刺激されると，この情報が延髄の嘔吐中枢に伝わって，嘔吐という定型的な運動が生じる。すなわち，幽門が閉じて十二指腸に胃の内容物が流入しないようにして，噴門が開く。横隔膜と腹筋が強く収縮して腹腔内圧を高めて，胃内容物を吐出する。嘔吐の前の不快な感覚が吐きけ（悪心）である。

としてビリルビン）が含まれている。

腸肝循環　胆汁酸は，肝臓でコレステロールからつくられる。脂肪の吸収の際，胆汁酸は吸収されずに残るが，回腸に達してほぼ完全に吸収され，門脈系から肝臓に戻る。これを胆汁酸の**腸肝循環**という。

　　ビリルビンは，老化した赤血球のヘモグロビンの分解によって生成され，血漿タンパク質であるアルブミンと結合して肝細胞に運ばれる。肝細胞はビリルビンの化学構造の一部を変化させたのち，胆汁中に分泌する。ビリルビンはその後，腸内で変化して，一部は回収されるが，ほとんどが便中に排泄される。これがヒトの便の色のもとである。

黄疸　血液中のビリルビンの濃度が上昇して，皮膚や眼球結膜が黄染することを**黄疸**という。黄疸は赤血球の分解の亢進によって生じるほか，肝臓の障害でおこることもある。たとえば，肝細胞のビリルビンの取り込みの低下や，肝細胞から胆管へのビリルビン分泌の障害などで黄疸がみられる。

7 膵液とその機能

　　膵臓には，血糖を調節する内分泌細胞も存在するが（→130ページ），90％は外分泌細胞である。これらの細胞は，消化酵素を含む**膵液**を，1日あたりおよそ1.5 L，十二指腸に分泌する。膵液は，アルカリである炭酸水素イオン（HCO_3^-）を多く含んでいるため，胃からの酸性の内容物が十二指腸で中和される。

　　膵液には，消化酵素としてさまざまなタンパク質分解酵素，糖質分解酵素，脂質分解酵素が含まれている（→106ページ，図6-14）。膵臓の外分泌細胞から分泌されるトリプシノゲンは，タンパク質分解酵素であるトリプシンの前駆体（→84ページ）である。トリプシノゲンが活性化されてトリプシンになると，膵液に含まれるほかのタンパク質分解酵素を活性化し，消化が進む。また，膵臓からは膵アミラーゼと膵リパーゼも分泌され，それぞれ糖質と脂質の消化を行う。

8 大腸での吸収と排泄

　　大腸は，回腸から輸送されてきたかゆ状の内容物から水分や電解質を吸収しながら，肛門側へと内容物を運搬する。これには12〜30時間かかり，食事後1〜3日後には大便として排泄されることになる。大便は，通常1日あたり100〜150 gで，水分が70〜100 g含まれる。

便秘　排便の頻度は通常，週3回〜1日3回とされるが，個人差も大きい。一般には，3日以上排便のない場合を**便秘**とよぶ。腫瘍や狭窄など，便秘の背景に器質的な疾患のある場合もある。

下痢　**下痢**は，なんらかの原因により便中の水分量が増えた状態であり，便量の増加，便の液状化，排便回数の増加がみられる。下痢の原因はさまざまで，

9 排便反射

　直腸に便が達すると直腸壁が伸展し，これが刺激となって便意を感じる。また，この伸展刺激で反射が生じ，直腸壁が収縮して内肛門括約筋が弛緩する。この排便反射の中枢は仙髄(→236 ページ，図 12-8)にある。ついで，随意筋である外肛門括約筋を弛緩させて便を排泄する。さらに，随意的に腹筋や横隔膜の収縮，および声門の閉鎖によって腹腔内圧を上昇させて，排便を補助する。排便が望ましくない状況であれば，意識的に外肛門括約筋を収縮させ，排便を抑えることができる。

10 肝臓の機能

　肝臓は腹腔内最大の臓器である。肝臓の機能は多岐にわたっており，予備能も非常に大きい。そのため，その異常による症状がなかなかあらわれないことから，「沈黙の臓器」ともいわれる。また再生能も非常に高く，70% を切除しても，短時間のうちにもとの大きさまで回復する。

　肝臓の機能をまとめると，以下のようになる。

1 代謝機能

　①**糖代謝**　肝臓は，血液中のグルコースの濃度(血糖値)を正常に維持するために重要な役割を果たしている(→130 ページ)。血液中の過剰なグルコースを肝細胞に取り込んでグリコーゲンとして貯蔵し，血液中にグルコースが不足すれば，グリコーゲンを分解してグルコースを供給する。また，同時にアミノ酸やトリグリセリドを材料にして，グルコースを産生する(**糖新生**)。

　②**脂質代謝**　炭水化物(糖質)が多量に摂取されると，肝細胞は余剰分からトリグリセリドを合成して，これを脂肪組織で貯蔵する。また，コレステロールやリン脂質も肝臓でつくられる。飢餓や糖尿病などでグルコースをエネルギー源として利用できないときには[1]，脂肪組織から脂肪酸の放出がおきて，おのおのの細胞に供給される。肝細胞ではこの脂肪酸からアセト酢酸などのケトン体をつくり，エネルギー源としてこれをほかの細胞へ供給する。

　③**タンパク質代謝**　タンパク質を構成するアミノ酸のうち，体内で合成できないか，わずかしか合成できないものを**必須アミノ酸**という。肝臓は，必須アミノ酸以外のアミノ酸を合成している。

　また，血漿タンパク質の合成も行っている。膠質浸透圧の形成に重要なア

1）糖尿病では，細胞のインスリンに対する反応性が低下しているために，グルコースを取り込みにくくなっている。このため血糖値が上昇する。

ルブミンや，血液凝固系のタンパク質であるフィブリノゲン(→84ページ)やプロトロンビンなどがこれに含まれる。したがって，肝臓に障害があるときには，血漿タンパク質の低下や，血液凝固系の異常があらわれる。

　タンパク質やアミノ酸の分解で発生するアンモニアは毒性が高く，肝臓で尿素に変換される。尿素は腎臓で尿中に排泄される。肝機能の低下は，血中アンモニア濃度の上昇をまねき，多彩な精神神経症状を呈する肝性脳症の原因になる。

2 貯蔵
　ビタミン(A, D, B_{12})や鉄，グリコーゲンなどを貯蔵する。

3 胆汁の分泌
　肝細胞は，胆汁酸と胆汁色素などを含む胆汁を分泌する。

4 解毒作用
　有害な物質や薬物，あるいは生理活性物質(ホルモンなど)のいくつかは，肝臓で無毒化あるいは不活化されたのち，排泄される。

5 血液の貯蔵
　肝臓は，脾臓とともに血液の貯蔵の役割を果たしている。そしてその血管系を調節することで，通過する血液量を調節し，必要時には循環系へと血液を放出する。

まとめ

- 消化器は消化管(口，咽頭，食道，胃，小腸〔十二指腸・空腸・回腸〕，大腸〔盲腸・虫垂・結腸・直腸〕)およびこれらに付属する唾液腺，膵臓，肝臓，胆嚢からなる。
- 消化管の一般的な壁の構造は内層(粘膜)，中層(筋層：輪層・縦層)，外層(外膜または漿膜＝腹膜)の3層からなる。
- 口腔には舌，歯，口蓋扁桃などがある。舌には多数の乳頭があり，その一部に味蕾があって味を感知する。歯はエナメル質・セメント質・ゾウゲ質からなる。
- 唾液腺(口腔腺)は耳下腺・顎下腺・舌下腺からなり，いずれも唾液を分泌する。唾液には唾液アミラーゼが含まれており，デンプンを加水分解する。
- 咽頭は気道と消化管を兼ねる部分で，嚥下時には喉頭蓋を閉じ食物を食道へ送り込む。
- 食道は食物を咽頭から胃へ送る通路である。食道の下端部は横隔膜を貫き胃に接続する。
- 胃は消化管の一部で袋状をなし，食物を一時的にたくわえ，消化を行うところである。幽門には括約筋があり，胃内の食物を少しずつ十二指腸へ送るはたらきをする。
- 小腸の内面には輪状ヒダがあり，その表面には無数の絨毛がある。十二指腸には肝臓および胆嚢から胆汁が，膵臓から膵液が流入して消化を行う。
- 小腸では栄養素の膜消化と吸収が行われる。
- 大腸には結腸膨起や結腸ヒモ，腹膜垂などがある。大腸は，回腸から輸送されてきたかゆ状の内容物から水分や電解質を吸収しながら肛門側へと内容物を輸送する。
- 肝臓は，腹腔内最大の臓器である。機能は，糖・脂質・タンパク質代謝，ビタミンや鉄の貯蔵，胆汁の分泌，解毒作用，血液の貯蔵など多岐にわたる。

復習問題

❶ 次の図の①～⑥の名称を答えなさい。

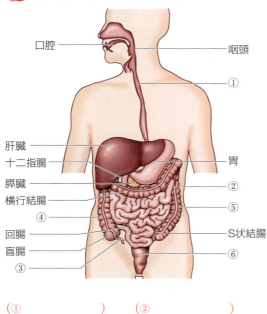

(①) (②)
(③) (④)
(⑤) (⑥)

❷ 次の文章の空欄を埋めなさい。

▶乳歯は合計（①　　）本，永久歯は合計（②　　）本ある。
▶消化管は3層構造をとり，内層は（③　　），中層は（④　　），外層は（⑤　　）または（⑥　　）である。
▶食物を口側から肛門側へ送り出す運動は（⑦　　）運動とよばれる。
▶胃底腺は胃底と（⑧　　）に存在し，その（⑨　　）細胞がペプシノゲンを，（⑩　　）細胞が塩酸を分泌する。
▶三大栄養素である炭水化物，（⑪　　），脂肪は，消化をされて，（⑫　　）で吸収される。
▶十二指腸の（⑬　　）は，胆汁を導く（⑭　　）と膵液を導く（⑮　　）が合流して開口したものである。
▶空腸と回腸は（⑯　　）で後腹壁につながれている。
▶結腸の粘膜には杯細胞が多く，（⑰　　）を分泌する。
▶肛門には平滑筋性の（⑱　　）と骨格筋性の（⑲　　）があり，排便を制御する。
▶肝臓からは（⑳　　）が分泌され，胆管に集まる。
▶肝臓には，動脈血を送る（㉑　　）と，消化管からの血液を送る（㉒　　）とが入る。
▶肝臓は，血液中の過剰なグルコースを取り込んで，（㉓　　）として貯蔵する。
▶胆嚢は胆汁を貯蔵し，（㉔　　）する。

❸ 〔　〕内の正しい語に丸をつけなさい。
①食道は気管の〔前方・後方〕を下行する。
②胃の出口を〔幽門・噴門〕といい，十二指腸に移行する。
③消化管に流れ込む水分の約〔20％・50％・99％〕が小腸・大腸において吸収される。
④唾液には，消化酵素である〔アミラーゼ・ペプシン・トリプシン〕が含まれる。
⑤胃液のpHは，〔1～2・6～7・10～12〕である。
⑥回腸から大腸へ輸送されてきた内容物が肛門へ到達するには〔4～8・12～30〕時間程度を要する。

第7章 内分泌系

学習目的 ・内分泌系はホルモンを分泌し,からだのさまざまな機能を調整している。この章では,内分泌系の構造と機能,ホルモンのはたらき,体温の調節について学習する。

A 外分泌と内分泌

　分泌とは,細胞が細胞内で代謝した物質を放出することをいう。分泌を行う細胞が集まって特有の組織を形成している場合,これを**分泌腺**という。ただし,分泌細胞が単独に存在していることもある。

　分泌は,分泌物質がからだのどこに分泌されるかによって,外分泌と内分泌に分けられる。

　からだの外,つまりからだの表面や,体外へとつながる消化管・気道・泌尿器・生殖器などの管腔への分泌を**外分泌**といい,その分泌腺を**外分泌腺**とよぶ(◯図 7-1-a)。たとえば,汗腺や乳腺は外分泌腺であり,胃における胃酸の分泌や,膵臓からの消化酵素を含んだ膵液の分泌も外分泌である。

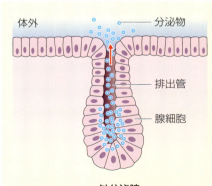

a. 外分泌腺

からだの表面や,管腔・体腔への分泌を行うのが外分泌である。典型的な外分泌腺では,排出管を通して分泌物が放出される。

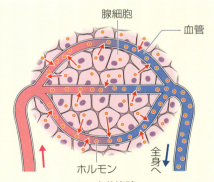

b. 内分泌腺

内分泌腺では,腺細胞から間質液へと分泌されたホルモンは,血管に入り,全身へと運搬される。

 図 7-1　外分泌腺と内分泌腺

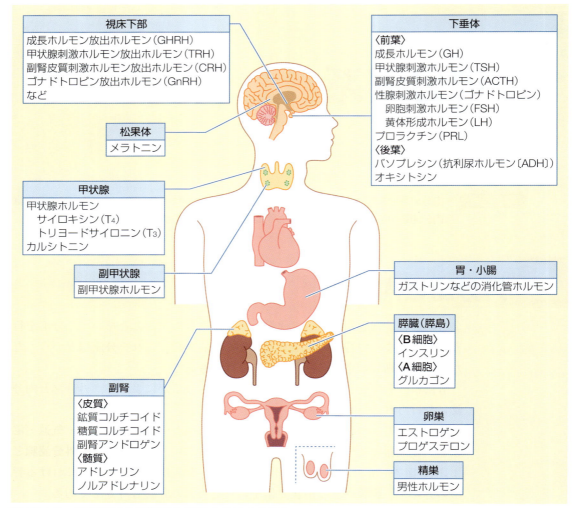

○図7-2　代表的な内分泌腺と分泌されるホルモン

　それに対して，分泌物質が細胞周囲の間質液を経て，血液中へと出ていく場合が**内分泌**で，その分泌腺が**内分泌腺**である（○図7-1-b）。内分泌が行われる場所あるいは臓器としては，視床下部，下垂体，甲状腺，副甲状腺，副腎，精巣，卵巣などがある（○図7-2）。膵臓は前述した外分泌のほか，内分泌も行っている。また消化管や腎臓も内分泌機能を有している。

B ホルモン

1 ホルモンと情報の伝達

1 ホルモン

　内分泌腺から放出される特定の生理活性をもつ物質をホルモンという[1]。ホルモンは体液，主として血液中を運ばれて，離れた場所にある，目的とする器官・組織・細胞へと情報を伝える。これらをホルモンの**標的器官・標的組織・標的細胞**といい，ホルモンの伝える情報を受容して，特定の反応を示す。

　たとえば，膵臓のB細胞から分泌されるインスリンは，食物摂取などによる血糖の上昇に反応して分泌が増加する（→130ページ）。インスリンの作用により，肝臓・骨格筋・脂肪組織では，グルコースの取り込みが増加し，グリコーゲンや中性脂肪の合成が促進される。つまり，インスリンが血糖の上昇（グルコースの余剰）という情報を標的組織に伝え，標的組織ではグルコースの細胞への取り込みが亢進して，余剰のグルコースをグリコーゲンや中性脂肪に変換し，エネルギーを貯蔵する。結果として，血糖は通常のレベルに低下してくるので，インスリンの分泌も低下してくる。

●ホルモンの作用のしくみと情報の伝達
　ホルモンは血液によって運ばれ，細胞外から標的細胞へと到達する。では，ホルモンが担う情報はどのように標的細胞の内部に伝えられるのだろうか。ホルモンに反応する標的細胞には，そのホルモンに特異的に結合する受容体タンパク質（→19ページ）が発現している。つまり，ホルモンは，ホルモンに対する受容体のある細胞にしか作用を及ぼさない。

　ホルモンには，水に親和性の高い親水性のものと，親和性の低い疎水性のものがあり，標的細胞への作用の様式は両者で異なる。これは疎水性のホルモンは細胞膜を通過できるが，親水性のホルモンは通過できないからである。

2 親水性のホルモン

　一般に，アミノ酸誘導体[2]やペプチド（→103ページ）からなるホルモンは親水性で，脂質でできている細胞膜を通過できない。このため，これらのホル

---

[1] これがホルモンの古典的な定義であるが，視床下部ホルモンのように腺構造をとらない組織でつくられるホルモンもある。また，隣接した細胞や分泌した細胞自身に間質液を経て作用するものもある。前者を傍分泌，後者を自己分泌という。
[2] 誘導体とは，もととなる物質の酸化や，一部の原子の置換などにより，もととなる物質の小部分の構造が変化してできる物質のことである。アミノ酸誘導体とは，もととなるアミノ酸の一部が変化してできた物質をさす。

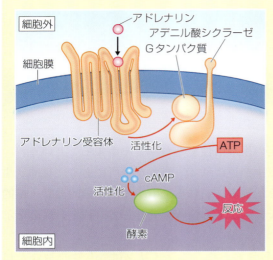
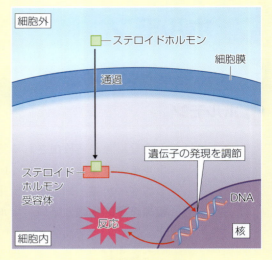

a. 親水性のホルモン
アドレナリンなどの水と親和性の高いホルモンは細胞膜を通過できない。そのためホルモンは細胞膜にある受容体に結合し，その情報をセカンドメッセンジャー（図ではcAMP）などによって細胞内に伝える。

b. 疎水性のホルモン
ステロイドホルモンなどの水との親和性の低いホルモンは細胞膜を通過できる。ステロイドホルモンは細胞質内で受容体と結合したのち，核に入ってDNAと結合し，標的遺伝子の発現を調節することで効果があらわれる。

○ 図7-3 ホルモンが細胞内へ情報を伝えるしくみ

モンに対する受容体は，細胞の表面に発現している。このような受容体として最もよくみられるのが，**Gタンパク質共役型受容体**（GPCR）と総称される受容体である。

セカンドメッセンジャー　親水性のホルモンが結合するとGPCRの構造が変化し，細胞膜の内側で受容体に結合するGタンパク質を活性化する（○ 図7-3-a）。これによって一連の反応が進む結果，細胞内に情報を伝達する物質が生成される。この物質は，ホルモンという1番目の物質につぐ2番目の情報伝達物質であることから，**セカンドメッセンジャー**とよばれる。セカンドメッセンジャーは，細胞内の酵素の活性を調節するなどして，細胞の反応を引きおこす。

セカンドメッセンジャーの例　たとえば，ストレス[1]によって副腎髄質から放出されるアドレナリンは，親水性のアミノ酸誘導体ホルモンで，その受容体であるアドレナリン受容体はGPCRである（○ 図7-3-a）。アドレナリンがこの受容体の1つであるβアドレナリン受容体に結合すると，受容体の立体構造が変化して，受容体に結合しているGタンパク質を介して，細胞膜にあるアデニル酸シクラーゼという酵素を活性化する。

　この酵素は，細胞内でサイクリックAMP（cAMP）とよばれる物質を産生

1）ストレスとは，さまざまな（有害な）刺激によって生体内に生じる生理的なひずみとそれに対する非特異的な反応のことで，日常用語の「ストレス」とは意味がやや異なる。

する。このcAMPがセカンドメッセンジャーとして別の酵素を活性化することで、細胞の反応が引きおこされる。つまり、アドレナリンというホルモンが担う細胞外の情報（たとえばストレス）が、受容体を介してcAMPという別の情報伝達物質のかたちで細胞内に伝わり、アドレナリンの標的細胞としての反応が引きおこされるのである。

このようなGPCRを介する情報伝達は、ホルモンによるものだけでなく、神経におけるシナプス伝達（→228ページ）や、味物質やにおい物質の受容など、生体内のさまざまな情報伝達を担っている。

なお、本章で述べる親水性のホルモンのうち、インスリンと成長ホルモン、プロラクチン以外はGPCRを受容体としている。インスリンや成長ホルモン、プロラクチンは、細胞表面に存在する別の種類の受容体に結合する。

3 疎水性のホルモン

ホルモンには細胞膜を通過できるものもある。たとえば、副腎皮質ホルモンなどのステロイドホルモンは、コレステロールから合成される脂質である。そのため、脂質でできている細胞膜を通過することができる。

ステロイドホルモンは、細胞質にあるステロイドホルモン受容体と結合したのち、核へと移行する（→図7-3-b）。そしてDNAに結合し、さまざまな遺伝子の発現を調節することによって、ホルモンの効果を発揮させる。このような作用を有する受容体を**核内受容体**と総称する。

本章では、疎水性のホルモンとして甲状腺ホルモン[1]・副腎皮質ホルモン・ビタミンD・性腺ステロイドホルモンについて解説するが、これらの受容体は核内受容体である。

2 ホルモンの分泌調節機構

1 負のフィードバック調節

一般に、ホルモンの分泌は非常に微量であるが、それが及ぼす作用は大きい。したがって、その分泌量は正確に調節される必要がある。

例として、副腎皮質ホルモンである糖質コルチコイド（→127ページ）の分泌の調節をみてみよう（→図7-4）。視床下部から分泌される副腎皮質刺激ホルモン放出ホルモン（CRH）は、下垂体からの副腎皮質刺激ホルモン（ACTH）の分泌を促す。そしてACTHは、副腎皮質の糖質コルチコイドの分泌を促進する。このように、糖質コルチコイドの分泌には、視床下部-下垂体-副腎

---

[1] 甲状腺ホルモンはアミノ酸であるチロシンが2つつながった形をしているが、チロシン自身、親水性が低く、甲状腺ホルモンは疎水性である。しかし、細胞膜は通過できない（→124ページ）。

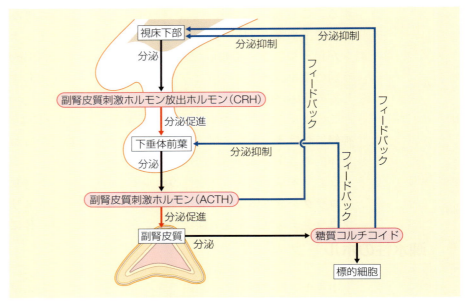

○ 図7-4　ホルモンの分泌調節機構の例

皮質という3つの内分泌器官が関与している。

　CRHがACTHの，ACTHが糖質コルチコイドの分泌を促進する一方で，ACTHはCRHの，糖質コルチコイドはCRHとACTHの分泌を抑制する。つまり，血中のACTHや糖質コルチコイドが増えると，自身の分泌が抑制され，糖質コルチコイドの血中濃度が一定の範囲に保たれることになる。

　分泌されたホルモン（例ではACTHと糖質コルチコイド）が，その調節中枢（例では視床下部と下垂体）に作用を及ぼして，自身の分泌を調節することを**フィードバック調節**とよぶ。フィードバック調節が抑制的にはたらく場合を**負のフィードバック調節**という。負のフィードバック調節は，ホルモンの分泌の調節でよくみられる。

調節メカニズム
の破綻

　この調節メカニズムが破綻すると，ホルモンの過剰による病的な状態が出現する。

　たとえば，下垂体にあるACTHを産生する細胞が腫瘍化すると，ACTHが過剰に分泌され，糖質コルチコイドの分泌も過剰となる。この腫瘍細胞には糖質コルチコイドの負のフィードバック調節が作動しないため，糖質コルチコイドの分泌が過剰な状態が慢性的に持続する（クッシング病）。その結果，高血圧や糖尿病などの症状があらわれる。

❷ 正のフィードバック調節

　ホルモンの分泌調節には，血中のホルモン濃度の上昇が分泌促進効果をもたらす場合もある。これは**正のフィードバック調節**とよばれ，排卵や分娩の際にみられる。負のフィードバック調節が，ホルモンの血中濃度などのホメ

オスタシスの維持にはたらいているのに対し，正のフィードバック調節は，排卵・分娩のように反応を進めるようにはたらく。

3 ホルモン分泌の日内変動

ホルモンの分泌に，日内変動がみられる場合がある。たとえば，成長ホルモンは夜間に分泌が亢進し，糖質コルチコイドの分泌のピークはヒト（昼行性動物）では早朝である。したがって，ホルモンの検査では，検査のタイミングに注意をはらう必要がある。

C 内分泌器官とホルモン

ここでは，それぞれの内分泌腺から分泌されるホルモンのはたらきと，その調節の仕方を学ぶ。

1 視床下部−下垂体系とそのホルモン

下垂体は脳底部から垂れ下がって，蝶形骨（→175ページ）のトルコ鞍におさまっている小さな内分泌器官（0.5〜0.7 g）で，前葉，中葉，後葉から構成される（→図7-5-a, c）。ヒトでは，中葉は痕跡的に存在するのみである。発生的には，後葉は第三脳室の底部が突出してできたもので，神経組織に由来する。一方，前葉と中葉は咽頭に由来する。このため，後葉は神経下垂体，前葉（と中葉）は腺性下垂体ともよばれる。

視床下部は，下垂体の上方に位置する，ホメオスタシスの維持にはたらく中枢である。

分泌調節● 下垂体からのホルモンの分泌は，視床下部による調節を受けている（→図7-5-c）。視床下部のニューロンは下垂体の付け根の部分にある第一次毛細血管網に軸索を延ばし，視床下部ホルモンを分泌する（→図7-5-b）。この毛細血管は通常のそれよりも管径が大きいため，洞様毛細血管とよばれる。毛細血管内に入った視床下部ホルモンは，下垂体門脈を経て，下垂体前葉の第二次毛細血管網にいたり，下垂体前葉細胞からのホルモンの分泌を促進あるいは抑制する。

また，別の視床下部ニューロンはオキシトシンやバソプレシンを合成し，これらは下垂体後葉の洞様毛細血管に分泌され，全身へと運ばれる。

このように，ニューロン自身もホルモンを分泌して標的組織に影響を与えることがある。これを**神経内分泌**という。

1 下垂体前葉ホルモン

下垂体前葉には少なくとも5種類の内分泌細胞が存在し，それらが混在し

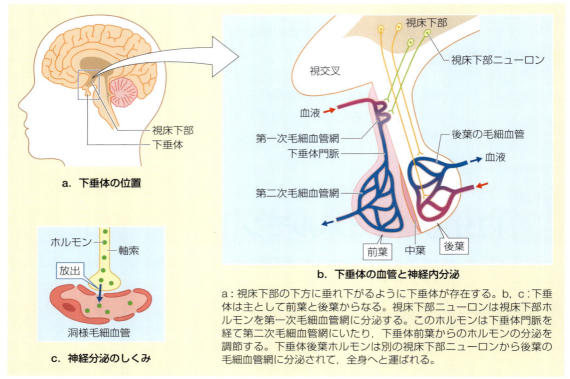

● 図7-5 視床下部と下垂体

ている。これらの細胞からのホルモンの分泌は，視床下部ホルモンによって調節されている。

下垂体前葉から分泌されるホルモンは，①成長ホルモン，②甲状腺刺激ホルモン，③副腎皮質刺激ホルモン，④性腺刺激ホルモン，⑤プロラクチンであり，それぞれの分泌のメカニズムとはたらきは以下の通りである（●図7-6）。

①**成長ホルモン（GH）**　視床下部ニューロンが分泌する**成長ホルモン放出ホルモン（GHRH）**によって，前葉でのGHの合成・分泌が促進される。一方，別の視床下部ニューロンが分泌するソマトスタチン（成長ホルモン抑制ホルモン；GHIH）は，GHの合成・分泌を抑制する。GHは，これらの視床下部ニューロンに対してフィードバック調節を行っており，GHRH分泌細胞にはGHRH分泌抑制の，ソマトスタチン分泌細胞にはソマトスタチン分泌促進の作用がある。

GHは成長に関与するホルモンで，タンパク質合成を促進し，とくに長骨の骨端の軟骨（●164ページ）の成長を促す。つまり，GHは身長をのばす作用をもつ。

GHの過剰分泌は巨人症を，また青年期以降での過剰分泌は，すでに骨端線が閉鎖しているため，先端巨大症を引きおこす。逆に不足すれば，低身長

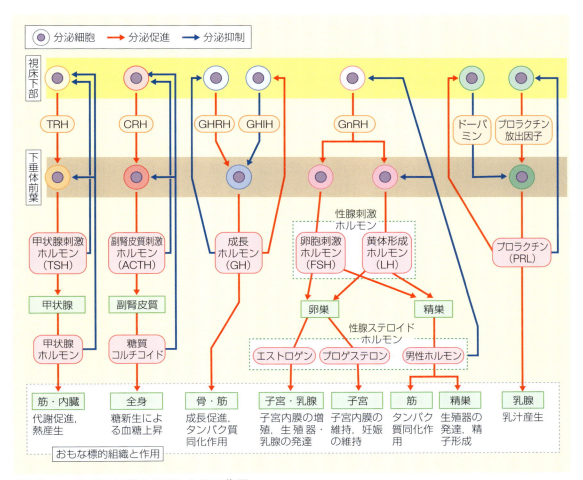

○図7-6　下垂体前葉ホルモンとその作用

　症となる。
　②**甲状腺刺激ホルモン（TSH）**　視床下部からの**甲状腺刺激ホルモン放出ホルモン（TRH）**の作用によって，前葉でのTSHの合成・分泌が促進される。TSHは甲状腺ホルモン（○123ページ）の産生・分泌を促進する。
　③**副腎皮質刺激ホルモン（ACTH）**　視床下部ニューロンの分泌する**副腎皮質刺激ホルモン放出ホルモン（CRH）**は，下垂体前葉のACTH産生細胞に作用し，ACTHの産生・分泌を促す。ACTHは副腎皮質にはたらきかけ，糖質コルチコイドと副腎アンドロゲン（○128ページ）の合成と分泌を促進する。
　④**性腺刺激ホルモン（ゴナドトロピン）**　視床下部のゴナドトロピン放出ホルモン（GnRH）は，下垂体前葉での性腺刺激ホルモン，すなわち，**卵胞刺激ホルモン（FSH）**と**黄体形成ホルモン（LH）**の合成・分泌を促進する。FSHは，女性では卵巣での卵胞の発達を，男性では精巣での精子形成を促す。LHは，女性では排卵と黄体の形成を，男性では精巣でテストステロン（男性ホルモンの一種）の合成・分泌を促す。

⑤**プロラクチン**　プロラクチンは，視床下部ホルモンであるドーパミンとプロラクチン放出因子によって，それぞれ分泌抑制的および分泌促進的に調節される。プロラクチン自身は，視床下部にフィードバック調節をかけていて，プロラクチン放出因子の分泌には抑制的に，ドーパミンの分泌には促進的に作用する。

　プロラクチンは，乳腺上皮細胞を増殖させ，乳汁成分の産生を促進する。プロラクチンの分泌刺激として重要なのは吸乳刺激である。吸乳刺激がないと，プロラクチンの分泌は低下し，乳汁産生は3～4週間で停止する。つまり，断乳すると，母乳が出なくなる。またプロラクチンは，GnRHの産生・分泌を抑制するため，出産後の授乳によって，月経の再来が阻止される。したがって，プロラクチンの過剰分泌や，ドーパミンの作用を阻害する薬物は，無月経に乳汁漏出を伴う病態（無月経-乳汁漏出症候群）を引きおこす。

❷ 下垂体後葉ホルモン

　下垂体後葉から分泌されるホルモンは，視床下部のニューロンが下垂体後葉の毛細血管網に分泌するホルモンである（⊃120ページ，図7-5-c）。下垂体後葉ホルモンには，①バソプレシンと，②オキシトシンがある（⊃図7-7）。

①**バソプレシン**　抗利尿ホルモン（ADH）ともよばれる。血漿浸透圧の上昇や，細胞外液の減少が刺激となって分泌され，腎臓の集合管での水の再吸収を促進する（⊃146ページ）。

②**オキシトシン**　オキシトシンの機能は射乳である。すなわち，乳房にある乳汁を産生する腺房や，乳管を取り巻く筋上皮細胞を収縮させる作用をもつ。乳児による乳首の吸啜が，オキシトシン分泌の刺激となる。また，オキシトシンには，分娩における子宮筋の収縮作用もある。

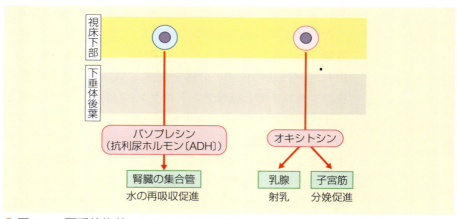

⊃図7-7　下垂体後葉ホルモンとその作用

2 甲状腺と甲状腺ホルモン

甲状腺は，喉頭と気管上部の前方に位置する蝶形の内分泌器官である（→図7-8-a）。組織学的には，単層立方上皮である**濾胞細胞**に囲まれた，**濾胞**という多数の小腔があり，甲状腺ホルモンやそのもととなるサイログロブリンなどを含む液体で満たされている。また濾胞の間質には，カルシトニン（→126ページ）を分泌する**傍濾胞細胞**が存在する（→図7-8-b）。

甲状腺ホルモンは，ヨウ素化したアミノ酸であり，ヨウ素の結合する部位や数によって名称が異なる。甲状腺から分泌されるのは，ヨウ素が4つ結合した**サイロキシン**（チロキシン：T_4）と，3つ結合した**トリヨードサイロニン**（T_3）である。分泌量としてはT_4が主であるが，活性はT_3のほうが強い。

摂取されたヨウ素は，濾胞細胞を経て濾胞にいたり，そこでサイログロブリンに結合する。ヨウ素化したサイログロブリンは濾胞細胞に再び取り込まれ，濾胞細胞内で甲状腺ホルモンが生成される。甲状腺ホルモンは，濾胞細胞の間質側に分泌され，血管に入って全身を循環する。

甲状腺ホルモンの産生と分泌は，甲状腺刺激ホルモン（TSH）によって促進される（→121ページ，図7-6）。また甲状腺ホルモンは，視床下部と下垂体に作用し，甲状腺刺激ホルモン放出ホルモン（TRH）およびTSHの産生・分

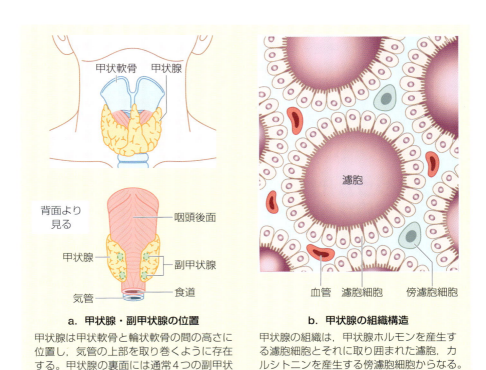

a. 甲状腺・副甲状腺の位置

甲状腺は甲状軟骨と輪状軟骨の間の高さに位置し，気管の上部を取り巻くように存在する。甲状腺の裏面には通常4つの副甲状腺がある。

b. 甲状腺の組織構造

甲状腺の組織は，甲状腺ホルモンを産生する濾胞細胞とそれに取り囲まれた濾胞，カルシトニンを産生する傍濾胞細胞からなる。

→ 図7-8 甲状腺の位置と甲状腺を構成する細胞

泌を抑制する。

■甲状腺ホルモンの作用

甲状腺ホルモンは疎水性が高いが，細胞内へと移行するにはトランスポーター（⊃19ページ）が必要である。甲状腺ホルモンの作用機序は，ステロイドホルモンに類似している（⊃117ページ）。甲状腺ホルモン受容体は核に局在し，標的とする遺伝子に結合している。受容体に甲状腺ホルモンが結合すると，標的遺伝子の転写が調節され，タンパク質の発現が変化する。多くの場合，甲状腺ホルモンは標的遺伝子の発現を促進するはたらきをもつ。

甲状腺ホルモンの機能は多岐にわたるが，①代謝の調節と，②発達・成長への作用に大別できる。

①**代謝の調節**　甲状腺ホルモンはほとんどの臓器で，基礎代謝量[1]を上げ，酸素消費量を増大させる。熱産生が増加し，糖質・脂質・タンパク質の合成・分解が促進される。

このため，甲状腺機能低下症では，全身の代謝が低下し，疲れやすくなり，体温の低下や，発汗の減少，皮膚の乾燥，徐脈，圧痕を残さない浮腫[2]などがみられる。精神活動の低下も生じ，うつ状態になることもある。

一方，甲状腺機能亢進症では，代謝が亢進し，暑がりになり，体温の上昇や，発汗過多，体重の減少，頻脈，眼球突出などがみられ，この場合も疲れやすくなる。

②**発達・成長への作用**　甲状腺ホルモンは，発達・成長期には，とくに中枢神経系の発達や骨の発育に関与している。そのため先天性甲状腺機能低下症（クレチン症）では，独特の顔貌や，低身長，知的障害などをまねく。早期に甲状腺ホルモンを補充することで発達や成長の障害を予防できるため，新生児の検査の1つとして，TSHや甲状腺ホルモン（T_4）の濃度の測定が行われている。

3 カルシウム代謝の調節
——副甲状腺ホルモン・カルシトニン・ビタミンD

体内のカルシウムの99％は骨に存在するが，カルシウムは骨形成以外にもさまざまなはたらきをしている。

たとえば，神経細胞間の情報伝達や，筋収縮，ホルモンなどの分泌，酵素

---

[1] 生体が生存するために必要な最小エネルギー量のことである。成人男性の基礎代謝量は1日あたり1,500〜2,000 kcalである。
[2] 通常の浮腫（⊃79ページ，Column）は水分の貯留によって生じ，指で圧するとそのあとが残る。甲状腺機能低下の場合の浮腫は，ヒアルロン酸などの蓄積によっておこる水分の貯留のため，ゼリーがかたまったような感じであり，圧痕を残さない。このため，甲状腺機能低下症は粘液水腫ともいわれる。

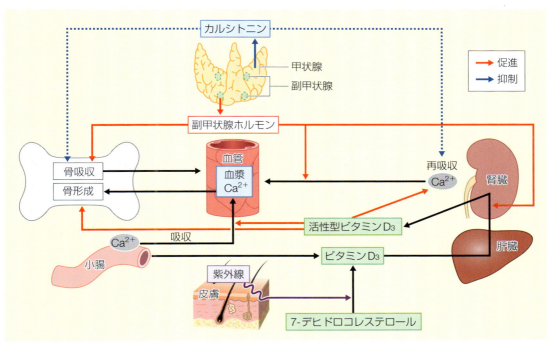

● 図 7-9　カルシウム代謝の調節のしくみ

活性の調節，血液凝固など，カルシウムイオン（Ca^{2+}）は，生体内の多くの反応に関与するきわめて重要なイオンである。

体内のカルシウム量は，骨，消化管，腎臓の三者の間の出納（すいとう）でバランスを保っている（●図 7-9）。

副甲状腺
ホルモン　副甲状腺は，甲状腺の背面に通常 4 個存在する米粒大の内分泌器官であり，**副甲状腺ホルモンを分泌する**[1]（●図 7-8-a）。副甲状腺ホルモンは，血漿 Ca^{2+} 濃度が低下すると副甲状腺から分泌され，骨に作用して骨吸収を促進

> **Column**
>
> **甲状腺機能とヨウ素**
>
> 　甲状腺ホルモンの産生にはヨウ素が必須であるので，その摂取不足は甲状腺機能低下をまねく。ヨウ素は海藻類などに多く含まれ，日本人の場合，ヨウ素の摂取量はむしろ過剰であることが知られている（過剰なヨウ素は，その大半が尿中に排泄される）。
>
> 　東日本大震災での原子力発電所の事故では，放射性ヨウ素への曝露により甲状腺がんの発生が増加するのではないかと話題になった。それは，放射性ヨウ素が，通常のヨウ素同様，甲状腺に集積するからである。これを阻止するために使用される安定ヨウ素剤は，非放射性のヨウ素を事前に摂取することにより，放射性ヨウ素の甲状腺への蓄積を低減することを目的としている。

---

1) 以前は，副甲状腺を上皮小体，副甲状腺ホルモンをパラトルモン（PTH）とよんでいたが，現在ではあまり用いられない。

し，腎臓の尿細管ではCa^{2+}の再吸収（◯144ページ）を高める。また，尿細管でのビタミンDの活性化を促進することにより，小腸でのCa^{2+}の吸収を増加させるため，間接的に血漿Ca^{2+}濃度を上昇させる。

カルシトニン●　甲状腺の傍濾胞細胞からは，カルシトニンが分泌される。カルシトニンは，血漿Ca^{2+}濃度の上昇によって分泌され，骨吸収を抑制し，腎臓でのCa^{2+}再吸収を抑える機能があることが知られている。しかしヒトでは，カルシトニンの血中濃度が変化しても，カルシウム代謝に大きな影響は与えない。したがって，少なくとも成人では，カルシウム代謝に対するカルシトニンの生理的意義はわずかであると考えられる。

ビタミンD●　食事として経口摂取されるビタミンDの大半は，ビタミンD_3とよばれるかたちである。また体内でも，コレステロール合成系の産物である，7-デヒドロコレステロールに日光の紫外線が作用することにより，皮膚においてビタミンD_3がつくられる。ビタミンD_3は，肝臓，引きつづいて腎臓で構造が少し変化し，**活性型ビタミンD_3**となる。活性型ビタミンD_3は，主として小腸に作用して，Ca^{2+}の吸収を促進する。また，骨では，骨形成の促進にはたらく。

4 副腎と副腎が分泌するホルモン

　副腎は，腎臓の上端にのる三角形ないし半月型の内分泌器官で，表層の皮質と中心部を占める髄質からなる（◯図7-10）。

副腎皮質●　副腎皮質は，表面から順に，**球状層**，**束状層**，**網状層**の3層から構成され，各層は，層の名称のように細胞が並んでいる。球状層からは鉱質（電解質）コ

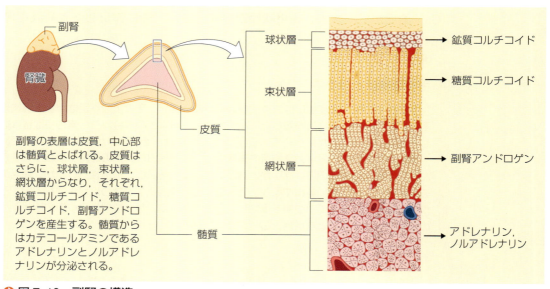

◯図7-10　副腎の構造

ルチコイドが，束状層からは糖質コルチコイドが，網状層からは副腎アンドロゲン[1]が分泌される。

副腎髄質●　副腎髄質からは，アミノ酸誘導体(● 115 ページ)であるカテコールアミンのうち，ノルアドレナリンとアドレナリンが分泌されるが，アドレナリンが主である。

① 副腎皮質ホルモンの作用

　副腎皮質ホルモンは，コレステロールから合成される**ステロイドホルモン**である。ステロイドホルモンは細胞膜をそのまま通過して，細胞内で受容体に結合する(●116 ページ，図 7-3-b)。そして核内へと移行し，標的遺伝子に結合することで，その遺伝子の発現を調節する。

　①**鉱質コルチコイド(電解質コルチコイド)**　ミネラルコルチコイドともよばれるが，主となるのは**アルドステロン**である。

　腎臓では，腎臓の血流量の減少や，交感神経(●251 ページ)からの刺激により，**レニン**が分泌される。レニンは，レニン-アンギオテンシン-アルドステロン系(●147 ページ)を活性化し，アルドステロンの分泌を促進する。アルドステロンは腎臓の集合管に作用してナトリウムの再吸収を高めるが，同時に水も再吸収されるため，体液量が増加することになる。

　②**糖質コルチコイド**　グルココルチコイドともよばれ，ヒトでは主としてコルチゾールである。糖質コルチコイドは，生体がストレスに対して反応あるいは防御をするための作用をもち，生命の維持に必須のホルモンである。その作用は多岐にわたるが，最も重要な作用として，肝臓における糖新生[2]の促進がある(●130 ページ，図 7-11)。糖質コルチコイドは，筋細胞などに対してはタンパク質の合成を抑制して，肝細胞へのアミノ酸の供給を増やす。また，脂肪細胞ではトリグリセリド(中性脂肪)の分解を促進して肝細胞にグ

Column

カテコールアミン

　アミノ酸であるチロシンから酵素反応によって産生される，ドーパミン，ノルアドレナリン，アドレナリンの 3 つをカテコールアミンと総称する。

　副腎髄質の細胞は，発生学的には，交感神経の節後ニューロンに相当し，胸髄の節前ニューロンの支配を受けている。節後ニューロンが分泌する神経伝達物質は，ノルアドレナリンであり，副腎髄質細胞は主としてアドレナリンを分泌する。

---

1) 男性ホルモンのように男性化作用をもつステロイドホルモンを総称して，アンドロゲンとよぶ。
2) アミノ酸やグリセロールなどの炭水化物でない物質を原料としてグルコースを合成する過程を糖新生とよぶ。

リセロールを供給し，これらは糖新生に利用される。肝臓での糖新生の促進に加え，糖質コルチコイドは全身のほとんどの細胞においてグルコースの利用を低下させるために，血糖値を上昇させる。

　さらに，糖質コルチコイドは，抗炎症作用・免疫抑制作用を有する。この効果は，アトピー性皮膚炎や気管支喘息などのアレルギー性疾患や，関節リウマチなどの自己免疫疾患の治療に利用されている。

　糖質コルチコイドには，鉱質コルチコイドと同様の作用もあるが，その活性は弱い。ただし，鉱質コルチコイドと比べて糖質コルチコイドの血中濃度が高いため，生理的にも鉱質コルチコイドとしての作用は無視できない。糖質コルチコイドの分泌調節は，視床下部からのCRHと，下垂体前葉からのACTHに対する負のフィードバック調節によって行われる（● 121 ページ，図7-6）。

　③**副腎アンドロゲン**　主としてデヒドロエピアンドロステロン（DHEA）とよばれるアンドロゲンの一種が分泌される。DHEA は，末梢組織でテストステロンに変換されて，はじめて活性をもつ。

　副腎アンドロゲンは，精巣から分泌される男性ホルモン（● 129 ページ）と同じ作用をもつが，分泌量がわずかであるため，欠けても生体にほとんど変化は生じない。副腎アンドロゲンが問題になるのは，たとえば，副腎のステロイドホルモン合成酵素の先天的な欠損によって，糖質コルチコイドの産生障害が生じた場合である。

　この場合，血中の糖質コルチコイドの濃度が低下するため，負のフィードバック調節により，ACTH の分泌が高まって糖質コルチコイドを合成させようとするが，合成酵素の欠損のために糖質コルチコイドは産生が促進されず，合成経路の中間産物を原料として副腎アンドロゲンの過剰な産生と分泌がおきてしまう。このため，出生時に副腎機能低下や，女児では外性器の男性化がみられる（先天性副腎過形成症）。

❷ 副腎髄質ホルモンの作用

　交感神経節前ニューロンの刺激によって，副腎髄質から**アドレナリン**と，**ノルアドレナリン**が分泌される。分泌量の割合は，アドレナリンが 80% である。交感神経系（● 251 ページ）の興奮は，ストレスの負荷などで生じ，副腎から分泌されるアドレナリンも，交感神経の興奮によって生じる効果とほぼ同様の作用を全身に引きおこす。

　すなわち，ストレスに対する緊急の反応として，心拍数や心収縮力の増加，気管支の拡張，瞳孔散大などがおこる。代謝に対する作用としては，肝臓でグリコーゲンの分解，および糖新生が促進されてグルコースが放出されるため，血糖値が上昇する。また膵臓にも作用して，グルカゴンの分泌促進，インスリンの分泌抑制を行う。これらの反応には，エネルギー源としてグル

5 性腺と性腺ステロイドホルモン

性腺とは精巣と卵巣のことであり，そこから分泌されるステロイドホルモンが**性腺ステロイドホルモン**である（→114ページ，図7-2）。

女性ホルモン　卵巣から分泌される女性ホルモンには，**エストロゲン**（卵胞ホルモン）と**プロゲステロン**（黄体ホルモン）がある（→121ページ，図7-6）。

エストロゲンは，女性の生殖器の発育と第二次性徴の発現を促す。月経周期においては，エストロゲンは卵胞の成長を促し，子宮内膜を増殖させる（→154ページ）。性腺刺激ホルモン（黄体形成ホルモン〔LH〕と卵胞刺激ホルモン〔FSH〕）に対して，エストロゲンは通常，負のフィードバック調節をかけているが，排卵直前のみ正のフィードバック調節を及ぼし，LH と FSH の分泌の一過性の亢進を引きおこす。これを **LH サージ**とよぶ。

プロゲステロンは，排卵後に卵巣に形成される黄体から分泌される。プロゲステロンは子宮内膜の分泌能を促進して受精卵の着床を容易にすると同時に，子宮筋の収縮を抑制する。さらに，LH と FSH に負のフィードバック調節をかける。つまり，プロゲステロンは，妊娠を維持させるようにはたらく。また，プロゲステロンは体温調節中枢にはたらいて体温を上昇させる作用がある。排卵後にみられる基礎体温（→133ページ，脚注）の上昇は，この作用によるものである。

男性ホルモン　精巣からは**男性ホルモン**（→127ページ，脚注）が分泌され，卵巣ホルモンと同様に，視床下部-下垂体系に負のフィードバック調節をかけている。

なかでも重要なのは，**テストステロン**で，男性の生殖器の発育と，骨格筋の発達や声帯の男性化などの第二次性徴を促す。また，精子の形成および成熟にも重要な役割を果たしている。

テストステロンはその筋肉増強作用により，ドーピングのための薬物に用いられることがある。外性器の発達や男性型の発毛・脱毛には，テストステロンからつくられるジヒドロテストステロンが作用する。

Column

骨粗鬆症

骨粗鬆症は骨の強度が弱くなり，骨折の危険性が高まる病態である。エストロゲンには性腺ステロイドホルモンとしてのはたらきのほか，骨形成と骨吸収の平衡を維持する作用がある。閉経後の女性では，エストロゲンの分泌が低下するために骨吸収が亢進し，骨粗鬆症がおこりやすくなる。

骨粗鬆症の治療には，骨吸収を抑制する薬物のほか，エストロゲン受容体のはたらきを調整する薬物やビタミン D 製剤，カルシトニンなどが用いられる。

6 膵臓が分泌するホルモン

膵臓は，消化酵素を分泌する外分泌器官である（→109ページ）が，その外分泌細胞の中に，血液中のグルコース，つまり**血糖**をコントロールするホルモンを分泌する細胞が島状にかたまって散在している。これらの細胞群は，**膵島（ランゲルハンス島）** とよばれる。したがって，膵臓は外分泌器官であると同時に，内分泌器官でもある。

①**インスリン**　膵島の**B細胞**（β細胞）から分泌されるホルモンで，血糖を下げる唯一のホルモンである。インスリンの作用は多岐に及ぶが，同化作用[1]の促進がその本質である。血糖の上昇によってインスリンがB細胞から分泌され，インスリンは細胞のグルコースの取り込みを増加させる（→図7-11）。肝臓や筋肉では，グリコーゲンの合成が促進され，脂肪細胞ではトリグリセリドの合成が進む。

インスリンの分泌低下や機能低下によって，血糖値が上昇する病態が**糖尿病**である。

②**グルカゴン**　膵島の**A細胞**（α細胞）からはグルカゴンが分泌される。低血糖で分泌が増加し，インスリンと作用が拮抗する（→図7-11）。すなわち，

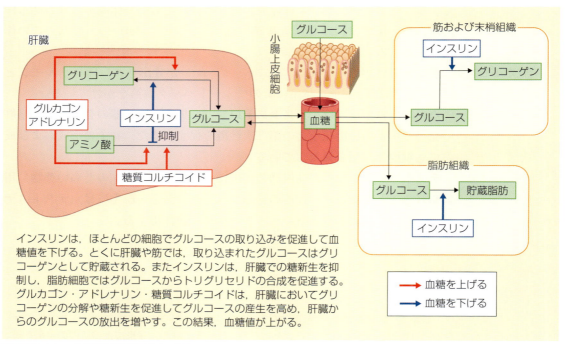

インスリンは，ほとんどの細胞でグルコースの取り込みを促進して血糖値を下げる。とくに肝臓や筋では，取り込まれたグルコースはグリコーゲンとして貯蔵される。またインスリンは，肝臓での糖新生を抑制し，脂肪細胞ではグルコースからトリグリセリドの合成を促進する。グルカゴン・アドレナリン・糖質コルチコイドは，肝臓においてグリコーゲンの分解や糖新生を促進してグルコースの産生を高め，肝臓からのグルコースの放出を増やす。この結果，血糖値が上がる。

→図7-11　血糖値の調節のしくみ

1）生物が生命維持のために行う化学反応を代謝というが，そのうち，エネルギーを使って物質を合成する過程を同化，物質を分解してエネルギーを取り出す過程を異化という。

肝臓でのグリコーゲンの分解を促進し、生成されたグルコースは血中へと放出され、血糖が上昇する。

7 松果体とメラトニン

松果体は第三脳室（→237 ページ）の後壁に位置し，**メラトニン**を分泌する。生体において約1日の周期で繰り返す変動を**概日リズム**（サーカディアンリズム）というが，メラトニンの分泌にも概日リズムがあり，夜間に上昇し，昼間に低下する。これは網膜で受容される光の情報が，視床下部にある概日リズム形成の中枢から交感神経系を介して松果体に伝えられることによる。

メラトニンの作用は生物種ごとの差が大きく，ヒトでの生理的な作用については不明な点が多い。しかし，メラトニンを投与すると，弱い催眠作用があり，また概日リズムをずらす作用があることが知られている。

D 体温とその調節

1 生体でのエネルギーの変換

生物が行う生命活動にはエネルギーが必要である。植物はみずからの生命活動に必要なエネルギー源を光合成でつくり出せるが，動物は自分ではエネルギー源をつくり出すことはできない。そのため，食物を摂取し，糖質・脂質・タンパク質を分解することで，そこに含まれている化学的エネルギーを**アデノシン三リン酸（ATP）**の高エネルギーリン酸結合に変換し，これをさまざまな生命活動に利用している（→図7-12）。

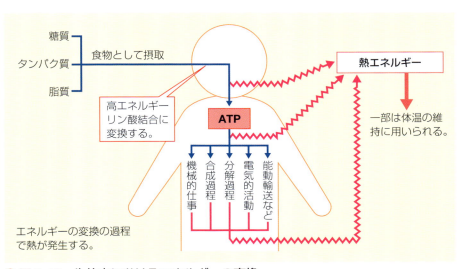

→ 図7-12 生体内におけるエネルギーの変換

生物がATPのもつエネルギーを利用してさまざまな生命活動を行うときには，熱の放出がおきる。これは，たとえば，エンジンでガソリンを燃焼させて，ガソリンのもつ化学エネルギーを車の動力に変換するときには，化学エネルギーのすべてが動力に変換されるわけではなく，一部は熱として失われるのと同じである。ATPのエネルギーを使って合成されるさまざまな物質も，最後には分解され，そのエネルギーは熱として放出される。また，たとえば，ATPのエネルギーを使って心臓を収縮させて，心臓から拍出した血球の運動エネルギーも，血管との摩擦によって熱を発生しながら失われていく。つまり，体内で生じた生命現象は，最終的には熱というエネルギーに変換されるのである。しかし，このようにして発生した熱のすべてがむだに失われるわけではなく，体温の調節に重要な役割を果たしている。

2 体温

深部体温　ヒトのように体温を一定に保っている恒温動物では，体温は非常に厳密に調節されており，環境の温度が変化してもほとんど変化しない。ただし，ここでいう体温とは，身体の中心部（頭蓋内や胸・腹腔内）の体温のことをさしており，これを**深部体温**（**核心温**）という（◯図7-13）。一方，身体の中心部を包む部分の温度（**外殻温**）は，環境の温度に大きく左右される。通常，体温というときは深部体温をさす。

体温の測定　臨床場面では，深部体温そのものを直接測定することは困難なため，容易に測定でき，かつ深部体温を反映している**腋窩温**や，**口腔温**（舌下温），鼓膜温[1]が測定される。また全身麻酔下の手術などでは，食道温や**直腸温**も測定

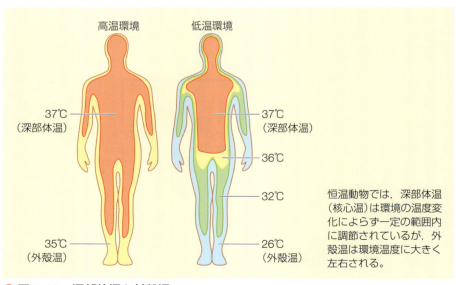

恒温動物では，深部体温（核心温）は環境の温度変化によらず一定の範囲内に調節されているが，外殻温は環境温度に大きく左右される。

◯図7-13　深部体温と外殻温

される。とくに後者は深部体温を最もよく反映するといわれている。ヒトの直腸温は 36.2～37.8℃（平均 37.0℃）であり，腋窩温は 36.2～36.8℃ である。

日常生活では，発熱の有無をみるために額に触れることがある。頭部の皮膚温は直腸温に近いことが知られており，額に触れるのは，まったく根拠のないことではないわけである。

日内変動 体温には日内変動があり，起床時間の 1～2 時間前が最も低く，夕方に最も高くなる。変動幅は 1～1.5℃ である。

基礎体温 女性では，性周期による変動もみられる。排卵後にプロゲステロンが上昇してくるため（→155 ページ，図 9-5），**基礎体温**[2]が 0.3～0.4℃ 上昇し，月経とともに低下する。

3 体温の調節

体温は，視床下部の体温調節中枢で温度が設定され，体内での熱の産生と，体表からの熱の放散によって調節されている。

1 熱産生反応

熱は生体内における代謝によって発生するが，安静時では，そのおよそ 55％ は胸腔・腹腔内臓器に，およそ 20％ は骨格筋，およそ 15％ は脳に由来する。通常の活動を行うと，骨格筋が熱産生のおよそ 60％ を占めるようになる。

深部体温の低下時や低温環境下では，熱産生反応が生じる。

①**ふるえ熱産生** 骨格筋が不随意に律動的な収縮をする反応である。伸筋と屈筋が同時に収縮するので，関節は曲がらず外部への仕事は行われない。そのため，筋の収縮のエネルギーはほとんど熱にかわる。

②**非ふるえ熱産生** 非ふるえ熱産生は，主として褐色脂肪組織[3]とよばれる特殊な脂肪組織で行われる。交感神経の刺激や血中のアドレナリンの増加によって，脂肪の分解が促進され，熱の産生が亢進する。褐色脂肪組織は，新生児の肩甲骨の間などにみられるが，成長につれて小さくなる。

2 熱放散反応

身体の表面と外界との熱のやりとりは，水の気化熱によるものと，よらないものに大別できる。

①**水の気化による熱放散** 皮膚や気道などからは，つねに水が気化（**不感**

---

1) 臨床場面では，赤外線温度計によって，内頸動脈の支配を受ける鼓膜の温度を測定することがある。脳の温度を反映するとされる。
2) 心身の活動が高まる前の起床時の体温を基礎体温とよぶ。
3) 通常の脂肪組織（白色脂肪組織）よりも血管が豊富で褐色に見えることから，このようによばれている。

蒸泄，◯141ページ）しており，その際に熱を失っている。これに加えて，**発汗**がおこると体表面からさらに熱が失われる。たとえば，体重 70 kg のヒトで 100 g の水が気化すると，深部体温はおよそ 1℃ 低下する。高温環境下で体温調節のために生じる発汗は**温熱性発汗**とよばれる。発汗が激しい場合には，1 時間あたり 1〜2 L になることもある。

汗の 99% は水で，塩化ナトリウム（NaCl）などの電解質や尿素，乳酸などを含んでいる。汗の量が多くなるにつれて NaCl の濃度は高くなるが，体液よりも浸透圧は低い。精神的な緊張などで生じる手掌・足底・腋窩などでの発汗は**精神性発汗**といわれ，体温調節の意義はない。

②**水の気化によらない熱放散**　水の気化によらない熱放散として重要なのは，皮膚に分布する血管からの熱の放散である（**皮膚血管反応**）。深部体温が上昇したときや，高温環境では，皮膚の血管が拡張して血流が増加するため，体表面からの熱の放散が増加する。また低温環境では，立毛筋が収縮して立毛がおきる。有毛動物では体毛間の空気の層が増えることで断熱性を高め，熱の放散を低下させることができるが，ヒトではその効果は期待できない。

❸ 視床下部における体温調節

体温調節中枢は視床下部にある。体温調節には，皮膚からの温度情報と，体温調節中枢自身の温度が重要である。体温調節中枢の温度が上昇したり，体表の温度受容器から皮膚温上昇の情報が視床下部にもたらされると，体温調節中枢にあるニューロンの活動性が変化する。その結果として，熱放散反応を促進するとともに，熱産生反応を抑制して，体温を下げようとする。すなわち，負のフィードバック調節がおきる。体温調節中枢の温度が低下した場合は，この逆の反応がおきて体温を一定に保とうとする。

深部体温を一定範囲内に維持するしくみとして，セットポイント仮説が提唱されている。これは，体温調節中枢に存在するニューロン群の活動性が，ある設定温度（**セットポイント**）を基準に変化し，深部体温を狭い範囲内に調節しているとするものである。

> **Column**
>
> **熱中症**
>
> 熱中症は気温の上昇や過度の運動により，体温が上昇して発生する病的な状態で，水分と NaCl などの電解質の喪失を伴っていることが多い。軽症では体温の管理と水分・電解質の補給で回復する。しかし，重症である場合は，体温が 40℃ をこえ，意識障害や，肝臓・腎臓・血液凝固系の障害があらわれて，多臓器の障害から死にいたることもあるため，迅速に体温を下げる必要がある。
>
> 熱中症における体温上昇は，セットポイントが変更されて生じたものではないので，発熱ではなく高体温という。

4 発熱

発熱と解熱 　**発熱**とは，視床下部でのセットポイントが変更されて，深部体温が上昇することをいう。成人では一般に体表で測定した体温が 37℃ をこえるときに発熱とする。発熱時には，より高いセットポイントに向かって，熱産生反応が促進され，熱放散反応が抑制される。つまり，ふるえ・悪寒(おかん)が生じ，皮膚血管の収縮がおこる。

　一方，熱が下がるときには(**解熱**(げねつ))，これとは反対に，より低いセットポイントに向かって，熱産生反応は抑制され，発汗や皮膚血管の拡張などの熱放散反応がおこる。

発熱の原因 　発熱は感染症などでよくみられるが，細菌やウイルス，またある種の化学物質には発熱を引きおこす性質があり，**外因性発熱物質**といわれる。外因性発熱物質はマクロファージや好中球などに貪食され，さまざまな生理活性物質を放出させる。このなかに発熱作用をもつものがあり，**内因性発熱物質**という。

　内因性発熱物質は，視床下部の近くの血管内皮細胞に作用してプロスタグランジン E_2 [1]を産生させる。プロスタグランジン E_2 は，体温調節中枢のニューロンの活動を変化させるはたらきがあるため，深部体温のセットポイントが上がり，体温が上昇することになる。

非ステロイド性抗炎症薬(NSAIDs) 　非ステロイド性抗炎症薬(NSAIDs)には，プロスタグランジン E_2 を産生する酵素を阻害する作用があり，解熱効果を発揮する。ある種のプロスタグランジンには胃の粘膜保護作用があるが，NSAIDs はその産生も抑制するので，副作用として胃炎や消化性潰瘍が生じることがある。

まとめ

- 細胞内で代謝した物質を放出することを分泌といい，外分泌と内分泌に分けられる。
- 内分泌腺から放出される，特定の生理活性をもつ物質をホルモンという。ホルモンは主として血液中を運ばれ，標的器官・標的組織・標的細胞に影響を及ぼす。
- ホルモンがその調節中枢に影響を及ぼして，自身の分泌を調節することをフィードバック調節という。ホメオスタシスの維持にはたらく場合を負のフィードバック調節といい，反応を進めるようにはたらく場合を正のフィードバック調節という。
- 下垂体前葉からは，成長ホルモン，甲状腺刺激ホルモン，副腎皮質刺激ホルモン，性腺刺激ホルモン(ゴナドトロピン)，プロラクチンが分泌される。
- 下垂体後葉からは，バソプレシン(抗利尿ホルモン)，オキシトシンが分泌される。
- 甲状腺からは，サイロキシン，トリヨードサイロニンが分泌される。
- カルシウム代謝には，副甲状腺ホルモンやビタミン D などがかかわる。
- 副腎皮質からは，鉱質コルチコイド，糖質コルチコイド，副腎アンドロゲンが分泌され

---

1) プロスタグランジンは細胞膜のリン脂質から産生される化学物質で，E_2 のほか複数の種類があり，さまざまな生理活性をもつ。

る。副腎髄質からは，アドレナリンとノルアドレナリンが分泌される。
- 女性ホルモンにはエストロゲンとプロゲステロンがあり，男性ホルモンとして重要なものにはテストステロンがある。
- 膵島で分泌されるインスリンとグルカゴンは，血糖を調節するはたらきをもつ。
- 松果体におけるメラトニンの分泌には概日リズムがある。
- 生体は，糖質・タンパク質・脂質を分解することで，そこに含まれるエネルギーをアデノシン三リン酸（ATP）に変換し，そのエネルギーを生命活動に利用している。
- ヒトの深部体温は一定範囲内に保たれている。体温は視床下部の体温調節中枢で設定され，体内での熱の産生と体表からの熱の放散によって調節されている。

復習問題

1 次の図の①～⑨の名称を答えなさい。

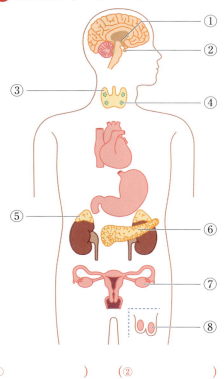

(①　　　)　(②　　　)
(③　　　)　(④　　　)
(⑤　　　)　(⑥　　　)
(⑦　　　)　(⑧　　　)

2 次の文章の空欄を埋めなさい。
▶ 内分泌腺から放出される特定の生理活性をもつ物質を(①　　　)という。
▶ ①がその調節中枢に作用を及ぼして，自身の分泌を調節することを(②　　　)よび，それが抑制的な場合を(③　　　)の②とよぶ。
▶ 排卵・分娩の際にみられるのは(④　　　)の②である。
▶ ニューロンがホルモンを分泌して標的組織に影響を与えることを(⑤　　　)という。
▶ 活性型ビタミン D_3 は，小腸からの(⑥　　　)の吸収を促進する。
▶ (⑦　　　)は血糖を下げる。
▶ グルカゴンは肝臓での(⑧　　　)の分解を促進する。
▶ 身体の中心部の体温を(⑨　　　)という。
▶ 体温調節中枢が設定する体温を(⑩　　　)とよぶ。

3 左右を正しく組み合わせなさい。
①ACTH　・　　・Ⓐエストロゲン
②TSH　　・　　・Ⓑ性腺刺激ホルモン
③GnRH　・　　・Ⓒ糖質コルチコイド
④FSH　　・　　・Ⓓ甲状腺ホルモン

腎尿路系

学習目的 本章では、尿の生成から排泄までを担う器官のしくみとはたらきについて学ぶ。

A 腎尿路系に属する器官

　代謝された栄養素の分解産物や老廃物は、さまざまな器官(腎臓・肺・皮膚・腸管・肝臓など)から排泄されるが、これらのなかで最も主要な排泄器官が**腎臓**である。尿の生成・排泄にあずかる器官系統を**腎尿路系**または**泌尿器系**といい、腎臓、尿管、膀胱、尿道がこれに属する(○図 8-1)。

 位置と構造

　腎臓は脊柱の両側に左右 1 対あり、第 11 胸椎から第 3 腰椎の高さに位置

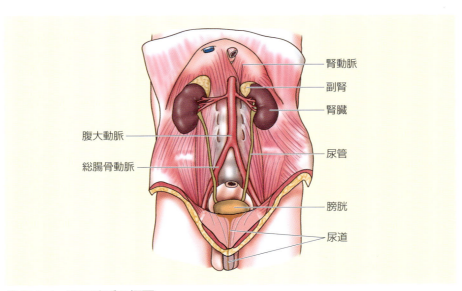

○図 8-1　腎尿路系の概要

し，右のほうが左よりも少し低い位置にある（◎図8-1）。後腹壁になかば埋まっていて，前は壁側腹膜でおおわれる後腹膜器官である。

形はソラマメに似ており，色は暗赤褐色を呈する。大きさは縦約10 cm，幅5～6 cm，厚さ3～4 cm，重さは120～130 gである。内側のへこんだ部分を**腎門**とよび，**腎静脈・腎動脈**，**尿管**が出入りする。

腎臓と接する器官には，副腎・肝臓・十二指腸・結腸・膵臓がある。腎臓の断面でもわかるように，尿管につながる部分には漏斗状の空間があり，**腎盂**（解剖用語では**腎盤**）とよばれる（◎図8-2）。腎臓の実質は**皮質**と**髄質**からなる。

皮質は厚さ5～7 mmで表層にある。その中に小さな球形をした**腎小体**が左右にそれぞれ約100万個あって，その間に**尿細管**がある（◎図8-3）。髄質は内層をなし，十数個の**腎錐体**があって，中に尿細管の残りの部分とこれに続く**集合管**が走る。これは腎錐体の端にある**腎乳頭**で，腎盂につながる空間（**腎杯**）に開く。

❷ ネフロン（腎単位）

腎小体と尿細管を合わせたものを**ネフロン**（**腎単位**）という。ネフロンは腎臓で最も主要な部分で，血液からの不要物の濾過と必要物の再吸収を行って

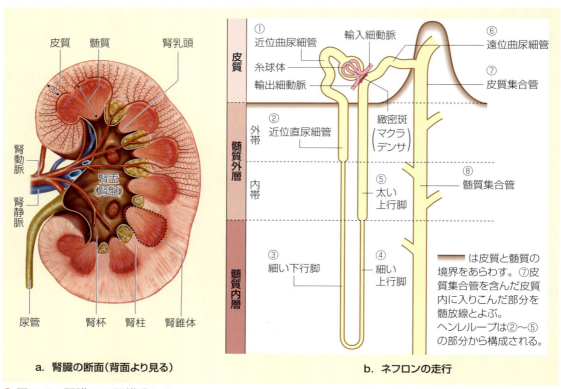

a. 腎臓の断面（背面より見る）　　　b. ネフロンの走行

◎ 図8-2　腎臓の三層構造とネフロン

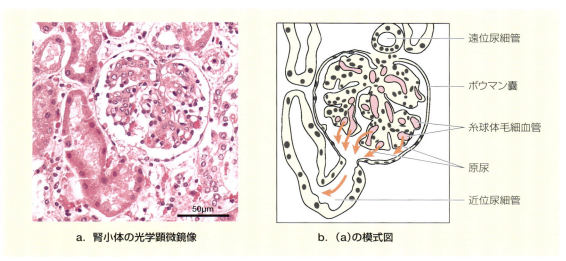

図8-3 腎小体の構造
a. 腎小体の光学顕微鏡像
b. （a）の模式図

腎小体　腎小体は，**糸球体**と**ボウマン嚢**（糸球体嚢）からなる（図8-3）。糸球体は腎小体に分布する動脈がつくる特殊な毛細血管である。血液が糸球体を流れる間に，血球および血漿タンパク質以外の成分，すなわち水分・尿素・尿酸・塩類・糖などが血圧によって押し出されて**原尿**（糸球体濾液）となる（142ページ）。原尿はボウマン嚢から尿細管中に導かれる。

尿細管　尿細管は，腎臓の中を，皮質→髄質→皮質と部位をかえて蛇行する，複雑な1本の管である（のばすと40〜70 mmの長さになる）。1本の尿細管は，近位曲尿細管→近位直尿細管→細い下行脚→細い上行脚→太い上行脚（遠位直尿細管）→遠位曲尿細管に区分される。近位曲尿細管と遠位曲尿細管は，皮質の中で曲がりくねって走る。近位直尿細管から太い上行脚までは髄質内をまっすぐ下行・上行するので，**ヘンレのループ**（係蹄）とよばれる。

集合管　複数の遠位尿細管が集合管に接続し，集合管が髄質を下行して，腎乳頭で開口する。

2 尿路

1 腎盂（腎盤）

集合管に集まった尿は腎乳頭から腎杯に入る。腎杯は漏斗状の**腎盂**に続き，腎盂は尿管に接続する（図8-2）。

2 尿管

腎臓に始まり膀胱に注ぐ，長さ約25〜30 cm，直径5 mm前後の管で，左右に1対ある腹膜後器官である。尿を輸送する役目を担う。尿管の壁は平滑

筋からなり、蠕動運動を行う。内面は移行上皮という伸縮しやすい上皮でおおわれる。

腎盂や尿管の中で尿の成分が沈殿して固まることがあり、腎結石や尿管結石とよばれる。結石が押し流される際に、尿管などの壁が無理に拡張されると激しい痛みをおこす。尿管の中には拡張しにくく結石がたまりやすい部位があり、尿管の**生理的狭窄部位**とよばれる。尿管の起始部、総腸骨動脈と交差する部位、膀胱壁を貫通する部位の3か所が知られている。

❸ 膀胱

膀胱は骨盤内で恥骨の後ろにある筋性の袋で、男性では直腸の前に、女性では腟と子宮の前にある（●図8-4）。拡張すると約500 mLの容量をもつ。膀胱壁は平滑筋からなり、膀胱の内面は移行上皮でおおわれる。膀胱の底面は、後方に1対の尿管が開口し（**尿管口**）、中央に尿道の入り口（**内尿道口**）がある。この3点を頂点とする**膀胱三角**の部分は、膀胱壁のなかでは例外的に伸縮しない。

❹ 尿道

尿道は膀胱内の尿を外に排泄する管状の器官で、男女によって異なる（●図8-4）。

男性では、膀胱から出て前立腺と陰茎中の海綿体を貫くので、長さ16〜18 cmになる。出口は陰茎の先端にあり、**外尿道口**という。

女性では、膀胱から出て腟の前を下る。長さは約4 cmである。女性は尿道が短いので、体外から細菌などが侵入しやすく、膀胱炎などの尿路感染をおこしやすい。

尿道は骨盤の下に出る際に骨格筋でできた壁を貫く。その骨格筋線維の一

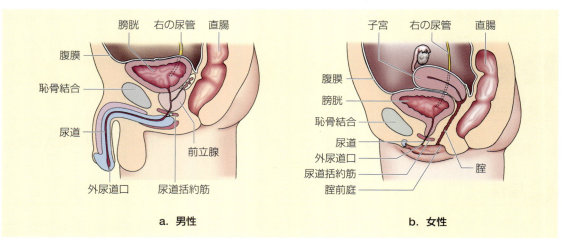

● 図8-4 膀胱と尿道

部は尿道を取り囲むように走行しており，**尿道括約筋**とよばれる。

B 腎尿路系の機能

多細胞生物では，細胞は細胞外液と物質のやり取りを盛んに行っているにもかかわらず，細胞外液のさまざまな条件は細胞にとって至適な状態に維持されている。

腎臓は，尿の生成を通じて，細胞外液の量（水分量）や電解質の組成，浸透圧，pH を調節し，また，生命活動によって産生された酸や尿素などの老廃物を体外へと排泄する。さらに，腎臓は，レニンやエリスロポエチン（◎81ページ）などのホルモンの産生・分泌を行う内分泌器官としての機能ももっている。

1 水バランス（水の出納）

体内の水分は体重のおよそ 60% を占めており（◎15 ページ），その量の調節はホメオスタシスの維持のために重要である。成人男性では，尿などとして 1 日あたり 2,500 mL の水が排出されるため，同量の水分を摂取する必要がある（◎表 8-1）。

標準的な成人男性では，飲水と，食物に含まれる水分に代謝水を加え，1 日あたりおよそ 2,500 mL の水分を摂取する（◎表 8-1）。代謝水とは，体内で栄養素が代謝される際に産生される水のことである。一方，水分は尿，便，不感蒸泄として排出され，正常な状態では水分の摂取量と排出量は一致している。不感蒸泄とは，呼吸による気道からの水分の喪失や皮膚表面からの水の蒸発で，発汗はこれに含まない。

生きている限り，不感蒸泄は避けることはできない。また腎臓が尿を濃縮する力には限りがあるので，最小の尿量として 500 mL/日の水分は排出される。したがって，1 日あたりほぼ 1,500 mL の水分は必ず失われることになる。このため，水バランスを保つためには，体内でつくられる代謝水の分の 300 mL を除いて，1 日あたり最低でもおよそ 1,200 mL の水分を摂取しなければ

◎表 8-1 標準的な成人男性の 1 日あたりの水バランス

摂取量(mL)		排出量(mL)	
飲水量	1,400	尿	1,500
食物中の水分	800	便	200
代謝水	300	不感蒸泄	800
（合計）	2,500	（合計）	2,500

ならない。

運動などによって発汗すれば排出量に発汗の分が加わり，また下痢をすれば，便で失われる水分量が増える。その際には口渇などが生じて飲水量が増え，自然にバランスをとる（ホメオスタシスの維持）。これが追いつかないと**脱水**に陥る。

2 尿の生成

尿の生成は，①まず糸球体において血漿を濾過して**原尿**（糸球体濾液）をつくり，②尿細管～集合管において必要なものを再吸収し，不要なものを分泌していくという，2段階の過程で進む（◯図 8-5）。

1 糸球体濾過と糸球体濾過量（GFR）

腎血流量● 腎臓には循環血流量（5 L/分）の 1/4～1/5 の血液が流入する。これを**腎血流量（RBF）**という。糸球体に流入する血液のうち，血球成分は濾過されないので，実際に濾過されて尿の生成に関与するのは血漿である。単位時間あたりの腎臓を流れる血漿の量を**腎血漿流量（RPF）**とよぶ。

糸球体濾過● 糸球体の毛細血管を流れる血液がたえず濾過されることによって，原尿がつくられ，ボウマン腔に入る。濾過される際には，血漿中の物質は，①血管

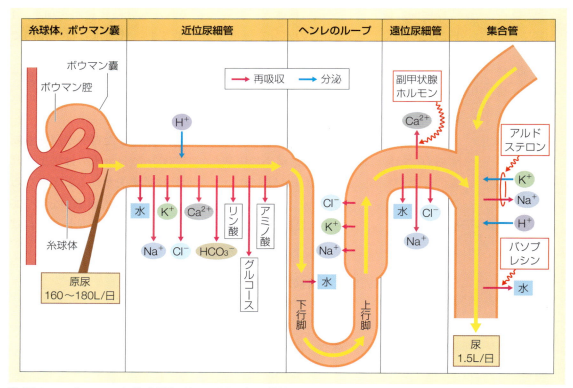

◯図 8-5 ネフロンと集合管における再吸収と分泌

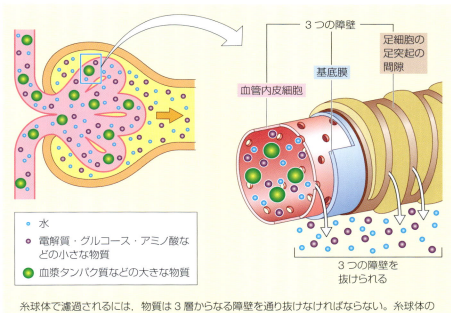

図 8-6　糸球体濾過における 3 つの障壁

内皮細胞，②基底膜，③さらにこれを取り巻く足細胞の足突起の間隙，の 3 層からなる障壁を通過しなければならない（図 8-6）。これらの障壁によって，濾過される物質の大きさと電荷に制限がかかる。

　水・電解質・グルコース・アミノ酸などの小さな分子はこの壁を通過できるが，血液中の血球成分や，アルブミン（78 ページ）などの大きなタンパク質は通過できない。また，障壁はさまざまなタンパク質から構成されており，一般にタンパク質は負の電荷をもつ。したがって，血漿中の，負の電荷をもつ物質（タンパク質など）は反発して，濾過されにくい。

　したがって，尿中には，血球成分・タンパク質が存在しないのが正常である[1]。

糸球体濾過量（GFR）　糸球体で単位時間あたり濾過される血漿の量を**糸球体濾過量（GFR）**という。GFR は，成人男性では約 125 mL/分，成人女性では約 110 mL/分であり，1 日量に換算すると成人男性ではおよそ 180 L になる。通常，1 日の尿量は約 1.5 L であるから，原尿の 99% 以上は尿細管で再吸収されていることになる。

　尿の生成のために，GFR を維持することは非常に重要である。GFR を決定する要因の 1 つは，糸球体毛細血管圧である。血圧が変動しても，一定の

---

[1] 正確には，小さなタンパク質は通過できるので，尿に若干のタンパク質（150 mg/日未満）が含まれる。ただし，尿タンパク質を検査する試験紙では陰性〜±となる。

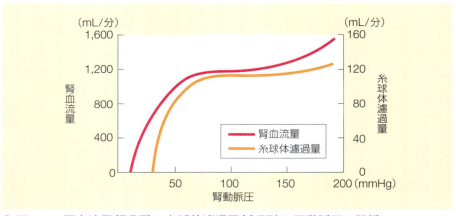

○ 図 8-7　腎血流量（RBF）・糸球体濾過量（GFR）と腎動脈圧の関係

範囲内であれば，GFR や腎血流量は一定に保持されるしくみが腎臓には存在しており，これを自動調節とよぶ（○図 8-7）。しかし，収縮期血圧（○70ページ）が極度に低下した状態では，糸球体での濾過が低下〜停止し，尿量の減少〜無尿をきたす。

人体には存在しない**イヌリン**という多糖類を投与し，その血漿中の量，および尿への排出量を測定して GFR を算出することができる。それは，イヌリンが糸球体で濾過されたあと，以下で述べる再吸収も分泌もされずに，そのまま排泄される性質をもつためである。筋肉で産生される**クレアチニン**もほぼ同様の性質をもつので，GFR のおよその評価のために，臨床の場で代用されることが多い。

❷ 尿細管・集合管での再吸収と分泌

尿細管に入った原尿は，まず近位尿細管で必要な物質の大半が再吸収される（○142 ページ，図 8-5）。その後，ヘンレのループ（係蹄）や遠位尿細管，集合管において，物質の再吸収・分泌による調整や，尿の濃縮・希釈が行われて，尿として排出される。

■近位尿細管

原尿の組成は，タンパク質が少ないこと以外は血漿に近い状態である。近位尿細管では，原尿中のナトリウムイオン（Na^+），カリウムイオン（K^+），塩化物イオン（Cl^-），カルシウムイオン（Ca^{2+}）の 60〜70％，炭酸水素イオン（HCO_3^-）の 90％ が**再吸収**される。また，リン酸なども再吸収される。その一方で，水素イオン（H^+）などは尿細管へと**分泌**される。

グルコースやアミノ酸は，それぞれの共輸送体（○19 ページ，Column）によって，Na^+ とともに 100％ 再吸収される。ただし，再吸収量には上限があり，たとえば血糖値が高い糖尿病患者の場合には，グルコースを再吸収しき

れずに，尿中へ排泄され，**糖尿**となる[1]。

近位尿細管では，物質の再吸収に伴い，水の60～70%も再吸収されるため，原尿に含まれる大半の物質が再吸収されても，尿の浸透圧はほとんど変化しない。これを**等張性再吸収**という。

■ヘンレのループ

ヘンレのループは腎臓の皮質から髄質に向かって深く下行し，ループを描いて再び上行して，糸球体の近くまで戻ってくる（●138ページ，図8-2）。近位尿細管を出た濾液は，ヘンレのループに入り，いったん，皮質から髄質深くまで流れていって，再び皮質へと戻ってくることになる。したがって，下行脚（近位直尿細管と細い下行脚）と上行脚（細い上行脚と太い上行脚〔遠位直尿細管〕）では流れが対向していることになる。

ヘンレのループの下行脚では水の透過性が高いが，細い上行脚と太い上行脚では水の透過性が低い。また太い上行脚では能動輸送であるNa^+-K^+-$2Cl^-$共輸送などによってNa^+やCl^-を尿細管内から細胞間質へとくみ出している。対向する流れがこのような性質をもつ尿細管を流れるために，細胞間質には皮質から髄質に向かって浸透圧が高くなる，**皮質髄質浸透圧勾配**が形成される。

この濃度勾配が尿の濃縮にきわめて重要な役割を果たしている。たとえば，

Column

血液（血漿）のpHの調節

ヒトの血液のpHは7.40±0.05のきわめて狭い範囲に調節されている。それは，生命維持に必要な酵素の活性がpHに強く依存するため，代謝を円滑に進めるにはpHを至適に保つ必要があるからである。生体はその代謝活動によって，酸[※]を産出する。このため，pHを一定に保つには，体内で産生される過剰な酸を排出する必要がある。酸の排出は肺と腎臓で行われる。肺では二酸化炭素として呼気中に，腎臓では水素イオン（H^+）などを尿中に排出している。また，腎臓は塩基である炭酸水素イオン（HCO_3^-）の再吸収と産生を行って，pHの調節に関与している。このような調節機構に加えて，体液中に含まれる炭酸水素イオン・リン酸イオン・タンパク質や，赤血球中のヘモグロビンの緩衝作用も，pHを一定に保持する役割を果たしている。

※酸とはH^+を与える分子・イオンで，塩基（アルカリ）はH^+を受け取る分子・イオンである。生体内では，

$$H^+ + HCO_3^- \rightleftarrows H_2CO_3 \rightleftarrows H_2O + CO_2$$

という酸−塩基の平衡状態が重要で，HCO_3^-はH^+を受け取るため，塩基ということになる。

---

[1] 血糖値が200 mg/dL以上になると，糖が尿中に出てくる。

フロセミドなどのループ利尿薬は、太い上行脚でNa^+とCl^-のくみ出しに関与しているNa^+-K^+-$2Cl^-$共輸送体を阻害する。それにより皮質髄質浸透圧勾配が低下し、尿の濃縮能が低下する結果、**利尿**として効果があらわれる。

■遠位尿細管

遠位尿細管では、Na^+、Cl^-、Ca^{2+}などが再吸収される（○142ページ、図8-5）。Ca^{2+}の再吸収は、副甲状腺ホルモンによって促進される。

■集合管

集合管は、水の再吸収や、電解質の輸送、酸の分泌を行い、体液量・浸透圧・pHの調節を行っている。血漿浸透圧の上昇や循環血流量の低下は、下垂体後葉からの**バソプレシン**（**抗利尿ホルモン〔ADH〕**、○122ページ）の分泌を促し、集合管での水の再吸収を増加させる（○図8-8）。

また、腎血流量の減少や交感神経からの刺激は、輸入細動脈の平滑筋細胞が特殊化した細胞からの**レニン**の分泌を促す。レニンは、**アンギオテンシノゲン**とよばれる、肝臓で産生されて血漿中に存在するタンパク質を分解し、

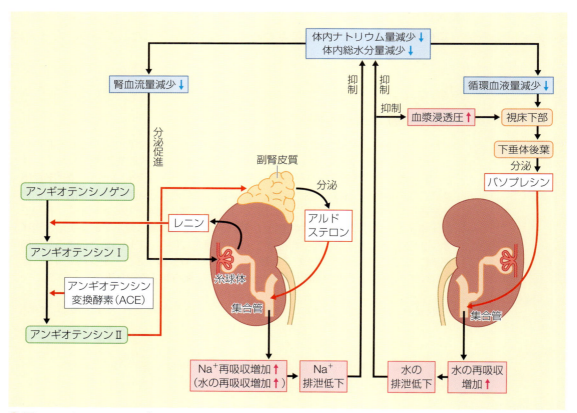

○図8-8 　レニン-アンギオテンシン-アルドステロン系とバソプレシンによるナトリウム量と水分量の調節

アンギオテンシンⅠに変換する。アンギオテンシンⅠは，とくに肺の血管内皮細胞に多く存在する**アンギオテンシン変換酵素(ACE)**によってアンギオテンシンⅡへと変換される。アンギオテンシンⅡはそれ自体，血管平滑筋を収縮させ，非常に強い昇圧作用をもつが，すみやかに分解されてしまう。

また，アンギオテンシンⅡは，副腎皮質に作用して，**アルドステロン**の産生と分泌を促す。アルドステロンは集合管の細胞に作用し，Na^+の再吸収を促進する。その結果，水の再吸収も増えることになり，細胞外液量が増え，血圧も上昇することになる。このフィードバック調節経路を，**レニン-アンギオテンシン-アルドステロン系(RAA系)**とよぶ。

3 蓄尿と排尿

集合管を出た尿は，腎盂をへて尿管にいたり，膀胱で一時的にたくわえられる。膀胱にたくわえられた尿量が150～300 mLになると，膀胱壁の伸展刺激が感覚神経を興奮させ，その情報は大脳まで伝わって，尿意として感じる。

蓄尿反射 膀胱壁の伸展刺激が交感神経(→251ページ)を刺激し，膀胱の排尿筋を弛緩させ，また内尿道括約筋(平滑筋)を収縮させる(→図8-9-a)。これを**蓄尿反射**という。また膀胱壁の伸展刺激は，仙髄の運動神経を刺激し，外尿道括約筋(骨格筋)を収縮させて蓄尿を行う。

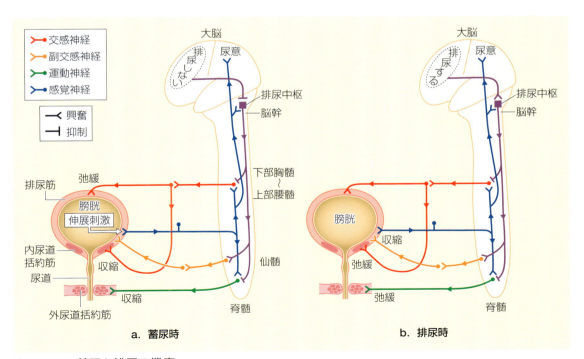

図8-9 蓄尿と排尿の機序

排尿反射 膀胱内の尿量がある限度(成人で 400〜500 mL)に達すると，**排尿反射**がおこる(→図 8-9-b)。すなわち，膀胱壁の伸展刺激が脳幹の排尿中枢に伝わり，その興奮が，副交感神経を介して膀胱の排尿筋の収縮を引きおこし，同時に，交感神経と仙髄の運動神経の興奮を抑制するため，内・外尿道括約筋が弛緩し，排尿が進行する。

さらに，蓄尿・排尿は意志によるコントロールが可能である。

まとめ

- 尿を産生して排出する器官系を腎尿路系または泌尿器系とよび，腎臓，尿管，膀胱，尿道からなる。
- 腎臓は後腹壁で脊柱の両側に位置する後腹膜器官である。内側の腎門で，腎動脈・腎静脈・尿管が出入りする。腎臓から尿管への移行部は腎盂(腎盤)とよばれる。
- 腎臓の実質は皮質と髄質に分けられる。皮質には腎小体と尿細管の一部が存在する。髄質には尿細管の残りの部分と集合管が存在する。
- 1つの腎小体とそれにつながる尿細管を合わせたものをネフロンとよぶ。ネフロンは尿産生の機能単位である。
- 腎小体は糸球体とボウマン嚢からなる。血液が糸球体で濾過されて原尿となる。
- 尿管は，腎臓から膀胱に尿を運ぶ管であり，途中に生理的狭窄部位(結石の好発部位)がある。
- 代謝水を含む水分の摂取量と，不感蒸泄を含む水分の排出量はバランスが保たれている。
- 糸球体で単位時間あたり濾過される血漿の量を糸球体濾過量(GFR)という。
- 原尿は，近位尿細管，ヘンレのループ，遠位尿細管，集合管を経て成分を調整され，腎盂に注ぐ。
- 近位尿細管では，Na^+，K^+，Cl^-，Ca^{2+}，HCO_3^-，リン酸，グルコースやアミノ酸などが再吸収される。
- ヘンレのループは皮質髄質浸透圧勾配を形成し，尿の濃縮に大きな役割を果たす。
- 遠位尿細管では，Na^+，Cl^-，Ca^{2+}などが再吸収される。
- 集合管は，水の再吸収や，電解質の輸送，酸の分泌を行い，体液量・浸透圧・pHの調節を行っている。
- レニン-アンギオテンシン-アルドステロン系のフィードバック経路により，体内のナトリウム量と水分量の調節が行われる。
- 排尿は，膀胱の排尿筋の収縮と，内・外尿道括約筋の弛緩によっておこる。

復習問題

❶ 次の文章の空欄を埋めなさい。

▶腎臓のうち，動静脈や尿管が出入りする部位を（①　　　）という。
▶腎臓の実質は（②　　　）と（③　　　）に区分される。②は腎小体が多く，③は集合管が多い。
▶腎小体は（④　　　）と（⑤　　　）からなる。④は特殊な血管網でできており，⑤は尿細管につながる袋状の構造である。
▶腎小体と尿細管をあわせて（⑥　　　）とよぶ。
▶尿細管は腎小体の側から順に（⑦　　　）→（⑧　　　）のループ→（⑨　　　）に区分される。
▶尿管と膀胱の内面は（⑩　　　）でおおわれる。
▶膀胱三角とは左右の（⑪　　　）と正中の（⑫　　　）をむすぶ三角形である。
▶腎臓に流入する血液の量を（⑬　　　）という。
▶糸球体で単位時間あたり濾過される血漿の量を（⑭　　　）という。
▶下垂体後葉から分泌される（⑮　　　）が，集合管での水の再吸収を増加させる。
▶集合管の細胞に（⑯　　　）が作用し，Na^+の再吸収を促進する。

❷〔　〕内の正しい語に丸をつけなさい。

①標準的な成人男性では，1日あたり約〔1,200 mL・2,500 mL〕の水分が排出される。
②血液が〔糸球体・ヘンレのループ〕で濾過されて原尿となる。
③蓄尿反射では，内尿道括約筋が〔収縮・弛緩〕する。
④排尿反射では，膀胱の排尿筋が〔収縮・弛緩〕する。

第9章 生殖系と人体の発生

学習目的 ヒトは男性がつくる精子と，女性がつくる卵子が合体して，新しい1つの個体となる。本章では，精子を産生して体外に導く男性生殖器と，卵子を産生して受精させ胚から胎児へと育てて体外に導く女性生殖器のしくみとはたらきを学ぶ。

A 男性の生殖器

男性生殖器系は◯図9-1に示した器官からなる。精子が産生されてから体外に出る（射精）までの経路にしたがって述べる。

1 精巣（睾丸）

精巣（睾丸）は，陰嚢内にある左右1対の，扁平長円形をした約10gの梅の実大の器官である。**白膜**というじょうぶな膜で包まれ，中は100余りの小葉に分かれる。各小葉には多くの**精細管**がある（◯図9-2）。

精細管の中では，**精子**がつくられる。精子の形成は，**精祖細胞→一次精母**

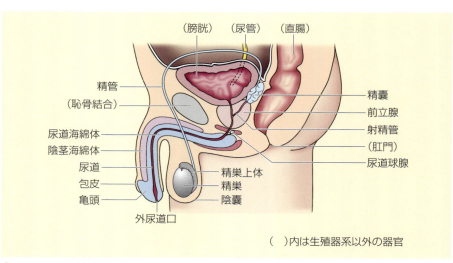

◯図9-1 男性生殖器

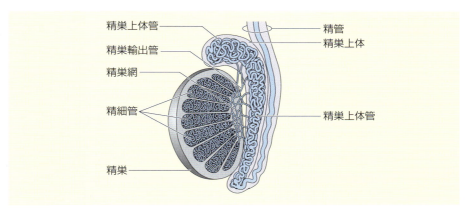

◯ 図 9-2　精巣の構造

細胞→**二次精母細胞**→**精子細胞**→**精子**という経過をたどる。精子は長円形の頭部と中間部（頸）と糸状の尾部からなり，全長は約 0.05 mm である。尾部を動かして運動する。

また，精細管の近くの組織からは男性ホルモン（◯129 ページ）がつくられ，血液中に送られる。

2 精路

精子を精巣から体外に導く経路を**精路**とよぶ。

精巣輸出管●　精細管と精巣上体をつなぐ十数本の管である。

精巣上体●
（副睾丸）　精巣の上から後ろに接する細長い器官である（◯図 9-2）。精巣上体は頭部・体部・尾部に区分され，1 本の**精巣上体管**がその中をうねりながら精巣の上から後ろに沿って下降し，やがて上方へ曲がって精管へ移行する。精巣上体管をのばすと 5～6 m にもなる。

精管●　左右の精巣上体管に続く比較的太い管で，内面は円柱上皮でおおわれる。精管の最初の部分は陰嚢の上から触れることができる。陰嚢を出て**精索**の中を上り，鼠径管を経て腹腔に入り，膀胱底近くで少し太くなって（精管膨大部），**射精管**に移行する（◯図 9-1）。

射精管●　精管に続く部分で，前立腺を貫いて尿道に注ぐ。精管から射精管になる部分で精嚢が接続している。

尿道●　（◯140 ページ，「尿道」の項）

3 付属生殖腺

精嚢●　膀胱と直腸との間，精管膨大部の外側に左右 1 対ある，3～5 cm の袋状の腺である。上皮は精管と同じ円柱上皮からなる。精嚢はフルクトース（果糖）などを含むアルカリ性の粘液を分泌する。これが精液の約 7 割を占めており，射精の際に精子にエネルギーを与える。

前立腺● 膀胱の下，直腸の前にある栗の実大の腺であり，重さは約 15 g である。高齢者などで肥大するが，直腸の前壁に接しているので，直腸内から指で触れて診断することができる。尿道と射精管が前立腺を貫く。

　　　　前立腺は，特有の臭気のある乳白色の液を射精の際に尿道に分泌する。この液は精液の約 3 割を占めて，弱アルカリ性でクエン酸などを含み，精子の運動を促進させる。

　　　　成人では，組織学的に腺腔に前立腺石がみられることがある。また，前立腺が肥大すると，尿道の起始部を圧迫して排尿が困難になる。前立腺は，がんが発生しやすい器官の 1 つである。

尿道球腺● 組織学的には女性の大前庭腺と同じである。尿道の後部に 1 対あり（エンドウ豆大，暗褐色），アルカリ性の粘液を分泌する。

4 陰茎と陰嚢

陰茎と陰嚢を合わせて，男性の**外陰部**という（◯150 ページ，図 9-1）。

陰茎● 3 個の円柱状の**海綿体**（左右 1 対の陰茎海綿体，1 個の尿道海綿体）と，これらを包む皮膚からなる。尿道は尿道海綿体を貫いて先端で開口する（外尿道口）。陰茎の先端のふくれた部分を**陰茎亀頭**という。海綿体は血管に富み，性欲が高まると反射的に拡張し，血液が充満して拡張すると陰茎が太くかたくなる（勃起）。

　　　　性的興奮が頂点に達すると射精がおこり，精管内の精子が精嚢・前立腺・尿道球腺の分泌液とまざって射出される。その際に精管の壁の平滑筋や尿道海綿体を包む筋が律動的に収縮して，精液の輸送をたすける。**精液**の 1 回射出量は約 3 mL で，中には 2～3 億ほどの精子が含まれている。

陰嚢● 精巣・精巣上体および精管の一部を入れる嚢である。表面の皮膚は，汗腺・メラニンに富む。薄い真皮の下には平滑筋に富んだ肉様膜とよばれる組織がある。この平滑筋は外気温が高いと弛緩して精巣が下がるが，外気温が低いと収縮するため精巣が上がって体幹に近づき，陰嚢の皮膚表面にしわが寄る。精子形成は正常体温より 2～4℃ 低い温度が適しているので，肉様膜の弛緩・収縮で，精巣を体幹から離したり近づけたりして適温に調節されている。

B 女性の生殖器

女性生殖器系は，◯図 9-3 に示した器官からなる。卵子が産生され，受精して胚，胎児と成育し，体外に出る（分娩）までの経路にしたがって述べる。

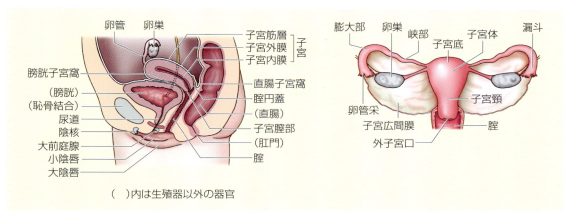

○図 9-3　女性生殖器

1 卵巣

　卵巣は，骨盤内で子宮の両側に1対ある，長円形の器官である（長径約2.5 cm）。卵巣は**皮質**と**髄質**からなる。皮質は周辺部の密な層で，この中に**卵胞**がある。

　新生児には，卵胞（**原始卵胞**）が両方の卵巣を合わせると100万〜200万個あるが，思春期のころまでに卵胞閉鎖という現象によって約30万個まで減少する。以後，残った卵胞が1個ずつ順番に成熟する（**胞状卵胞**）。成熟すると，卵胞が破れて**卵子**が腹膜腔内に飛び出る（**排卵**）。排卵は4週に1回ずつ行われる。月経閉止期（更年期）までに，約400回の排卵が行われる。飛び出した卵子は卵管の末端（漏斗）に受け入れられ，子宮に輸送される。

　排卵したあとの卵胞は，黄色の**黄体**となる。黄体は卵子が**受精**して妊娠すると存続するが，受精が行われないとまもなく消失する。

　卵胞からは**エストロゲン**（卵胞ホルモン），黄体からは**プロゲステロン**（黄体ホルモン）が分泌される。

2 卵管

　卵管は，子宮上部の外側端から卵巣のほうに向かう，長さ約 10 cm の1対の管である。卵巣に近い側から漏斗，膨大部，峡部が区別される。漏斗の外側端には花びらのように開いた**卵管采**があって，卵巣から出された卵子を受けとめる役目を果たしている（○図 9-4）。

　卵管の粘膜は線毛上皮で，卵子を子宮に向けて輸送するはたらきをもつ。卵子は途中の膨大部で受精して**受精卵**となり，細胞分裂を繰り返しながら峡部を通って子宮に向かう。受精卵は子宮内膜（○154ページ）に定着（**着床**）し，発生が進む。

　受精した卵子が卵管内など子宮以外の場所にとどまることを異所性妊娠と

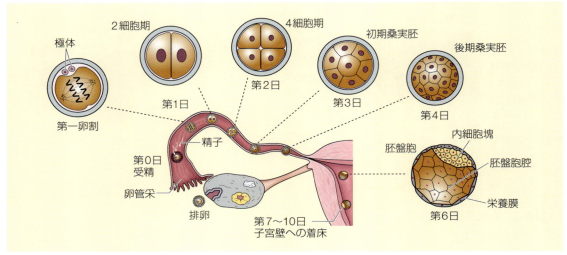

図 9-4　受精から着床まで

よび，卵管破裂などの原因となる。

3 子宮

1 位置と構造

子宮は，骨盤内で膀胱と直腸との間にある扁平なナス状の器官で，およそ長さ 7 cm，幅 4 cm，厚さ 3 cm である。全体は前に傾き（前傾），上部はわずかに前に曲がっている（前屈）。壁には平滑筋がよく発達する。子宮は**子宮体**，**子宮峡部**，**子宮頸**に区別され，子宮体の上部の広がった部分を**子宮底**とよぶ（153 ページ，図 9-3）。

子宮壁は**子宮内膜**（粘膜），**子宮筋層**，**子宮外膜**（腹膜にほかならない）の 3 層からなる。

子宮の側壁と腹壁の間には，**子宮広間膜**やその中を通る**子宮円索**があり，子宮を保持している。子宮と直腸との間のへこみを**直腸子宮窩**（ダグラス窩）とよび，ここは立位の際に腹膜腔で最も低い部位となるため，腹腔内の出血や膿がたまりやすい。

なお子宮には，悪性腫瘍の子宮体がん・子宮頸がんや良性腫瘍の子宮筋腫が発生することがある。

2 子宮内膜（粘膜）の周期的変化

エストロゲンもプロゲステロンも下垂体前葉ホルモン（卵胞刺激ホルモン〔FSH〕と黄体形成ホルモン〔LH〕）に制御されている。FSH は女性生殖器の発達を促し，卵胞を成熟させる。それに伴って思春期以降にエストロゲンの分泌が盛んになると，子宮内膜の表層（機能層）が厚くなる（増殖期）（図

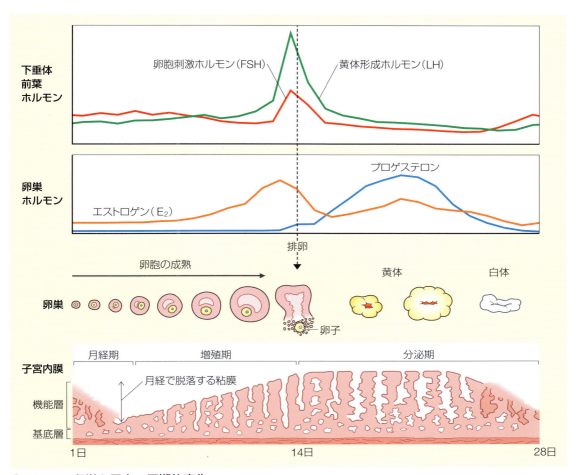

◯ 図 9-5　卵巣と子宮の周期的変化

9-5）。FSH と LH の分泌は，前の月経開始から数えて 14 日ごろにピークに達し，そこで排卵が行われる。排卵が行われると，子宮内膜の機能層はさらに肥厚して血流が豊富になり（分泌期），受精卵が付着（着床）する準備が整う。

着床して胎盤が形成されると，胎盤から LH と同様の作用をもつヒト絨毛性ゴナドトロピン〔hCG〕）が分泌されて黄体の退縮を防ぎ，子宮内膜が妊娠に適した状態に保たれる。hCG は妊娠すると血中や尿中で上昇するので妊娠検査の際に利用される。受精と着床がおきないと，黄体が退縮してプロゲステロンが減少し，子宮内膜の機能層が剝離して出血し，排泄される。これが月経であり，3〜5 日間続く。

個人差があるものの，排卵はほぼ 4 週ごとにおこるので，月経も 4 週ごとにある。左右の卵巣を摘出すると月経がなくなるのは，卵巣からのホルモン分泌がなくなるためである。

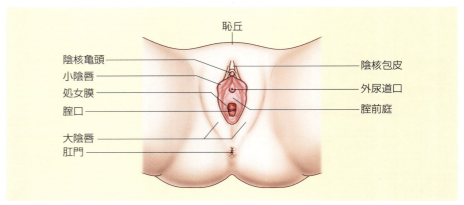

◯ 図 9-6　女性の外性器

4 腟

腟は，子宮に続く長さ約 7 cm の管であり，尿道と直腸との間を下り，外陰部に開く（◯ 図 9-6）。腟の粘膜にはひだがある。処女では腟の入口に処女膜があって，入口を狭くしている。

腟は交接のための器官であるが，分娩時には産道となる。

5 外性器

女性の外性器には，次のものがある（◯ 図 9-6）
- **恥丘** 恥骨結合の前のふくらんだ部分で，皮下脂肪が発達している。
- **大陰唇** 恥丘から肛門の間を走る 1 対の皮膚のヒダである。
- **小陰唇** 大陰唇の内側にある 1 対の皮膚のヒダである。
- **陰核** 左右の小陰唇が前で合わさる部分にある小突起で，内部には海綿体がある。
- **腟前庭** 左右の小陰唇の間をいい，ここに腟と尿道が開口する。
- **会陰** 男女ともに，外陰部と肛門の間を会陰という。女性では分娩時に，この部分に裂傷をきたすことがある。
- **大前庭腺** エンドウ豆大の外分泌腺で，バルトリン腺ともいう。腟口両側に開く。男性の尿道球腺に対応する。

6 乳房と乳腺

前胸部で左右のふくらみをつくる部分を**乳房**といい，その中央の突出した部分を**乳頭**（または乳首）という（◯ 図 9-7）。乳頭の周囲には色素に富む**乳輪**があり，妊娠中はとくに黒味をおびている。乳房の中には多数の**乳腺**がある。乳腺は皮膚の上皮から分化した外分泌腺で，**乳管**によって乳頭に開口する。

妊娠すると，プロゲステロンの作用で乳腺は急激に増殖し，分娩直後には薄い初乳を出す。分娩後 3〜4 日すると移行乳になり，約 10 日で成熟乳を分

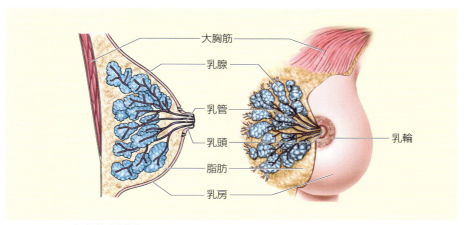

○ 図 9-7　乳腺（授乳期）

泌するようになる。授乳中は月経をみないのがふつうである。

男性では乳腺がほとんど発達しない。

女性では，乳がんが 40 歳前後からあらわれることがあるが，男性ではきわめてまれである。

C　人体の発生

ヒトの生殖は有性生殖である。性腺（精巣と卵巣）の中で，体細胞（生殖細胞以外の細胞）の分裂とは異なる**減数分裂**がおこり，男性では精子が，女性では卵子が形成される（○ 図 9-8）。その精子と卵子が合体（**受精**）することによって，新しい 1 つの個体がつくられる。

1　性の決定

ヒトの体細胞の核の中には，男女ともに **46 個の染色体**がある。染色体の数は，生物の種類によって異なる。精子の母体である**精祖細胞**は，体細胞と同じく 44 個の**常染色体**と 2 個の**性染色体**（X と Y）をもつ（合計 46 個）。これが精子となるまでには，染色体数が半分になる減数分裂を行い，$(22+X)$ と $(22+Y)$ の 2 種類の精子ができる。

同様に，卵子の母体である**卵祖細胞**は 44 個の常染色体と 2 個の性染色体（ともに X）をもつ。これが卵子となるまでに減数分裂を行い，$(22+X)$ の型の卵子ができる。

$(22+X)$ 型の精子と卵子 $(22+X)$ が合体すると，$(44+X+X)$ すなわち女性となり，$(22+Y)$ 型の精子と卵子 $(22+X)$ が合体すれば，$(44+X+Y)$ すなわち男性となる。性別ができるのは，精子に 2 種類があるためである。

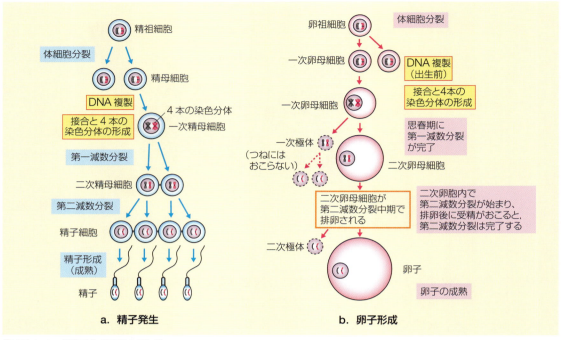

◯ 図9-8　精子と卵子の形成

2 人体の形成

　　受精卵は卵管から子宮内に移動し、子宮内膜に着床して、ここで発育する（◯154ページ、図9-4）。受精以降、刻々に細胞分裂が繰り返される。この間はまだ胎児の形をとらず、細胞の群にすぎない。これを胚という。

　　胚は発育して内胚葉・中胚葉・外胚葉が区別されるようになる。外胚葉から表皮・神経系が、中胚葉から結合組織・骨・筋・血管系が、内胚葉から呼吸器系・消化器系の粘膜上皮ができる。

　　胚は、受精後第9週以降になると胎児とよばれる。胎児を包む膜からは子宮壁内に多数の突起（絨毛）が出て、母体から栄養をとる（◯図9-9）。

胎盤●　　胎児由来の組織である絨毛膜の絨毛をもった部分（絨毛膜有毛部）と、母体由来の組織である脱落膜の一部（基底脱落膜）が合わさって胎盤を形成する。この絨毛膜有毛部と基底脱落膜の間には絨毛間腔とよばれる空洞があり、母側からくる動脈はここに開口し、絨毛間腔を血液で満たしている。絨毛の中を流れる胎児の血液は、絨毛間腔の母体の血液から酸素や栄養を受け取り、二酸化炭素や老廃物を渡す。

臍帯●　　臍帯とは胎児と胎盤を連絡するひも状の組織で、中を通る2本の臍動脈が胎児の中にできた老廃物や二酸化炭素を胎盤に送り、1本の臍静脈が母体から酸素と栄養を受け取った血液を胎児に戻す（◯図9-9）。

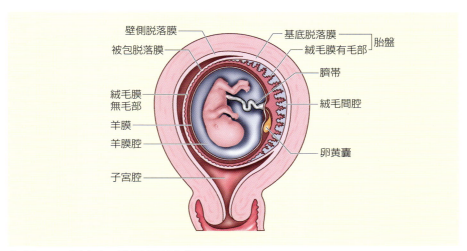

◯ 図 9-9　子宮内の胎児（第 10 週）

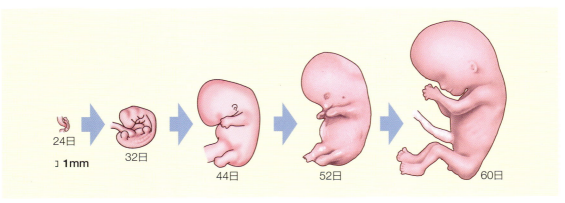

◯ 図 9-10　胚・胎児の発育

　　　　　　　　胎児にとって胎盤は，呼吸と栄養の吸収と老廃物の排泄を担うものである。胎児が大きくなるにつれて胎盤も大きくなる。

胎児の発育と分娩　胎児の発育は子宮内で約 280 日（40 週）間続き，個体が完成される（◯ 図 9-10）。個体が完成されると，強い収縮（陣痛）が子宮筋におこり，子宮口が開き，腟を通って胎児を外に押し出す（◯ 図 9-11）。これが**分娩**である。胎児が新生児として生まれてくることを出生とよぶ。

胎児の血液循環　胎児の血液循環には，以下の 3 つの特徴がある（◯ 図 9-12）。
（1）胎盤でガス交換と栄養の摂取，老廃物の排出を行う。
（2）消化管で栄養を吸収していないため，肝臓への血液供給は少なくてよい。
（3）肺でガス交換を行わないため，肺への血液供給は少なくてよい。

　（1）のために，胎児と胎盤をつなぐ臍帯には 2 本の臍動脈と 1 本の臍静脈が通っている。臍動脈は内腸骨動脈から分岐し，臍から臍帯に入って胎盤に向かう。胎盤から出た臍静脈は臍から腹腔に入ると，肝臓の下面で門脈と静

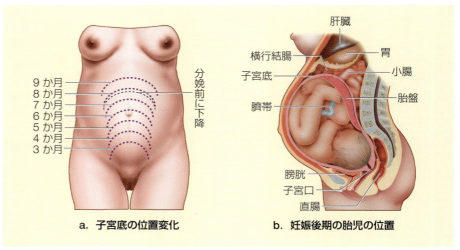

a. 子宮底の位置変化　　b. 妊娠後期の胎児の位置

◯ 図 9-11　妊娠期間と子宮底の位置

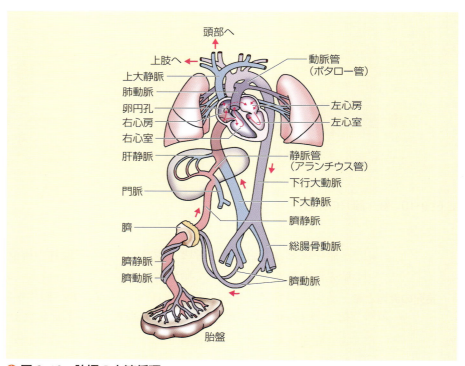

◯ 図 9-12　胎児の血液循環

脈管につながる。

　（2）のために，臍静脈と下大静脈をつなぐ太い血管（静脈管）がある。臍静脈は門脈とも連絡しているが，その血液の大部分は肝臓に入らず，静脈管を通って下大静脈に注ぐ。

　（3）のために2つの経路が存在する。1つは右心房と左心房の間に開いた

卵円孔で，右心房に流入した血液の一部が直接左心房に注ぐ。もう1つは肺動脈と大動脈を連絡する**動脈管**（ボタロー管）で，肺動脈の血液の一部が肺に向かわずに直接大動脈に注ぐ。生後は体循環に向かう血液量と肺循環に向かう血液量は等しいが，胎児ではこれらの経路のために，体循環に比べてはるかに少ない量の血液しか肺に流れない。

　以上の臍動脈，臍静脈，静脈管，卵円孔，動脈管が，胎児に特有の循環路である。

出生後の循環　胎児が生まれると臍帯が脱落し，卵円孔・動脈管・静脈管などは自然に閉じて，生後の血液循環に切りかわる。腹腔内の臍動脈・臍静脈・静脈管・動脈管はひも状の結合組織となり，それぞれ臍動脈索・肝円索・静脈管索・動脈管索とよばれる。卵円孔は閉鎖して卵円窩という浅いくぼみになる。まれに，生後も卵円孔や動脈管が開いたままになっている場合がある（卵円孔開存症および動脈管開存症）。

まとめ

- 男性の生殖器は精巣，精巣上体，精管，精囊，射精管，前立腺，外陰部などからなり，女性の生殖器は卵巣，卵管，子宮，腟，外陰部などからなる。
- 男性の外陰部は陰茎，陰囊などからなり，女性の外陰部は大陰唇，小陰唇，陰核，腟前庭などからなる。
- 精巣は陰囊内にあり，小葉中の精細管で精子がつくられる。また精巣では男性ホルモンもつくられる。
- 精子は精路（精巣上体，精管，射精管）を経て尿道に入り，外尿道口から射出される。
- 卵巣は骨盤腔内にあり，皮質と髄質からなる。皮質には多くの卵胞があり，成長後はその1個ずつが成熟卵胞となり，4週に1回の割合で排卵される。排卵後の卵胞は黄体となり，妊娠中存続するが，妊娠しなければまもなく消失する。
- 卵胞からはエストロゲンが，黄体からはプロゲステロンが分泌される。
- 卵管は排卵された卵子を受け取って子宮へ運ぶ管である。
- 子宮は骨盤腔内で膀胱と直腸との間にある。子宮壁には厚い平滑筋があり，内部に子宮腔，内面には粘膜がある。
- 排卵後，子宮内膜は肥厚・充血し，胚が子宮壁に着床しやすいようになるが，受精が行われないと肥厚した粘膜の上層部は剝離して出血し，外に排出される。これが月経で3〜5日間続く。
- 月経後，次の排卵までに剝離した粘膜は修復される。卵巣を摘出すれば月経はなくなる。
- 腟は交接器と産道を兼ねる管状の器官で，約7cmの長さであり，外部に開く。大前庭腺が腟口の両側に開いている。
- 女性では成長すると乳腺が発達する。分娩後，乳腺は乳汁を分泌する。
- ヒトの性別は性染色体によって決定される。精子ができる過程で減数分裂がおこり，44個と2個の性染色体が2分され，染色体22個＋Xの精子と染色体22個＋Yをもつ精子ができる。卵子はいずれも22個の染色体とXの性染色体をもつ。したがって，Xの性染色体をもった精子が受精すれば女性が生まれ，Yをもった精子の場合は男性が生まれる。

- 受精した卵子は胚となり，子宮壁に着床し，ここで発育する。内・中・外の3胚葉ができて，それぞれからいろいろな組織・器官が発生する。胎児の形になるのに約3か月かかり，このころに胎盤ができる。胎盤は胎児の絨毛膜有毛部と母体側の基底脱落膜からなり，この間に空洞があって母体の血液で満たされている。ここに胎児の絨毛が多数突出して栄養や酸素を吸収し，二酸化炭素や老廃物などを排泄する。
- 臍帯には胎児と胎盤をつなぐ血管が通る。胎児は約280日で十分に発育し，分娩される。胎児と胎盤をつなぐ臍動脈と臍静脈，血液が肝臓をバイパスするための静脈管，肺をバイパスするための卵円孔と動脈管によって，胎児の血液循環は出生後と大きく異なっている。

復習問題

● 次の文章の空欄を埋めなさい。

- 精細管では（①　　　　）が産生され，精細管の近くの組織から（②　　　　）が分泌される。
- 精管は（③　　　　）から（④　　　　）まで精子を送る管である。
- （⑤　　　　）はフルクトースに富む液を，（⑥　　　　）はクエン酸を含む白濁した液を分泌し，それらが精液の成分となる。
- 陰茎には1対の（⑦　　　　）と1つの（⑧　　　　）があり，その内部に血液が充満すると（⑨　　　　）がおこる。
- 新生児で100万～200万個ある（⑩　　　　）は思春期までに約30万個に減少する。
- 成熟した卵子が卵胞から腹膜腔内に出ることを（⑪　　　　）とよぶ。
- 排卵後の卵胞は（⑫　　　　）に変化する。
- 卵子は卵管に入り，通常はその（⑬　　　　）部で受精する。
- 受精卵が子宮内膜に定着することを（⑭　　　　）とよぶ。
- 胎児は（⑮　　　　）を介して母体との間でガス交換，栄養の摂取，老廃物の排出を行う。
- ⑮はまた，（⑯　　　　）を分泌して黄体の退縮を防ぎ，妊娠を維持する。
- （⑰　　　　）は胎児と⑮をつなぐひも状の組織である。
- 胎児が十分成熟すると子宮が収縮して，胎児は（⑱　　　　）を通って体外に排出される。
- 女性の外陰部には大（⑲　　　　）とその内側に接する小⑲という2対の皮膚のヒダがある。
- 胎児の心臓の右心房と左心房の間には（⑳　　　　）が開いている。

第10章 運動器

学習目的 運動は，からだの支柱となる骨格を，骨格筋が神経系の調節を受けながら動かすことでなりたっている。骨はからだの形を維持して内臓を保護するだけでなく，関節をつくって可動性をもたせている。そこに骨格筋が力をはたらかせる。本章では，それぞれの骨の位置・構造と互いの連結，それぞれの骨格筋の位置とその作用，神経支配について，そのしくみとはたらきを学ぶ。また，筋の収縮のしくみと特徴についても学ぶ。

A 骨の形状と構造

1 骨の形状

骨は形によって，**長骨**，**短骨**，**扁平骨**に分けられる。長骨は四肢に多く，扁平骨は頭部にみられる。短骨は手根や足根の骨にある。長骨は，中央の細長い部分を**骨幹**，両端を**骨端**とよぶ（◯図 10-1）。

2 骨の構造

骨は**骨膜**・**骨質**・**骨髄**からなる。

骨膜● 骨を包む血管と神経に富んだ結合組織の膜で，関節面以外の骨表面をおおっている。骨を保護するだけでなく，骨膜から骨芽細胞が分化するので，骨の発育や，骨折した骨の再生にも関与する。腱や靱帯とともに，骨質内に入り込む太い膠原線維によって骨にしっかり結合している。骨を打たれると痛いのは，骨膜に分布する感覚神経（◯246 ページ）の刺激によるものである。

骨質● **緻密質**（緻密骨；外層）と**海綿質**（海綿骨；内層）からなる。緻密質は骨細胞と基質がかたく詰まっている。長骨の骨幹は管状だが，緻密質がとくに厚くじょうぶにできている。緻密質の中に，血管の通る細い栄養管（**フォルクマン管**，**ハバース管**）が走る。海綿質は多数の骨柱からできており，小腔をもっているのでスポンジのように見える。また，長骨の骨幹の内部は大きな空洞（**髄腔**）になっており，軽量で十分な強度が得られる構造をしている。

骨髄● 髄腔や，海綿質の小腔を満たす軟組織である。造血のはたらきをする骨髄

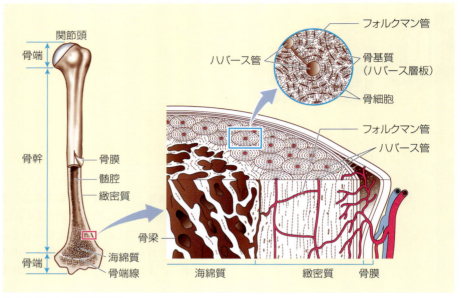

◯ 図10-1　骨の構造

は血液に富んでいるので赤く見えるが(**赤色骨髄**)，その作用を失った部分は脂肪化して黄色に見える(**黄色骨髄**)。赤色骨髄は血管と交通する。

B 骨の発生と成長

　骨はそのなりたちによって，**置換骨**(軟骨性骨)と**付加骨**(膜性骨)に区別される。置換骨は軟骨が骨におきかわったもので，大部分の骨はこれに属する。付加骨は結合組織が軟骨を経ずに骨化したもので，頭部の一部の骨(多くは扁平なもの)がこれにあたる。いずれの場合にも，骨をつくる細胞(**骨芽細胞**)が骨を新生させていく。

　置換骨が縦にのびるのは，骨端と骨幹の境の部分にある**軟骨細胞**が増殖して，これが順次骨化するためである。この部分は骨の成長後，X線で線状に見えるため，**骨端線**とよばれる(◯図10-1)。一方，骨の太さが増すのは，骨膜から骨芽細胞が分化して骨化するためである。骨の成長は20歳ごろに完了する。

　骨組織は形成されるだけでなく，不要な部分は**破骨細胞**によって吸収されて，つねに適切な形状に維持されている。

C 骨の化学的組成

骨は無機塩類(おもにリン酸カルシウムと炭酸カルシウム)と有機物(おもに膠原線維などのタンパク質)からなる。骨がかたいのは無機塩類のためであり,曲げる力がかかったときに弾性があるのは膠原線維のためである。骨を鉄筋コンクリートにたとえると,無機塩類はコンクリートに,膠原線維は鉄筋にあたる。

骨を煮ると,膠原線維のもとであるコラーゲンがとけて,膠が得られる。また骨を酸につけると,無機塩類が除かれて(これを**脱灰**という)有機物だけとなり,やわらかくなる。

幼児の骨は有機物に富み,弾性があって折れにくいが,高齢者の骨は有機物が少ないうえに無機塩類もしばしば不足するので折れやすい。

D 骨のはたらき

骨はさまざまなはたらきをもっている。

からだの支持　成人の骨格は200余りの骨からなっているが,これらは体内で一定の骨組みをつくり,からだの各部を支える役割を担っている。

関節の形成と運動　骨の多くは隣り合う骨との間に関節を形成し,互いになめらかに動くことができる。その運動の動力となるのが筋である。

臓器の保護　いくつかの骨は連結し合って体内に腔(空洞)をつくり,その中にいろいろな臓器を入れて,これを保護している。頭蓋腔,胸腔,骨盤腔がこれにあたる。

カルシウム・リンの貯蔵　骨質中にカルシウム・リンを貯蔵するはたらきをもっている。血液中のカルシウム濃度が低下すると,副甲状腺ホルモンの作用によって骨質からカルシウムが血液中に放出される。

造血　骨自体のはたらきではないが,骨の中にある骨髄では,血球(白血球・赤血球)や血小板がつくられる(造血作用)。

E 骨の連結

骨どうしの連結(広義の関節)には,可動性の少ないもの(不動性の連結)と,よく動くもの(可動性の連結:狭義の関節)とがある。

1 不動性の連結

骨結合　骨が骨質で結合されたもので，寛骨などにみられる。

軟骨結合　骨と骨との間が軟骨で結合されたものである。肋骨と胸骨の間，上下の椎骨間などは2つの骨の間にある程度の可動性がある。

線維性の連結　骨と骨の間を靱帯が結ぶ**靱帯結合**（脛骨と腓骨の間など），膠原線維が連結するとともに骨どうしがのこぎりの歯のようにかみ合って密着した**縫合**（◯174ページ），膠原線維が歯を上・下顎骨につなぎとめる**釘植**がある。尺骨と橈骨の間の靱帯結合などにはある程度の可動性がある。

2 可動性の連結（関節）

骨どうしの結合（広義の関節）のうち，運動しやすいように連結したものを**関節**（狭義）とよぶ。

1 関節の構造と種類

関節をつくる2つの骨の端は，多くの場合一方が凸面（**関節頭**），他方が凹面（**関節窩**）をなしている。これらの表面，すなわち関節面は薄い軟骨の層（**関節軟骨**）でおおわれているので，なめらかである。関節全体は外から強い**関節包**で包まれており，中に関節腔をつくる（◯図10-2）。関節包の内面は**滑膜**でおおわれ，内部にはなめらかな**滑液**が分泌される。この滑液が向き合った関節軟骨の間の摩擦を少なくしている。

関節包の外側には帯状の**靱帯**（強い結合組織からなる）があって関節を保護し，関節の過度の伸展を防ぐはたらきをしている。

関節頭と関節窩の形によって，関節運動がきわめて自由に各方向に行われ

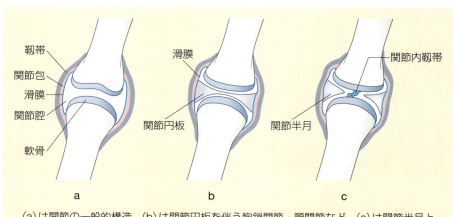

(a)は関節の一般的構造，(b)は関節円板を伴う胸鎖関節・顎関節など，(c)は関節半月と関節内靱帯を伴う膝関節などにみられる。

◯ 図 10-2　関節の構造

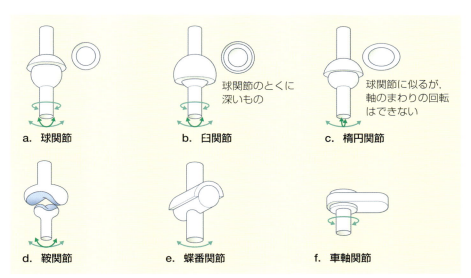

◯ 図 10-3　関節の種類と可動性

る場合と，運動が一方向だけに制限される場合とがある(◯図10-3)。

- 球関節● 関節頭が球状となり，関節窩がそれを受け入れるようにへこんでいる関節である。あらゆる方向に運動することができ，多軸性である(例：肩関節・股関節)。
- 蝶番関節● 肘関節の中の上腕骨と尺骨の間の関節(腕尺関節)や指節間関節にみられ，ドアの蝶番(ちょうつがい)のように，1方向だけの運動をする。
- 楕円関節● 関節頭が楕円球を呈する関節で，2方向性の運動を行う(例：橈骨手根関節)。
- 鞍関節● 両関節面が鞍状の関節で，2方向性の運動を行う(例：母指の手根中手関節)。
- 車軸関節● 円柱の側面のような関節面をもつ関節である。この骨の長軸を中心にして，関節窩のところで車輪のように回転運動を行う(例：橈尺関節)。
- 平面関節● 両関節面が平面を呈する関節である。滑るように動くが，運動範囲は小さい(例：椎間関節)。
- 半関節● 両関節面が凸凹をなしているため，ごくわずかしか運動をしない関節である(例：仙腸関節)。

❷ おもな関節の運動とその名称

　1つの関節が複数の軸で運動することが多いので，どの軸のまわりのどの方向の運動かを区別する必要がある。そのため，各関節の運動方向には決まった名称がつけられている。おもな関節についてのみ，その運動方向を ◯ 図10-4～図10-6 に示した。骨格模型などを使ってよく理解しておこう。それらは筋の作用を学ぶときに重要である。

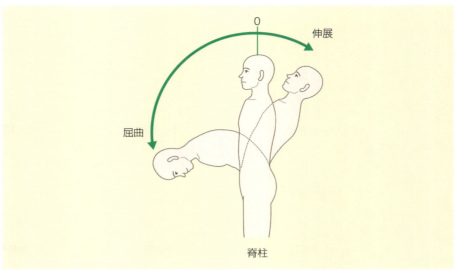

○ 図 10-4　脊柱の運動

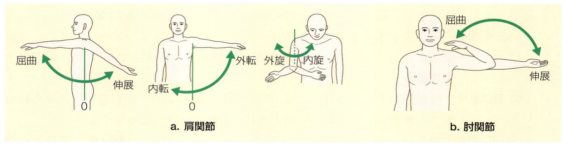

○ 図 10-5　上肢の運動

③ 関節の傷害

　関節は，無理な外力が加わると運動の範囲をこえるために，靱帯がのびすぎたり裂けたりして**捻挫**をおこす。外力のために関節面が外れた状態を，**脱臼**という。脱臼をおこすと関節の運動が障害される。先天性股関節脱臼は，股関節が先天的に脱臼したものである。

F 骨格筋の形状

　骨格筋は**骨格筋線維**が束になってできており，その外側は**筋膜**で包まれている。筋は**筋頭**，**筋腹**，**筋尾**に区別される[1]。筋頭が骨につく部分を**起始**，筋尾が骨につく部分を**停止**とよぶ（○図 10-7）。いくつかの起始からおこる筋は，筋頭の数によって二頭筋，三頭筋，四頭筋とよばれる。

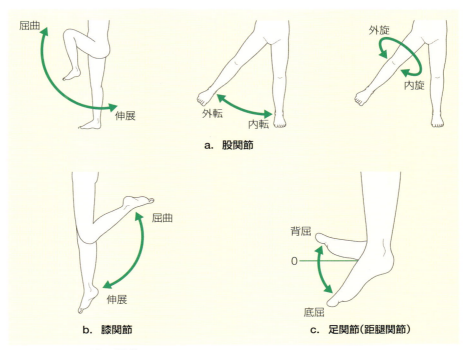

◯ 図 10-6　下肢の運動

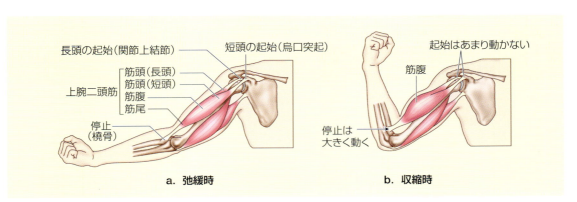

◯ 図 10-7　筋の部位と起始・停止

　筋の両端には**腱**(けん)(線維性の帯状のもの)があり，これによって骨につく。腱の中には骨が形成されることがあり(**種子骨**(しゅしこつ))，力の作用する方向をかえるなどのはたらきがある。膝蓋骨(◯191ページ)は人体最大の種子骨である。

　筋にはいろいろな形状があり，強い張力が必要なものや，長さを大きく縮めなければならないものなど，それぞれの筋が必要とする特性にふさわしい

---

1) 筋が収縮する際に，からだの中心を基準にして，筋の両端のうちあまり動かないほうを筋頭，より大きく動くほうを筋尾とよぶ。

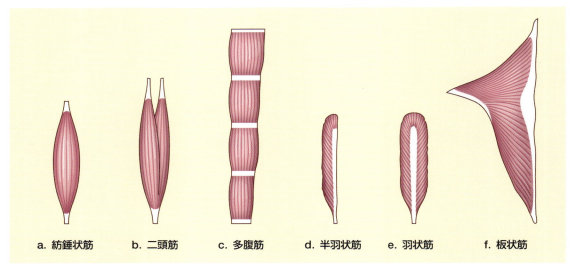

◯ 図 10-8　筋の形状

形状をとっている。おもなものとして紡錘状(上腕筋)，二頭(上腕二頭筋)，多腹(腹直筋)，半羽状(長母指屈筋)，羽状(腓腹筋)，板状(僧帽筋)などの形がある(◯図 10-8)。

G 筋の補助装置

筋の運動をたすける補助装置として，次のようなものがある。

筋膜●　1つまたはいくつかの筋を包む線維性の膜である。皮下組織などの中の膠原線維に富んだ膜状の組織にも，筋膜という名称が使われるので注意が必要である。

滑液包●　四肢に分布する筋または腱と，骨や皮膚との間にできる袋状の組織である(◯図 10-9-a)。中には滑液があり，筋の運動を円滑にしている。

腱鞘●　四肢に分布する筋には長いひも状の腱があり，この腱は膜性の鞘で包まれている。これを腱鞘(滑液鞘)という(◯図 10-9-b)。腱鞘の中にも滑液があり，腱の運動を円滑にしている。

滑車●　筋の運動方向をかえるのに役だつ。眼を動かす筋(上斜筋)などにみられる。

H からだの各部の骨格と筋

人体には約 200 の骨と大小 400 余りの骨格筋がある。全身の骨(◯図 10-10)と筋を 4 つの部位(頭部，体幹，上肢，下肢)に分け，それぞれの骨と，

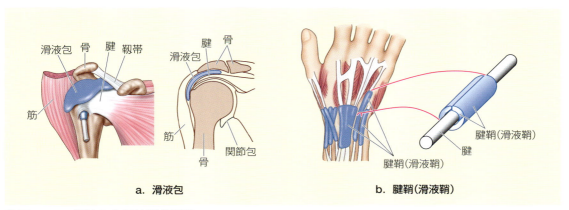

● 図 10-9　滑液包と滑液鞘（腱鞘）

● 表 10-1　頭蓋を形成する骨

脳頭蓋（個数）	前頭骨(1)，頭頂骨(2)，後頭骨(1)，側頭骨(2)，蝶形骨(1)，篩骨(1)
顔面頭蓋（個数）	鼻骨(2)，鋤骨(1)，涙骨(2)，下鼻甲介(2)，上顎骨(2)，頰骨(2)，口蓋骨(2)，下顎骨(1)，舌骨(1)

筋および支配する神経について述べる。

1 頭部

頭部の骨は頭蓋（「とうがい」または「ずがい」と読む）と総称される。ほとんどの骨は縫合や骨結合などで連結しているが，下顎骨と舌骨は分離している。

頭部の筋には，外眼筋，顔面筋，咀嚼筋，舌筋などがある。眼球を動かす外眼筋は第11章で扱う（● 221ページ）。

1 頭蓋

頭蓋は15種，23個の骨が組み合わさってできている（● 表 10-1，図 10-11〜10-13）。

頭蓋のほぼ上半分は，中に**頭蓋腔**とよばれる大きな腔所をもち，その中に脳を入れるので**脳頭蓋**とよばれる。頭蓋腔を取り囲む骨は底部を除いて薄い骨からできており，これらは代表的な付加骨である。頭蓋腔の底面は比較的厚みのある骨で構成され，そこにいくつもの**孔**があいている。いちばん大きな孔は**大後頭孔**または単に**大孔**とよばれ，ここを通して脳と脊髄がつながっている（● 図 10-14，10-15）。そのほかの孔は，ほとんどが頭蓋の中と外を結ぶ血管や神経の通る孔である（● 175ページ，表 10-2）。

頭蓋の下半分はおもに顔をつくるので**顔面頭蓋**とよばれ，そこにも大きな空間がいくつかある。額のすぐ下には，眼球を入れる左右1対のくぼみが

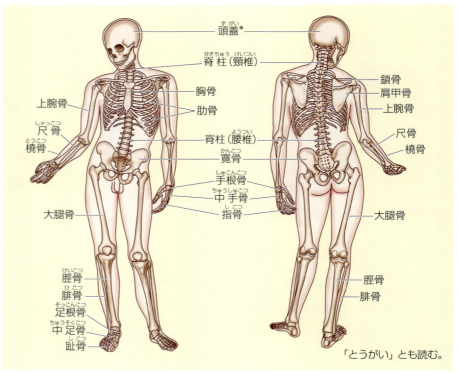

◯ 図 10-10　全身の骨格

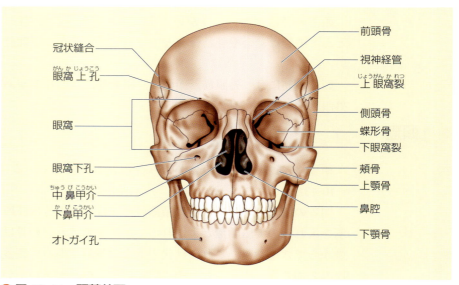

◯ 図 10-11　頭蓋前面

あり，**眼窩**とよばれる。左右の眼窩のあいだから下方には，西洋ナシ型の大きな孔(梨状口)が空いており，この内部の空間が**鼻腔**である。鼻腔のさらに下，上顎骨や口蓋骨と下顎骨との間に口腔がある。

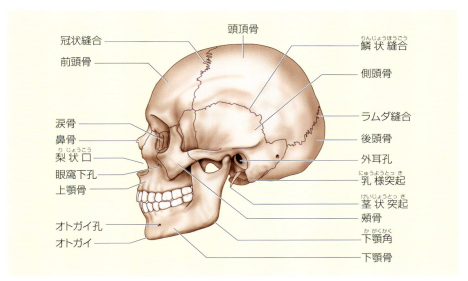

● 図10-12 頭蓋外側面

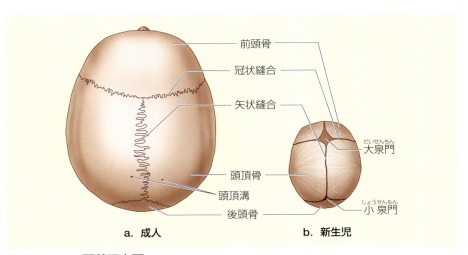

● 図10-13 頭蓋冠上面

> **Column**
>
> ### 縫合と泉門
>
> 前頭骨と頭頂骨がつくる縫合を**冠状縫合**，左右の頭頂骨がつくる縫合を**矢状縫合**，頭頂骨と後頭骨のつくる縫合を**ラムダ(λ)縫合**(または人字縫合)とよぶ。
>
> 新生児では，前頭骨と左右の頭頂骨との間，また左右の頭頂骨と後頭骨との間に，骨化しない膜様の部分がある。前者を**大泉門**，後者を**小泉門**とよぶ。これらは成長するにつれて小さくなり，前者は1歳3〜6か月ごろまでに，後者は6か月〜1歳ごろまでに閉じる(● 図10-13)。

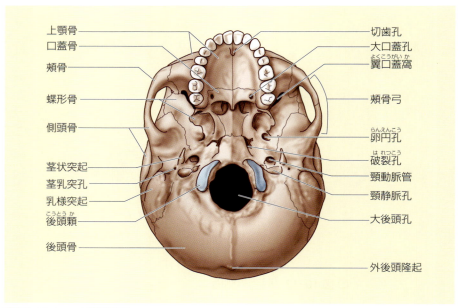

◯ 図 10-14　外頭蓋底

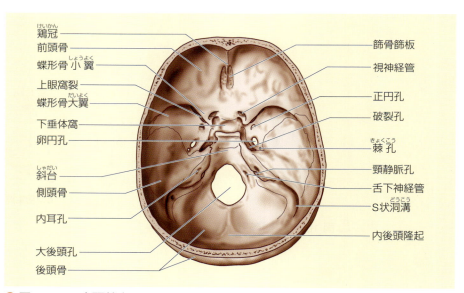

◯ 図 10-15　内頭蓋底

　前頭骨，後頭骨，側頭骨の上部，および頭頂骨は扁平骨で，外面は凸面，内面は凹面である。下顎骨と舌骨以外は，骨どうしがかたく連結している。この結合様式を**縫合（ほうごう）**という。

前頭骨（ぜんとうこつ）●　眼窩の上部と，額をつくる。
頭頂骨（とうちょうこつ）●　頭の頂（いただき）をつくる。
後頭骨（こうとうこつ）●　頭の後ろから下にあり，下面に脊髄が通る大後頭孔（大孔）がある（◯ 図 10-

表 10-2 頭蓋のおもな孔や管とそこを通る血管と神経

孔・管	通る血管と神経	孔・管	通る血管と神経
視神経管	視神経，眼動脈	頸動脈管	内頸動脈
上眼窩裂	眼神経（三叉神経の第1枝） 動眼神経，滑車神経，外転神経 上眼静脈	内耳孔	顔面神経，内耳神経
		頸静脈孔	内頸静脈 舌咽神経，迷走神経，副神経
下眼窩裂	眼窩下神経，頰骨神経	舌下神経管	舌下神経
正円孔	上顎神経（三叉神経の第2枝）	大後頭孔	脊髄 椎骨動脈
卵円孔	下顎神経（三叉神経の第3枝)		
棘孔	中硬膜動脈		

14, 10-15）。

側頭骨 側頭部にあり，外面には外耳孔がある。

蝶形骨 頭蓋底の中央部にあって，蝶の形をしている。その真ん中には**トルコ鞍**（「ぐら」または「あん」と読む）とよばれる部分があり，前後が突出したその間の鞍状のくぼみ（下垂体窩）に下垂体が入っている。

篩骨 蝶形骨と前頭骨との間にあり，骨の上面には無数の小孔がある[1]。この小孔には，においを感じる**嗅神経**が通っている。

鼻骨 鼻根部にある小さい骨である。

涙骨 眼窩の内側壁（目頭）にある小さな骨で，涙の排水路の一部をなす涙嚢がおさまるくぼみがある。

下鼻甲介 鼻腔の外側壁に付着している，小さい貝殻状の骨である。

鋤骨 鼻中隔の一部となる平たい骨で，農機具の鋤のような形をしている。

上顎骨 顔の眼窩と口腔のあいだを占める大きい骨である。その下面に歯根を入れる陥凹部，すなわち**歯槽**がある。

下顎骨 顔の下部を占める馬蹄形のじょうぶな骨で，上顎骨とは反対に上面に歯槽がある。後ろ上方にのびた突起は，側頭骨と関節（**顎関節**）をつくる。

口蓋骨 口蓋の後部をつくる骨である。

頰骨 眼窩の下外側に突き出ている骨である。

舌骨 喉頭の上部，舌根の下部にある，馬蹄形の小さい骨である。

鼻腔 鼻腔は西洋ナシ状の入口（梨状孔）をもち，内部は**鼻中隔**（鋤骨，篩骨，軟骨）で左右に仕切られている。側壁から上鼻甲介・中鼻甲介・下鼻甲介が突出して，鼻腔の外側部を上鼻道，中鼻道，下鼻道に分けている。

眼窩の内側にある涙嚢から鼻腔の下鼻道へは，鼻涙管とよばれる管が通じている。泣くと涙が鼻に出るのは，この管を通るからである。

副鼻腔 蝶形骨・上顎骨・前頭骨・篩骨には，それぞれ蝶形骨洞・上顎洞・前頭

1）篩骨は，「ふるい（篩）のように小孔のある骨」という意味でつけられた名称である。

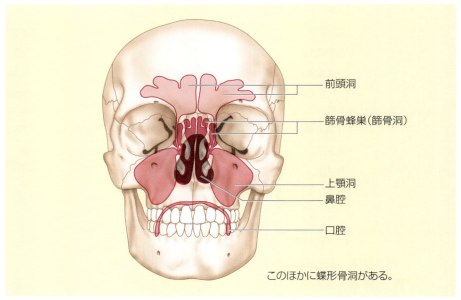

○ 図 10-16　副鼻腔

洞・篩骨蜂巣という大小の空洞があり、これらは鼻腔と交通していて、副鼻腔といわれる（○図 10-16）。上顎洞と前頭洞は中鼻道に開口し、篩骨蜂巣は中鼻道と上鼻道に、蝶形骨洞は鼻腔の後上部に開口している。

頭蓋底　頭蓋底は脳を入れる頭蓋腔の底をなす部分であり、ここには孔、溝、骨の裂け目（裂孔）などがある（○174 ページ，図 10-14，10-15）。これらを通って、血管や神経が頭蓋腔に出入りしている（○175 ページ，表 10-2）。頭蓋底のどこかが外傷によって骨折した場合を頭蓋底骨折といい、その際にはこれらの血管や神経が損傷を受けることがある。

❷ 頭部の筋

顔面筋　一側 10 個余りの弱い筋で、**表情筋**ともいう。顔面の皮膚に停止し、皮膚を動かして眼や口を閉じたり、表情運動をつかさどったりする筋群である（眼輪筋・口輪筋・笑筋など；○図 10-17）。

咀嚼筋　下顎を動かして咀嚼に関与する筋群である。食物をかんだり（咬筋、側頭筋）、歯をすり合わせたりする（外側・内側翼突筋）ときにはたらく。三叉神経（○247 ページ）が支配する。

舌筋　舌の内部にある骨格筋で、下顎骨や舌骨などから舌に入る筋と舌の内部におさまっている筋がある。食物を咀嚼したり飲み込んだり（嚥下）、ヒトでは言葉を発したり（発語）する重要な役割をもつ。

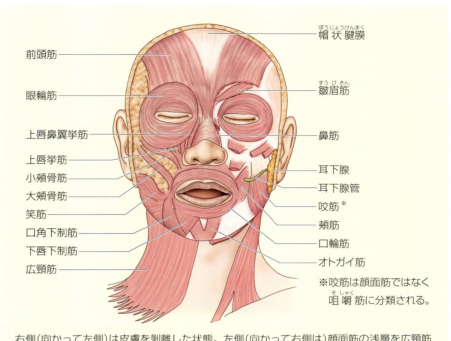

> 図 10-17　顔面筋

2 体幹

体幹の骨格は，脊柱と胸骨・肋骨からなる。
体幹の筋はおもに頸部の筋，胸部の筋，腹部の筋，背部の筋に分けられる。

1 脊柱

脊柱は 32〜34 個の**椎骨**からなっている。椎骨は，上から**頸椎**（7 個），**胸椎**（12 個），**腰椎**（5 個），**仙椎**（5 個），**尾椎**（3〜5 個）の順に重なる。成人では仙椎と尾椎はそれぞれ 1 つの骨に癒合して，**仙骨・尾骨**とよばれる（→図 10-18）。

椎骨● 基本型は次のとおりで，部位によって多少形が異なる（→図 10-19）。

1 つの椎骨は**椎体**と**椎弓**からなり，椎体は体重を支える。椎体と椎弓の間には大きな孔（**椎孔**）がある。椎骨が積み重なると，椎孔は連続した 1 つの管（**脊柱管**）を形成し，ここに脊髄がおさまる。上下の椎骨のすきま（椎弓の前部の間）から左右に脊髄神経（→246 ページ）が出る。頸椎から腰椎までは，下位の椎骨にいくほど大きな重量を支える必要があるので，椎体が大きくなっている。椎弓からは，後方に**棘突起**，両側に**横突起**が出る。背部の正中を皮膚の上からなぞると，棘突起による隆起に触れることができる。

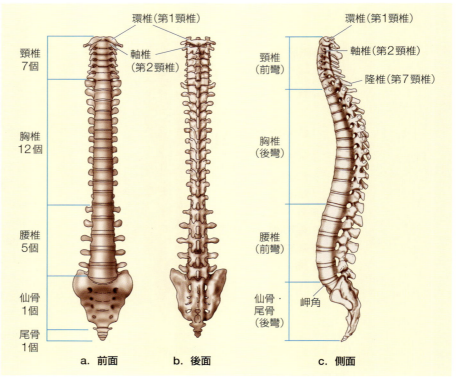

図10-18　脊柱

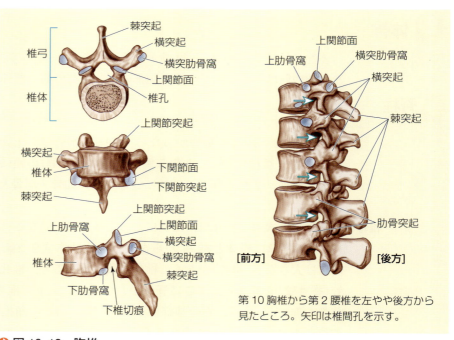

図10-19　胸椎

頸椎● 全体的に高さが低く，横突起に孔が空いている。頭蓋の前後左右への傾斜（屈曲，伸展，側屈）や回旋運動をしやすいように互いの関節をつくっている。第1頸椎(環椎)と第2頸椎(軸椎)は特殊な形をして，その間はとくに回旋しやすい。

胸椎● 椎体が頸椎より大きい。椎体と横突起に**肋骨**と連結するための関節面をもっている(上・下肋骨窩および横突肋骨窩)。互いの関節は側屈と回旋がしやすい(◯図10-19)。

腰椎● 最も大きな椎体をもつ。横突起のように見えるのは，実は椎骨に癒合した肋骨の名残であり，**肋骨突起**とよばれる。互いの関節は屈曲，伸展，側屈がしやすくできている。

仙骨● 5個の仙椎が融合して，逆二等辺三角形状の1つの仙骨となる。脊髄神経の出る孔が前後に4対空いている(前・後仙骨孔)。前面上端はとくに突出していて**岬角**とよばれる。

尾骨● 3〜5個の小さな尾椎が融合したもので，人類の祖先がもっていた尾の名残と考えられている。

脊柱の全景● 脊柱を側方から見ると，頸部と腰部では前方にふくらみ(**前彎**)，胸部と仙尾部では後方にふくらんでいる(**後彎**)。腰部の前彎は直立して歩くヒトの特徴である。

脊柱の異常彎曲● 脊柱の前彎症・後彎症・側彎症があり，原因は結核(脊椎カリエス)，くる病，脊椎骨折などである。

2 胸骨と肋骨

12個の胸椎は，1個の胸骨および12対の肋骨とともに，かご状の骨格である**胸郭**をつくる(◯図10-20)。

胸骨● 前胸部正中線上にある小刀状の扁平な骨で，胸骨柄・胸骨体・剣状突起からなる。

胸骨柄と胸骨体の結合部である胸骨柄結合は，体表から触れると前方にやや突出しているので胸骨角とよばれる。この高さで接続する肋骨は第2肋骨であり，肋骨の番号を同定する際の目安となる。

肋骨● 左右12対の弓状に曲がった骨で，胸骨に連結する部位の近くは軟骨となる。上の10対の肋骨は，この軟骨を介して前方で胸骨と連結するが，最下位の2対の肋骨は短く，胸骨と連結しない。

第1〜7肋骨は**真肋**とよばれ，それぞれ独立して胸骨と連結している。第8〜12肋骨は**仮肋**とよばれ，第7肋軟骨に合流して連結，あるいは遊離している。

3 頸部の筋

頭や首の運動をつかさどる筋で，首の前部を広くおおい，薄い**広頸筋**や，

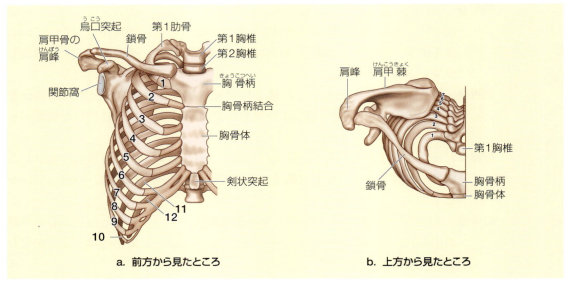

a. 前方から見たところ　　　b. 上方から見たところ

◯ 図10-20　胸郭と上肢帯

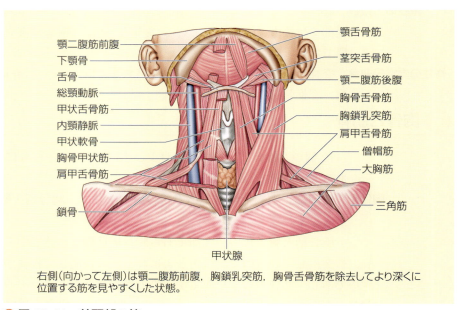

右側（向かって左側）は顎二腹筋前腹，胸鎖乳突筋，胸骨舌骨筋を除去してより深くに位置する筋を見やすくした状態。

◯ 図10-21　前頸部の筋

胸鎖乳突筋[1]，舌骨下筋群などがある（◯図10-21）。広頸筋は顔面神経に，胸鎖乳突筋は副神経に，舌骨下筋群は頸神経に支配される。

1）この胸鎖乳突筋が萎縮すると，斜頸の原因となる。

④ 胸部の筋

肋骨とともに胸壁をつくる筋である。表層の筋は上肢を動かし，深層の筋は胸部を動かす。代表的なものとして大胸筋・肋間筋・横隔膜などがある。肋間筋と横隔膜は呼吸運動に関与する。

大胸筋　前胸部をおおう広い筋である（⇒図 10-22）。大胸筋の停止部は上腕骨の上部にあり，側方に上げた上腕を下ろす場合（内転）などにはたらく。

肋間筋　肋骨の間に走る筋である。外から順に**外肋間筋**に，**内肋間筋**，**最内肋間筋**がある。外肋間筋は肋骨を持ち上げて吸息にはたらき，内肋間筋と最内肋間筋は肋骨を引き下げて呼息にはたらき，どちらも胸式呼吸を行わせる（⇒図 10-24）。肋間神経が支配する。

横隔膜　胸腔と腹腔の境となる膜状の筋で，胸腔に向かって凸なドーム状を呈する。大動脈・大静脈，食道などは，この膜を貫いている（⇒図 10-23，10-24）。横隔神経が支配する。

⑤ 腹部の筋

側腹壁をつくる筋は，外から**外腹斜筋**，**内腹斜筋**，**腹横筋**の順にそれぞれ 1 対ずつある。前腹壁には 1 対の**腹直筋**がある（⇒図 10-22）。肋間神経が支配する。

はたらき　腹部の筋が収縮すると，横隔膜の収縮と同時に腹腔を狭めて，腹圧を高く

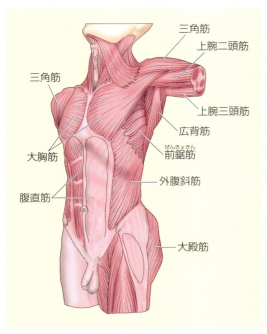

図 10-22　胸腹部前面の筋

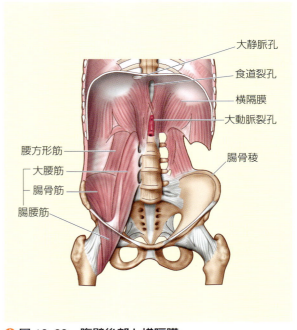

図 10-23　腹壁後部と横隔膜

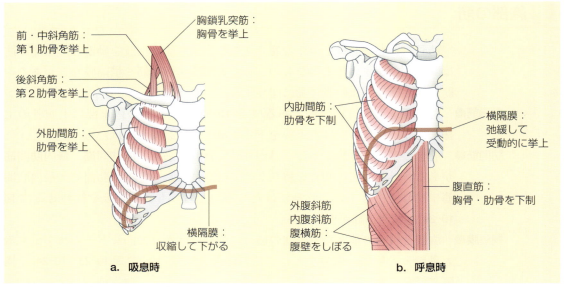

○図 10-24　呼吸にはたらく筋

する。この状態が，いわゆる「いきむ」ことである。

鼠径管　　下腹部には，外腹斜筋の下部をなす**鼠径靱帯**がある。これより上方で腹壁を構成する筋は外腹斜筋・内腹斜筋・腹横筋であるが，それらを斜めに貫いて腹腔の内と外を交通する管(長さ約 4 cm)が左右両側にあり，これを**鼠径管**という(深部の腹横筋に空いた孔を深鼠径輪，皮下の外腹斜筋に空いた孔を浅鼠径輪という)。男性ではここを精索(○151 ページ)が，女性では子宮円索(○154 ページ)が通っている。腸の一部がこの管を通して皮下に飛び出たものが，**鼠径ヘルニア**である。

6 背部の筋

背部表層の筋(○図 10-25)は上肢を動かし，深層の筋は脊柱を伸展させる。

僧帽筋　　背部の上部を占める左右1対の幅の広い筋で，左右が正中線で合して菱形となる。収縮する部位によって作用が異なり，肩を上げたり，後ろに引いたりする。この左右の筋が同時に収縮すると，胸を張った姿勢となる。副神経が支配する。

広背筋　　やはり幅の広い筋で，上腕骨の上部に終わる。上腕を後方内側に引く。胸背神経が支配する。

固有背筋　　これらのほかにも，背部の深いところに**固有背筋**とよばれる一群の筋がある。これらの多くは脊柱を伸展させる。一部の筋は脊柱を回旋する(ひねる)。脊髄神経後枝の枝が支配する。

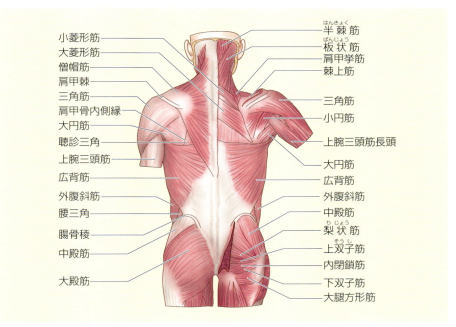

◯ 図 10-25　背部の筋

3 上肢

　上肢の骨は**上肢帯骨**と**自由上肢骨**に区分され，両側で総数 64 個の骨からなる。

　上肢の筋は上肢帯の筋，上腕の筋，前腕の筋，手の筋の 4 群からなる。胸と背の浅層の筋も，上肢を動かすはたらきがある。

Column

呼吸運動

　頸部・胸腹部・背部の筋の一部は，呼吸運動に役だつ（◯ 図 10-24）。呼吸の際には胸腔内の容積が増減し，それに伴って空気が肺に出入りする。胸腔の容積を変化させるには，2 つの方法がある。

　1 つは，胸腔の底を上下させるもので，横隔膜が関与する。上に凸のドーム状の横隔膜が収縮すると胸腔の底が下がって胸腔内容積が増大し，弛緩すると底が上がって胸腔内容積が減少する。横隔膜の上下に伴って腹腔内臓器が移動し，腹壁が吸息時にふくらみ，また呼息時にへこむため，**腹式呼吸**とよぶ。呼息時に腹壁の筋を収縮させることで，積極的に横隔膜を押し上げることもできる。

　もう 1 つは，肋骨や胸骨を持ち上げたり下げたりすることで，胸腔内容積を増減させる方法であり，**胸式呼吸**とよぶ。外肋間筋や斜角筋などは肋骨を持ち上げて吸息にはたらき，内肋間筋や腹直筋は肋骨や胸骨を引き下げて呼息にはたらく。

1 上肢帯骨

鎖骨と肩甲骨からなり、胸骨と自由上肢骨をつないでいる。これらの骨は体表から見た区分では体幹の中に位置している。

鎖骨● 胸骨の上端と肩甲骨を結んでほぼ水平に走る、S状の長骨である（◯図10-26）。

肩甲骨● 上部肋骨の後ろ、脊柱の左右両側にある、逆三角形状の大きな扁平骨である。鎖骨と関節をつくる肩峰や、上腕の一部の筋が付着する突起（烏口突起）、上腕骨の関節頭が入り込む浅い関節窩がある（◯図10-27）。肩関節を包む靱帯や筋は、この肩甲骨と鎖骨に付着し、関節が外れるのを防ぐ。肩関節は球関節に分類される（◯167ページ、図10-3）。

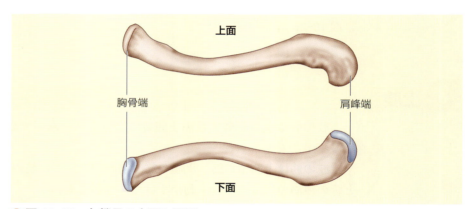

◯図10-26 左鎖骨の上面と下面

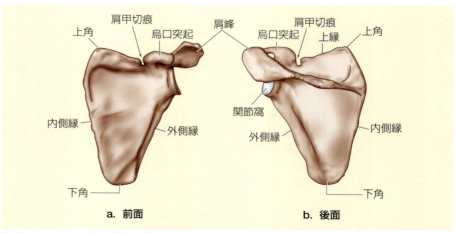

◯図10-27 左肩甲骨の前面と後面

❷ 自由上肢骨

肩関節より末梢にある骨を自由上肢骨という。

上腕骨● 上腕部にある長骨で，上肢骨のうちで最も大きい。上端は球状の頭，中央は細長い形状となっており，それぞれ**上腕骨頭**，**上腕骨体**という(●図 10-28)。上腕骨頭と上腕骨体の間を**解剖頸**とよぶが，骨折が多いのはむしろそれより下の部分で，そこを**外科頸**とよぶ。

下端は前腕の骨（尺骨と橈骨）とともに関節（肘関節）をつくる。尺骨と接する部分は円柱状の関節面をつくり，**上腕骨滑車**とよばれる。橈骨と接する部分は球面をなし，**上腕骨小頭**とよばれる。

肩甲骨が体幹の骨から 2 つの関節で隔てられて動くことができるため，肩甲骨の関節窩はその位置と角度を大きくかえることができる。これが上肢の大きな可動性の一因である。

尺骨● 前腕の小指側にある長骨である。その上端は肘の突出（肘頭）をつくる。肘頭の前方は丸く切れ込んでおり（これを**滑車切痕**とよぶ），上腕骨と関節をつくる。

橈骨● 前腕の母指側にある長骨である。前腕で脈をはかるときに触れる場所は，橈骨の下端である。尺骨と橈骨は●図 10-29 のように，その上下端で関節をつくって互いにねじれるように動き，前腕の回内・回外運動を行う（●189

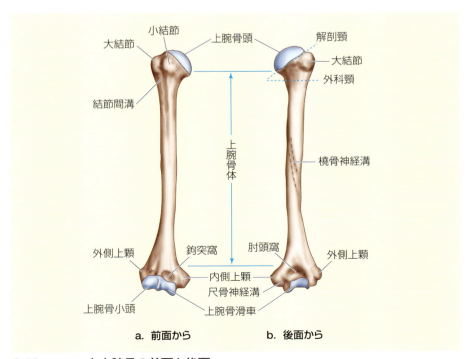

a. 前面から　　b. 後面から

● 図 10-28　右上腕骨の前面と後面

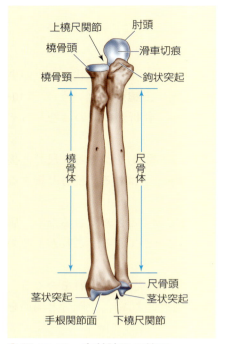

図10-29　右前腕骨の前面

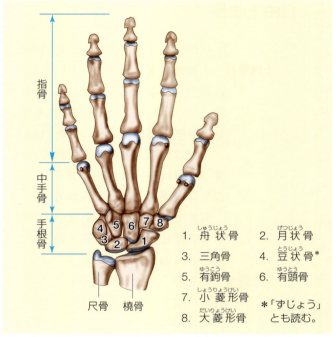

図10-30　右手骨の掌面

　　　　　　ページ，図10-35）。

手根骨●　手首にある8個の小さな短骨からなる。これらの骨と橈骨下端は，**手関節**をつくる（図10-30）。いわゆる手首の関節は，この手関節である。

中手骨●　5個の小さい長骨であり，手掌部の骨組みとなる。

指骨●　中手骨より短い。第1指は2個，第2指〜5指は，それぞれ3個の指骨からなる[1]。中手骨に近い側から基節骨，中節骨，末節骨という。第1指は中節骨を欠く。中手骨と基節骨の間の関節を中手指節関節（MP関節），指骨の間の関節を指節間関節（IP関節）とよぶ。第2〜5指は近位，遠位指節間関節（PIP関節，DIP関節）を区別する。

③ 上肢帯の筋

　　肩甲骨や鎖骨から上腕にかけて走行する。代表的なものは**三角筋**や**棘上筋**で，肩関節において上腕を側方に上げる（外転させる）はたらきをする（図10-31，10-32）。

---

[1] 第1指は母指（一般用語で親指），第2指は示指（人指指），第3指は中指（中指），第4指は薬指（薬指），第5指は小指（小指）である。

H　からだの各部の骨格と筋　●　187

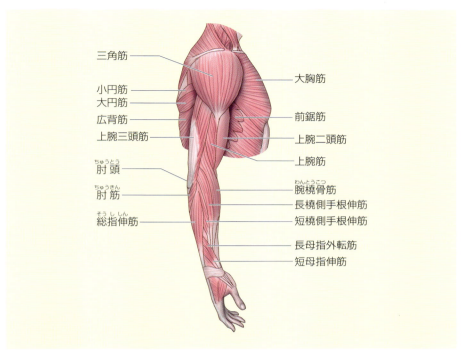

→図10-31　右上肢外側面

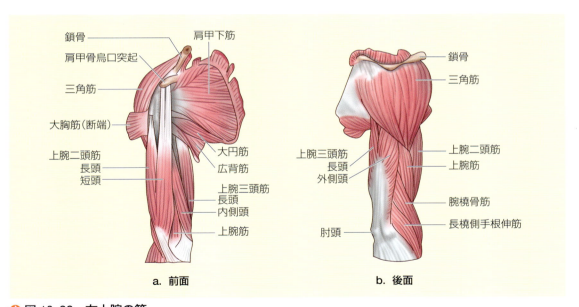

a. 前面　　　　　　　　　　b. 後面

→図10-32　右上腕の筋

❹ 上腕の筋

上腕筋●　上腕の屈側（前面）にあり，肘関節の屈曲を行う（→図10-32〜10-34）。上腕二頭筋とともに筋皮神経が支配する。

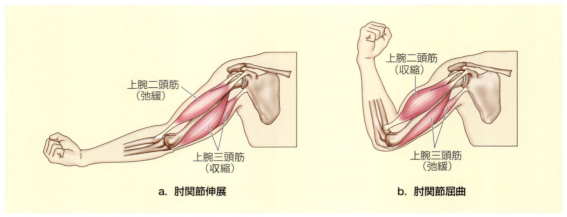

◯ 図 10-33　上腕二頭筋と上腕三頭筋の拮抗作用

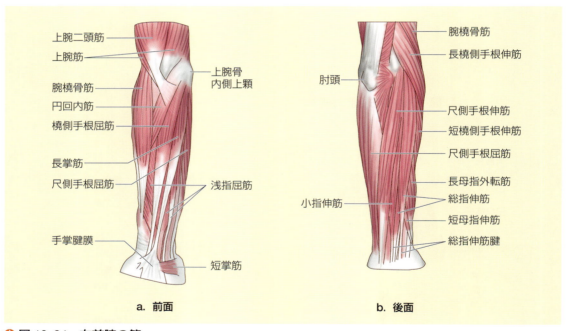

◯ 図 10-34　右前腕の筋

上腕二頭筋●　上腕の最も屈側にあり，上腕筋と接している（◯ 図 10-32〜10-34）。肩関節とともに肘関節を屈曲させる。

上腕三頭筋●　上腕の伸側（後面）にあり，肘関節を伸展させる（◯ 図 10-32〜10-33）。橈骨神経が支配する。

⑤ 前腕の筋

前腕には，手首や指の屈曲・伸展を行う筋群がある（◯ 図 10-34，10-35）。屈曲させる筋は正中神経と尺骨神経が，伸展させる筋は橈骨神経が支配す

H からだの各部の骨格と筋 ● 189

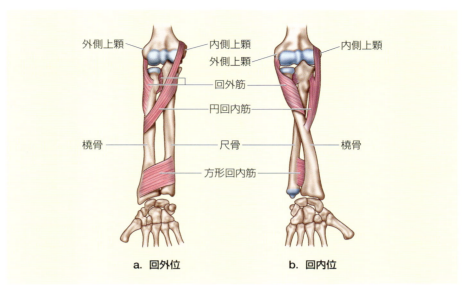

●図 10-35　回内筋と回外筋の拮抗作用（右前腕前面）

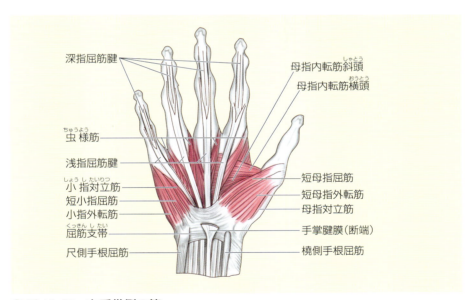

●図 10-36　右手掌側の筋

る。また**回内**筋と**回外**筋があり，回内・回外運動を行う（●図 10-35）。

⑥ 手の筋

多数の小さい筋で，前腕の筋と協力して，指の細かい運動を行う（●図 10-36）。母指側の一部の筋を正中神経が支配し，残りは尺骨神経が支配する。

協力筋と拮抗筋●　上腕筋と上腕二頭筋は，ともに肘関節の屈筋としてはたらく。このように同一目的のため協力してはたらく筋を，**協力筋**という。

回内筋と回外筋あるいは上腕二頭筋と上腕三頭筋は互いに反対の運動をする。このような筋どうしを，**拮抗筋**という（◯図 10-33, 10-35）。

4 下肢

下肢の骨は**下肢帯骨**と**自由下肢骨**に区分され，両側で総数 62 個の骨からなる。

下肢の筋は下肢帯の筋，大腿の筋，下腿の筋，足の筋の 4 群からなる。

1 下肢帯骨

寛骨● 腸骨・坐骨・恥骨が融合したものである。3 つの骨の連結部の外側面には深い関節窩（寛骨臼）があって，ここに大腿骨頭が入り込んで**股関節**をつくる（◯図 10-37）。

恥骨の部分では，左右の寛骨が線維軟骨によって結合し，これを**恥骨結合**とよぶ。

骨盤● 下肢帯骨ではない仙骨を含むが，ここで簡単にふれておく。骨盤は左右の寛骨および仙骨・尾骨によってつくられ，底のない鉢状の骨組みである（◯図 10-38）。鉢が上に広く開いた部分を**大骨盤**，深部の狭められた部分を**小骨盤**とよぶ。小骨盤によってつくられた腔を骨盤腔といい，膀胱，前立腺，子宮，卵巣，直腸などの内臓がおさめられている。

2 自由下肢骨

大腿骨● ヒトの骨のうちで最も大きいものである。上腕骨と似た形をしており，その上端は球状の頭（大腿骨頭）となって，股関節をつくる（◯図 10-39）。下端

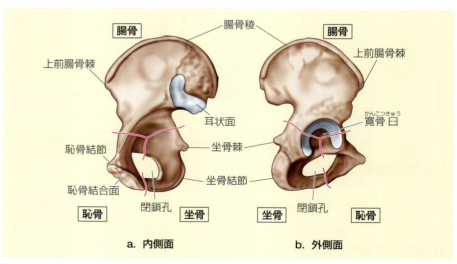

◯図 10-37　右寛骨の内側面と外側面

図 10-38 男女の骨盤と骨盤上口の計測線

には丸みを帯びた円柱を寝かせたような突起が2つあり，膝蓋骨，脛骨とともに膝関節をつくる。

膝蓋骨● 膝の前部にある扁平で逆三角形状の骨である（図 10-40）。

脛骨・腓骨● 下腿には2つの長骨が平行している。内側にある太いほうが脛骨，外側にある細いほうが腓骨である。下腿前面の皮下に触れる骨は脛骨である。「向こうずね」を打つと痛いのは，薄い皮膚を介するだけで，衝撃がすぐに骨膜に伝わるからである。脛骨の上端は大腿骨，膝蓋骨とともに膝関節をつくり，

Column

骨盤と性別

骨盤は性別が最もはっきりとした骨格である。分娩時に胎児が骨盤腔を通って母体外に出るため，女性では男性より骨盤腔が広くて高さが低く，胎児が通りやすくなっている（図 10-38）。分娩時には恥骨結合が多少ゆるみ，尾骨が後ろへ押され，産道がさらに広げられる（下図-b）。

胎児と比べて骨盤腔が十分広いかどうかの判定が重要で，骨盤腔の大きさをさまざまな径によってあらわす（図 10-38，下図-a）。最も重要な真結合線（産科結合線）は平均約 11 cm である。

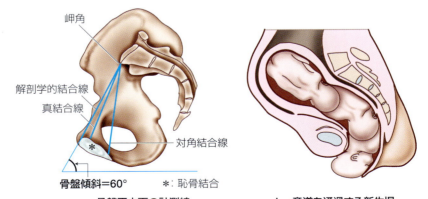

図 女性の骨盤正中面の計測線と分娩時の胎児の経路

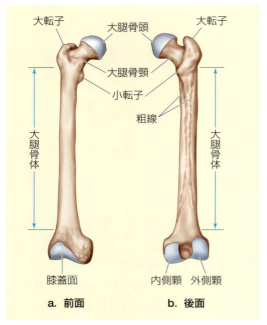

⊃ 図 10-39　右大腿骨の前面と後面

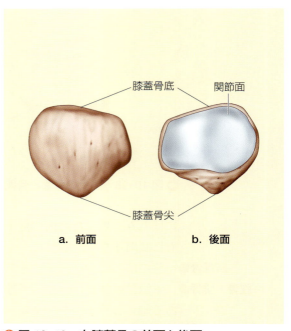

⊃ 図 10-40　右膝蓋骨の前面と後面

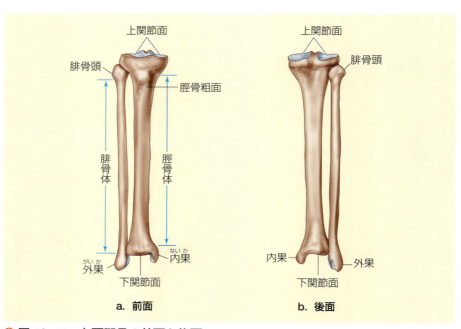

⊃ 図 10-41　右下腿骨の前面と後面

　　　　下端は腓骨の下端とともに距骨との関節（足関節）をつくる（⊃ 図 10-41）。
足根骨●　7個の異なった形をした短骨からなる。脛骨と腓骨が乗っている距骨や，その下にあってかかとの突出をつくる踵骨などがある。
中足骨●　5個の小さい長骨からなり，中手骨と似ている。

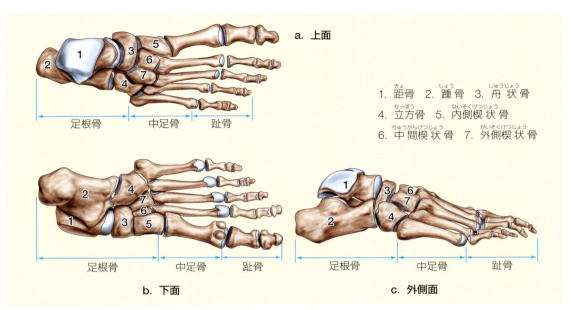

⊃ 図 10-42　右足骨の上面・外側面・下面

趾骨● 　手の指骨と同様に，中足骨に近い側から基節骨，中節骨，末節骨という。母趾は中節骨を欠く（⊃ 図 10-42）。中足骨と基節骨の間の関節を中足趾節関節（MP 関節），趾骨の間の関節を趾節間関節（IP 関節）とよぶ。第 2〜5 趾は近位ならびに遠位趾節間関節（PIP 関節，DIP 関節）を区別する。

③ 下肢帯の筋

腸腰筋● 　骨盤内部で，腸骨と腰椎から大腿骨に走る筋で，大腿を持ち上げ，股関節を屈曲させるはたらきをする（⊃ 図 10-43，10-44）。

大殿筋● 　殿部のふくらみとなる太い筋で，腸腰筋と拮抗し，股関節を伸展させる。階段を昇るときには，腸腰筋と大殿筋が交互にはたらく（⊃ 図 10-43，10-44）。

中殿筋● 　大殿筋の奥には中殿筋がある。股関節の外側を通り，収縮すると股関節を外転させる（⊃ 図 10-44）。

④ 大腿の筋

大腿四頭筋● 　大腿の前面と側面をおおう大きな筋で，四頭をもつ。筋尾は 1 つの腱（膝蓋靱帯または膝蓋腱）となり，膝関節の前を通って脛骨の上端につく。膝蓋骨はこの腱の中にある。この筋は膝関節を伸展させる。大腿神経が支配する。
　この筋の停止部付近の腱をたたくと，この筋が反射的に収縮して，下垂した下腿がはね上がる。これを**膝蓋腱反射**という（⊃ 233 ページ）。
　大腿の後面には**大腿二頭筋**，**半腱様筋**，**半膜様筋**などがあり，膝関節の屈曲・外旋を行う（⊃ 図 10-44）。

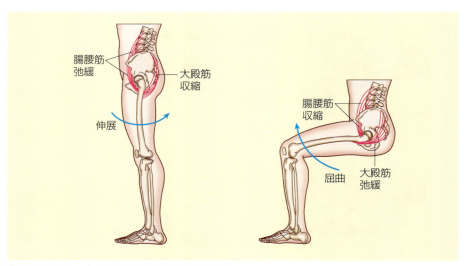

● 図10-43　大腿の屈筋（腸腰筋）と伸筋

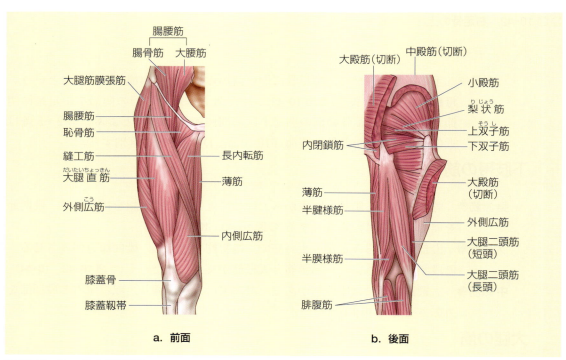

● 図10-44　右大腿の筋

　大腿の内側部には股関節を内転させる**内転筋群**（長内転筋，大内転筋，薄筋など）がある。ほとんどを閉鎖神経が支配する。

⑤ 下腿の筋

　下腿には**前脛骨筋・下腿三頭筋**などがある。前脛骨筋は下腿前面にあり，

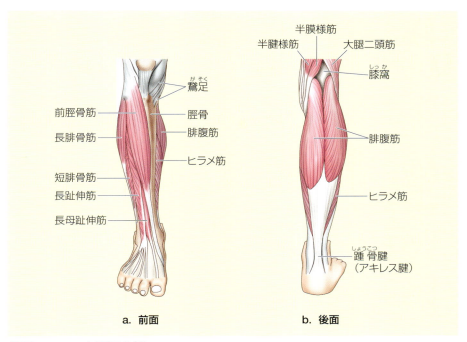

◯ 図 10-45　右下腿の筋

　足を足関節で背側に曲げ（背屈），下腿三頭筋（腓腹筋，ヒラメ筋）は下腿後面にあり，足底側に曲げる（底屈）。**腓腹筋**と**ヒラメ筋**は，筋尾が合して１つの腱（**踵骨腱**または**アキレス腱**）となり，踵骨につく（◯図10-45）。また，下腿前面には長趾伸筋，下腿後面には長趾屈筋のように，趾（あしのゆび）を動かす筋もある。下腿前面の筋は浅・深腓骨神経が，後面の筋は脛骨神経が支配する。

❻ 足の筋

　足根と中足からおこり，趾につく小さい筋群で，趾を動かす。大部分の筋は足底にあり，内側・外側足底神経に支配される。

J 筋のはたらき

　筋は，筋線維の長軸方向に対して垂直の紋様（横紋）が見られる**横紋筋**と，それが見られない**平滑筋**に大別される（◯24ページ）。骨格筋と心筋が横紋筋である。平滑筋は，血管や消化管，膀胱，子宮などに分布している。

　骨格筋の収縮は意志によって制御可能なため，**随意筋**といわれる。一方，心臓の収縮や消化管の運動などは，意志ではコントロールはできず，心筋と平滑筋は**不随意筋**である。

1 骨格筋の収縮

1 骨格筋の構造

骨格筋の構成● 骨格筋細胞は，発生期に互いに融合して合胞体（◯50ページ）を形成する。そのため，1つの細胞の直径は50〜100 μmだが，長さは数mmから30 cmにも及ぶ。基本的に筋の起始から停止までが1本の**筋線維**（1つの**筋細胞**）である。この筋線維が集まって**筋線維束**をつくり，これがさらに集まって**筋**を形成している（◯図10-46）。

筋原線維の構造● 筋線維の中には，筋収縮を実行する**筋原線維**が，多数，整然と並んでいる。筋原線維は，主として，アクチンとよばれる球状のタンパク質が線維状に連なった**アクチンフィラメント**と，球状のタンパク質と線維状のタンパク質からなるミオシンが多数集まった**ミオシンフィラメント**によって構成されている（◯図10-46, 10-47）。そしてこれらのフィラメントは，2つの櫛の歯を互いに入り込ませたような位置関係にある。

筋原線維を電子顕微鏡で観察すると，明るく見える部分と暗く見える部分が交互に並んでおり，明るい部分はI帯，暗い部分はA帯とよばれる（◯図10-46）。A帯はアクチンフィラメントとミオシンフィラメントが重なっている部分に，I帯はアクチンフィラメントのみの部分に相当する。光学顕微鏡で横紋筋に紋様が見えるのは，アクチンフィラメントとミオシンフィラメントの重なりが交互に整然と並んでいるためである。

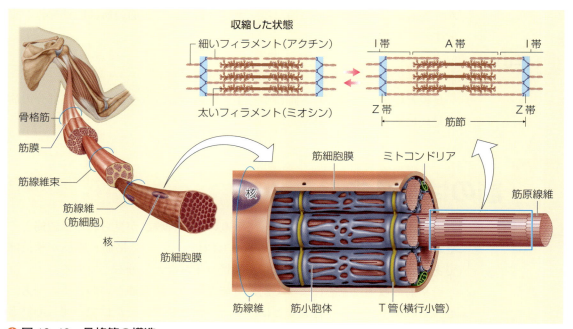

◯図10-46　骨格筋の構造

I帯の中央には暗い線のように見える部分があり，Z帯（Z膜，Z板）という。Z帯は，アクチンフィラメントをつなぎとめているタンパク質で構成され，隣接するZ帯の間の領域は**筋節**（サルコメア）とよばれる。筋節は筋収縮の単位で，筋原線維はそれが連なったものである。

❷ 骨格筋の収縮のメカニズム（滑り説）

骨格筋の収縮は，互いに入り込んでいるアクチンフィラメントとミオシンフィラメントの間の滑り運動によって生じる。これは次の4つの段階を1周期としたサイクルの繰り返しによって実現されている（⇒図10-47）。

(1) ミオシンの頭部はアデノシン三リン酸（ATP，⇒257ページ）を分解する酵素活性をもっている。ATPがミオシン頭部に結合すると，ミオシン頭部はアクチンフィラメントから離れる（⇒図10-47-①）。

(2) ATPの分解で生じたエネルギーによってミオシン頭部と尾部の間の角度が変化する（⇒図10-47-②）。

(3) 頭部が再びアクチンフィラメントに結合するが，角度が変化しているために，アクチンから離れる前に結合していた部位とは異なる部位に結合する（⇒図10-47-③）。

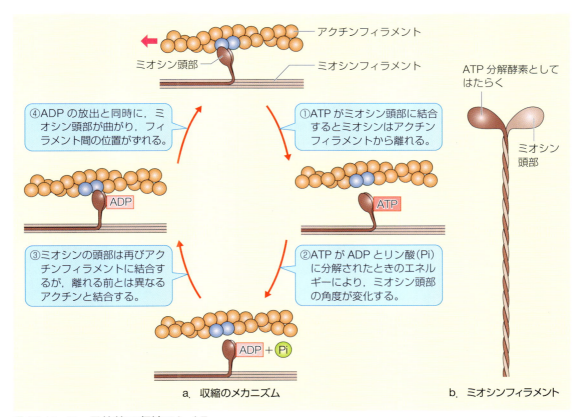

⇒ 図10-47 骨格筋の収縮のしくみ

(4) ATPの分解で生じたアデノシン二リン酸(ADP)がミオシン頭部から離れると，ミオシンの頭部が再び動いてもとの角度に戻る（→図10-47-④）。この戻る力により，アクチンフィラメントとミオシンフィラメントの相対的な位置関係が変化する。

　この過程が繰り返されて各筋節の長さが短くなり，その総和が筋全体の収縮としてあらわれる。このような，アクチンフィラメントとミオシンフィラメントの間の滑り運動による筋収縮のメカニズムを，**滑り説**(滑走説)という。

❸ 筋線維の興奮から収縮まで(興奮収縮連関)

　骨格筋は随意筋であり，脊髄や脳幹(→235ページ)にある運動ニューロンからの入力によって収縮する。

神経筋接合部　骨格筋を支配する個々の運動ニューロンの軸索は，筋内で枝分かれをして複数の筋線維を支配している(→図10-48-a)。しかし，筋線維から見れば，1本の筋線維は，1つの運動ニューロンからの入力のみを受けている。筋線維が神経の入力を受ける場所は**神経筋接合部**(終板)とよばれ，シナプス(→26ページ)の一種である。

■興奮収縮連関

　骨格筋収縮の過程は，神経筋接合部において，筋線維に運動ニューロンからの入力があり，筋線維が活動電位を発生させることで開始する(→図10-48-b)。

　筋線維の興奮，すなわち活動電位の発生から収縮にいたるまでの過程(→図10-48-b-②～⑤)を**興奮収縮連関**という。心筋における興奮収縮連関も，骨格筋とほぼ同様のしくみによっている。

1 運動ニューロンの軸索末端からのアセチルコリンの放出

　運動ニューロンの軸索末端には，神経伝達物質であるアセチルコリンを含む小胞が多数存在している。活動電位が軸索末端に到達すると，シナプス小胞が軸索末端の細胞膜に融合して，小胞内に含まれるアセチルコリンがシナプス間隙に放出される(→図10-48-b-①)。

Column

死後硬直

　ミオシン頭部がアクチンフィラメントから離れるには，ミオシン頭部にATPが結合しなければならない。ATPが枯渇するとミオシン頭部はアクチンフィラメントに結合したままの状態になり，筋はかたくなる(硬直)。ATPの枯渇の極限の状態は死であり，死後硬直がおこる理由がこれである。死後2～3時間ほどを過ぎると硬直があらわれはじめ，12時間くらいで全身に及び，30時間程度続く。

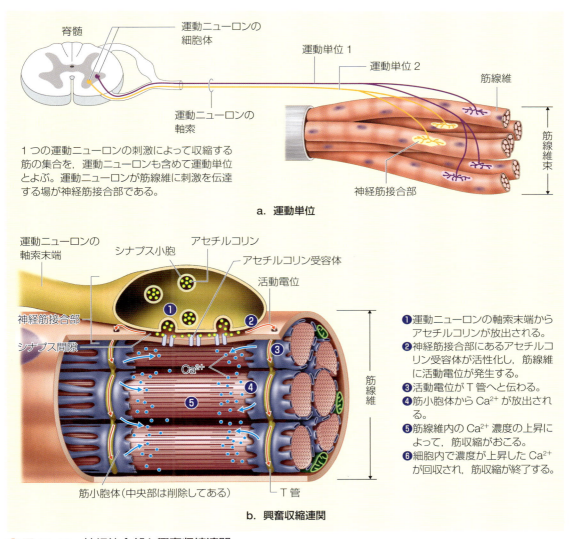

◯ 図 10-48　神経接合部と興奮収縮連関

2 アセチルコリン受容体の活性化と筋線維における活動電位の発生

　放出されたアセチルコリンはシナプス間隙を拡散し，神経筋接合部の筋線維側に存在するアセチルコリン受容体に結合する。アセチルコリン受容体は活性化するとナトリウムイオン（Na^+）を通すチャネル（◯19ページ）として機能する。このため細胞外から筋線維内へ Na^+ が流入し，筋線維の膜電位を脱分極（◯20ページ）する。この脱分極によって電位でコントロールされるナトリウムチャネルが活性化するため，活動電位（◯20ページ）が発生する（◯図10-48-b-②）。

3 活動電位のT管への伝播

　神経筋接合部で発生した活動電位は，細胞膜を介して筋線維全体へとすみやかに広がっていく。骨格筋線維の細胞膜は，各所で細胞内部へと管状に入

り込むという，特徴的な構造をもっている。この構造を**T管**(横行小管)という。発生した活動電位は，細胞膜の延長として細胞内部へ入り込んでいるT管にも伝わっていく(→図 10-48-b-③)。

4 筋小胞体からの Ca^{2+} の放出

T管は，細胞内では，筋原線維を取り巻くように存在する小胞体(→14ページ)と接している。骨格筋の小胞体は，とくに**筋小胞体**とよばれる。筋小胞体の内部はカルシウムイオン(Ca^{2+})の濃度が高く，Ca^{2+} の貯蔵庫としての機能をもっている。

T管に伝わった電位変化は，T管の膜(つまり細胞膜)に存在する電位センサーの立体構造を変化させる。この構造変化が，T管に接する筋小胞体の膜にある Ca^{2+} 透過性のチャネルに伝わる。その結果，筋小胞体から Ca^{2+} が細胞内部(細胞質)へと放出される(→図 10-48-b-④)。

5 筋線維内の Ca^{2+} 濃度の上昇による筋収縮の開始

Ca^{2+} 濃度の上昇によって，ミオシン頭部のアクチンフィラメントへの結合が可能になる。このため，アクチンフィラメントとミオシンフィラメント間の ATP 分解による滑り運動が開始される(→図 10-48-b-⑤)。

6 細胞内の Ca^{2+} の回収と筋収縮の終了

細胞内に放出された Ca^{2+} は，カルシウムポンプなどの作用により，筋小胞体やミトコンドリアに回収される。そのため，細胞内の Ca^{2+} 濃度はもとに戻り，筋収縮の過程が終了する。

T管系の機能的意義　筋線維は数十 cm にも及ぶ大きな細胞である。筋線維は，神経筋接合部位というごく狭い領域への運動ニューロンからの入力に応じて，すみやかに筋線維全体に分布する筋原線維の収縮を開始させなければならない。T管が筋原線維の各筋節に対応した部位に入り込み，筋原線維を取り巻く筋小胞体と接している骨格筋の構造は，神経からの入力による局所での活動電位発生という情報を，各筋節における Ca^{2+} 濃度上昇のかたちへすみやかに変換することで，筋線維全体の収縮の開始を可能にしているのである。

4 筋収縮と張力の発生

単収縮と強縮　運動ニューロンからの入力によって筋線維に活動電位が発生すると，その数ミリ秒後から筋線維は収縮，つまり張力を発生させはじめ，数十ミリ秒持続する。このように1回の活動電位によって発生する一過性の収縮のことを**単収縮**とよぶ(→図 10-49)。単収縮が終了する前に次の入力があると，単収縮が加算される(→図 10-49-b)。

さらに運動ニューロンからの入力の頻度が大きくなると，筋線維の収縮はなめらかに増加し，ある時点で飽和して一定の強い収縮をするようになる。これを**強縮**という(→図 10-49-b)。実際に運動を行う際の骨格筋の収縮は，通常，強縮によっている。つまり，運動ニューロンからの入力がある頻度で

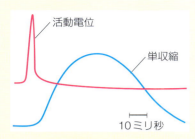
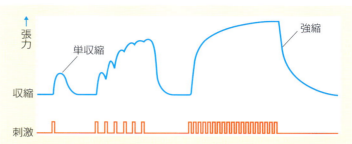

a. 骨格筋の活動電位と収縮

筋線維の活動電位の持続時間は数ミリ秒で，それによって生じる単収縮は数十ミリ秒持続する（速筋線維の場合）。

b. 筋収縮の種類

1回の刺激に対して筋は単収縮をする。刺激の頻度が高いと弛緩しきる前に収縮し，単収縮が加算されてより大きな力を発する。さらに刺激頻度を高めると，発生する力が一定の強さで飽和する強縮となる。

◯ 図 10-49　単収縮における活動電位と筋収縮の種類

持続することにより筋収縮が生じ，力が発生している。

このように，筋線維1本についていえば，大きな力を出すためには，運動ニューロンからの入力が高頻度に持続していればよいことになる。では，筋線維の集合体である筋全体ではどうだろうか。

運動単位　1本の筋線維は1つの運動ニューロンに支配されているが，1つの運動ニューロンは複数の筋線維を支配している（◯ 図10-48-a）。そして通常，複数の運動ニューロンの軸索が，筋の中へと侵入している。つまり，1つの筋は複数の運動ニューロンに支配されている。ある筋がより大きな力を発するときには，より多くの運動ニューロンを発火させて，より多くの筋線維を収縮させているのである。

1つの運動ニューロンとそれが支配する筋線維群をまとめて，**運動単位**という（◯ 図10-48-a）。ある筋がより強い力を発する際には，より多くの運動単位を動員しているということになる。

1つの運動ニューロンが支配する筋線維の数は筋によって異なり，外眼筋（◯ 221ページ）などでは10〜数十であるが，下肢の筋では100〜数百ほどになる。精緻な運動が要求される外眼筋などでは，1つのニューロンあたりの筋線維の数を減らし，運動単位の数を多くすることで，微細な動きを可能にしているのである。

5 骨格筋の長さと張力の関係（長さ-張力曲線）

筋が張力を発生させる様式には，以下の2つがある。

①**等張性収縮**　たとえば，腕を曲げて物を持ち上げるような場合である。この場合は一定の張力をかけて（等張性），筋が収縮する（筋長が短縮する）。

②**等尺性収縮**　たとえば姿勢を保持するような場合である。筋長は変化しないが（等尺性），張力は発生している。

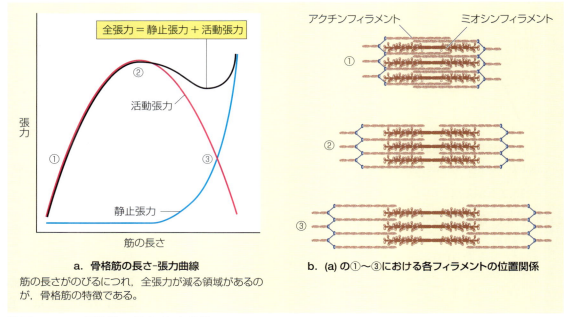

図 10-50　骨格筋の長さ-張力曲線

筋の長さがのびるにつれ，全張力が減る領域があるのが，骨格筋の特徴である。

筋の長さと張力の関係　筋肉を取り出し，等尺性収縮をさせて，筋の長さとその長さで発生する張力を測定する実験をすると，それらの間には以下のような関係があることがわかる（◯図 10-50-a）。

①**活動張力**　筋の長さが短いときは，筋節の中でアクチンフィラメントが重複し，ミオシンフィラメントとアクチンフィラメントの結合の数が減ってしまうため，この状態で発生する張力は小さい（◯図 10-50-a-①, b-①）。このような，アクチンとミオシンの作用による収縮で発生する張力を**活動張力**という（◯図 10-50-a の赤線）。

この状態から筋をのばしていくと，アクチンフィラメントの重複は減少し，アクチンフィラメントに結合可能なミオシン頭部の数が増えていく（◯図 10-50-b-②）。これが最大になるところで，活動張力は最大となる（◯図 10-50-a-②）。

さらに筋をのばすと，アクチンフィラメントに結合可能なミオシン頭部の数が減ってくる（◯図 10-50-b-③）。そのため，活動張力は減少する（◯図 10-50-a-③）。

②**静止張力**　一方，筋には，筋線維の細胞膜や腱など，引きのばされると，もとに戻ろうとする力を発する成分も存在する。この成分が発生する張力は，**静止張力**とよばれる。静止張力は，筋の活動張力が最大となる長さ付近から発生しはじめる（◯図 10-50-a の青線）。

③**全張力**　筋の発生する張力は活動張力と静止張力の和であり，これを**全張力**とよぶ（◯図 10-50-a の黒線）。筋の長さと発生する全張力との関係をあら

わした曲線が，**長さ-張力曲線**である。長さと張力の関係は筋の種類によって異なり，発生する全張力が減少する領域がある点が骨格筋の特徴である。それに対して，心筋は長さが長いほど大きな張力を発生する(⬇ 205 ページ)。

⑥ 筋収縮のエネルギー供給

ATPの供給　筋収縮のエネルギー源はATPである。筋にはグリコーゲンが貯蔵されており，主としてこれから供給されるグルコースを用いて，酸素を必要としない解糖系と，酸素を要するミトコンドリアでの酸化的リン酸化によってATPが産生される(⬇ 258 ページ)。骨格筋にはさらに，クレアチン[1]にリン酸基を付加した，クレアチンリン酸のかたちでもエネルギーが貯蔵されており，ADPがクレアチンリン酸からリン酸基を受け取って，ATPがすみやかに供給されるしくみになっている。

無酸素運動　運動を開始すると，まずクレアチンリン酸からATPが供給される。しかし，クレアチンリン酸は十数秒で枯渇してしまうため，ATPは解糖系からの供給を受けるようになる。解糖系では，無酸素下でグルコースがピルビン酸を経て乳酸まで分解される(嫌気的代謝)。

解糖系の最終産物である乳酸は，いわゆる疲労[2]物質としてはたらく。それは，酸素の供給が十分でない状態での運動による乳酸の蓄積が，解糖系のATP産生やミオシン頭部のATP分解酵素活性を阻害するからである。

このような，無酸素下のエネルギー供給による運動は，**無酸素運動**とよばれる。短距離走や重量あげなどの，短時間だが大きな力を要する運動は主として無酸素運動による[3]。

有酸素運動　運動の時間がのびると，酸化的リン酸化(好気的代謝)が，ATPの主たる供給源になる。酸化的リン酸化は，ATPの産生効率は解糖系よりよいが，その速度は解糖系よりも遅い。

酸化的リン酸化をATPの供給源とする運動は**有酸素運動**とよばれ，グルコースに加え，脂肪酸も材料として用いられる。マラソンなどの長時間の運動では，主として酸化的リン酸化によりエネルギーが供給される。

■赤筋と白筋

骨格筋には，ミオグロビンとよばれるヘム(⬇ 40 ページ)を含んだタンパク質が存在する。ミオグロビンも，ヘモグロビンと同様に，酸素と結合することが可能である。ミオグロビンの酸素解離曲線は，ヘモグロビンのそれより

---

1) 糸球体濾過量(GFR)測定に用いられるクレアチニン(⬇ 144 ページ)はクレアチンから水が取り除かれたものである。血漿中のクレアチニン量は筋の量とよく相関している。
2) 日常用語としての疲労ではなく，筋の疲労を意味している。筋が収縮を繰り返すと，徐々に収縮の大きさが減り，最終的には収縮しなくなる。この現象を筋の疲労という。
3) 解糖系によるエネルギー供給は，最大筋力を出した場合，30〜40秒が限界である。

も左にかたよっているので，ヘモグロビンが酸素を放出するような低い酸素分圧の状態でも，酸素と結合して酸素を貯蔵することができる。運動などによりさらに酸素分圧が低下したときには，ミオグロビンは酸素を放出して組織に酸素を供給する。

筋線維には，ミオグロビンやミトコンドリアの含有量が比較的少ない**速筋線維**と，それらを豊富に含有し，毛細血管にも富んでいる**遅筋線維**がある。

速筋線維は，収縮速度が速く，収縮力が大きいが，酸化的リン酸化の能力が低く，疲労しやすい。一方，遅筋線維は，収縮速度や収縮力では劣るが，酸化的リン酸化の能力が高いため，持続的な収縮に適している。1つの運動単位には，これらの筋線維がまじることはなく，どちらか一方の筋線維のみしか存在しない。

1つの筋には通常，遅筋線維と速筋線維が混在している。とくに遅筋線維が多く含まれる筋は，ミオグロビンや毛細血管が豊富なために赤みを帯びて見え，**赤筋**とよばれる。それに対して，速筋線維の多い筋は白っぽく見え，**白筋**という。赤筋は姿勢保持のような持続的な力を発生することに適している（典型的な赤筋はヒラメ筋〔●195ページ〕である）。一方，白筋は瞬発的な力の発生に適している。

個々人によって速筋線維と遅筋線維の割合は異なっており，トレーニングをしてもこれらの比は変化しないため，遺伝的に決定されていると考えられる。このことは，それぞれに，もともと向き不向きな運動競技があることを示唆している。

■筋の肥大と萎縮

筋の肥大● トレーニングなどによって筋は太くなる（**肥大**）が，これは主として筋線維の太さが太くなるためである。筋原線維の数が増え，ATPやクレアチンの量，ミトコンドリアの数や貯蔵されるグリコーゲンの量が増加するなどにより，より大きな力を発することができるようになるとともに，嫌気的代謝・好気的代謝の能力も向上する。また，筋肥大の一部には，筋線維の数の増加も寄与している可能性がある。

筋の萎縮● 一方，寝たきりの状態や無重力下などで，長期間筋を使用しないと筋は**萎**

赤身と白身

マグロやカツオなど赤身の魚の肉，つまり筋は，赤筋である。持続的な運動に適していて，大洋を回遊しても疲れにくい。一方，ヒラメやタイなどの白身魚の筋は白筋で，すばやい運動に適しているが，長時間の運動には向かない。ちなみに，サケの肉のピンク色は，餌に含まれる色素に由来しており，サケは白身魚である。

縮してくる。このような機械的な負荷がないために生じる筋萎縮を**廃用性萎縮**という。筋の萎縮は，骨格筋の疾患や骨格筋を支配する神経の疾患によっても引きおこされる所見である。

2 心筋と平滑筋の収縮

心筋は骨格筋と同様に横紋筋であるが，平滑筋には横紋は見られない（◯25 ページ）。心筋と平滑筋の収縮には，骨格筋とは異なる特徴がある。

1 心筋の収縮

骨格筋細胞（筋線維）とは異なり，心筋線維を構成する心筋細胞は合胞体ではない。しかし，ギャップ結合により機能的に結合していることが心筋線維の特徴である（◯50 ページ）。

■心筋の長さ-張力曲線

心臓には弾性線維であるコラーゲン線維が豊富で，心筋線維を束状にまとめている。そのため心筋では，骨格筋と比べて静止張力の寄与が大きく，骨格筋とは異なる長さ-張力曲線を描く（◯図 10-51）。すなわち，心筋の筋長が長いほど全張力は大きくなるという特徴を示す。この心筋細胞の性質のために，スターリングの心臓の法則（◯67 ページ）がなりたつのである。

また，心筋における静止張力が大きいことは，心臓の拡張期に過剰な血液が流入して心室が過膨張することを防ぐのに役だっている。

■心筋の収縮の特徴

心筋の収縮は，骨格筋と同様，アクチンフィラメントとミオシンフィラメントの滑り運動による。これは活動電位が心筋細胞に発生し，骨格筋の場合とほぼ同様の興奮収縮連関の結果として生じる。ただしまったく同じではなく，以下のような特有な点がある。

(1) 心筋細胞の収縮のリズムや強さは自律神経系（◯249 ページ）やホルモンなどによって調節されていて，骨格筋のように運動ニューロンからの入力によって活動電位を発生して，収縮するのではない（◯51 ページ）。

(2) 骨格筋細胞では，活動電位が数ミリ秒，収縮時間は速筋線維の場合で数十ミリ秒である（◯201 ページ，図 10-49-a）のに対し，心筋細胞の活動電位の持続時間は数百ミリ秒と非常に長く，それに対応して張力の発生時間も数百ミリ秒に及ぶ（◯図 10-52）。

活動電位の発生に関与しているナトリウムチャネルは，脱分極が持続する間は不活化しており，新たな活動電位を発生させることができない。そのため，活動電位の持続時間が長い心筋は，骨格筋のように高頻度に活動電位を発生させることはできず，単収縮を重ね合わせることができない。つまり，

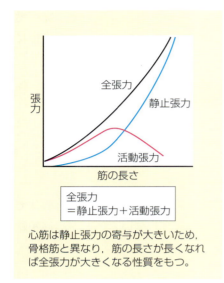

● 図 10-51　心筋の長さ-張力曲線

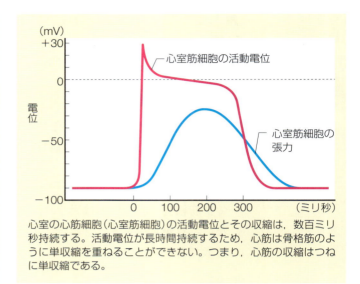

● 図 10-52　心室の心筋細胞の活動電位と張力

　心筋の収縮はつねに単収縮である。
　心拍数が増加しても，強縮にならず，収縮のあとには心筋が必ず弛緩して心房や心室が拡張し，血液を心臓に充満させることができるのは，心筋のこの性質による。心筋がより大きな力を発生させるためのしくみについては前述した。

❷ 平滑筋の収縮

　平滑筋は，血管や消化管，気管支，膀胱，子宮などに存在する不随意筋であり，自律神経系やホルモンなどの刺激によって収縮が生じる。隣接する平滑筋細胞間にも，心筋細胞と同様にギャップ結合（●50ページ）が存在し，電気的な情報を伝えることができる。平滑筋細胞には，骨格筋や心筋のような筋原線維が整然と並んだ横紋は存在しないが，その収縮はやはり，アクチンフィラメントとミオシンフィラメントの連結によって行われる（●図10-53）。
　平滑筋の興奮収縮連関の大きな特徴は，筋の収縮のために，必ずしも活動電位を発生する必要がないということである。活動電位を発生しなくても，細胞膜に存在するカルシウムチャネルを介した Ca^{2+} の流入によって，平滑筋の筋小胞体からの Ca^{2+} の放出が生じる。また，ホルモンや自律神経の入力による GPCR（●116ページ）の活性化によっても Ca^{2+} の放出がおき，細胞内の Ca^{2+} 濃度が上昇して筋の収縮が生じる。

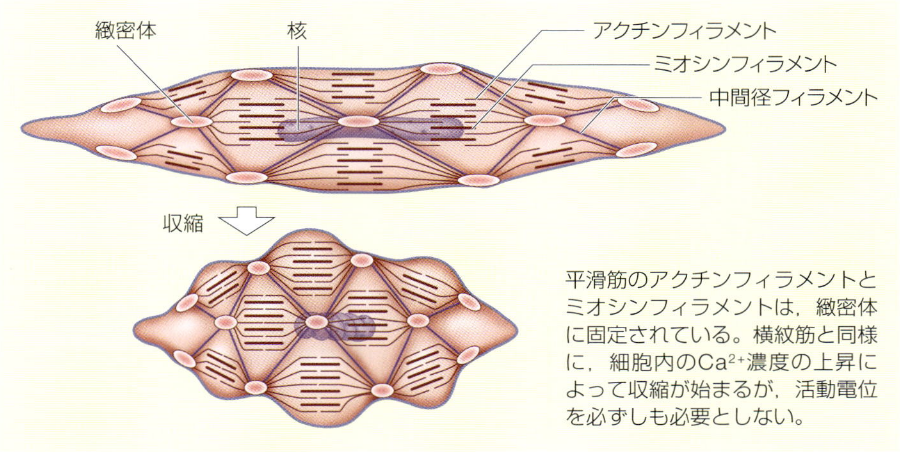

緻密体　核　アクチンフィラメント
ミオシンフィラメント
中間径フィラメント

収縮

平滑筋のアクチンフィラメントとミオシンフィラメントは，緻密体に固定されている。横紋筋と同様に，細胞内のCa^{2+}濃度の上昇によって収縮が始まるが，活動電位を必ずしも必要としない。

図10-53　平滑筋細胞の収縮

まとめ

- 骨は身体の支柱となり，体腔をつくって内臓を保護する。骨はまた，筋とともにはたらいて運動を可能とする。
- 骨は関節面を除き骨膜に包まれている。骨膜には血管や神経が分布し，この血管は骨質や骨髄にも血液を送っている。
- 骨質には緻密質と海綿質がある。骨髄は髄腔や海綿質の中にある。造血は，赤色骨髄で行われる。
- 骨端の軟骨細胞は骨の長さの成長にあずかり，骨膜は骨の太さを増すはたらきをする。骨の成長は20歳ごろに完了する。
- 骨質は体内で最大のカルシウム貯蔵庫である。
- 関節には球関節・蝶番関節・楕円関節・鞍関節・車軸関節などがあり，骨どうしを連結して，互いの運動の方向を決めている。
- 筋の運動をたすけるために，腱鞘や滑液包などがある。
- 人体の骨格は約200個の骨でできている。
- 人体には400余りの骨格筋があるが，筋は必ず異なった2つの骨の間にはられている。筋は作用する運動方向によって，協力筋と拮抗筋に区別される。
- 骨格は，頭蓋骨，体幹骨，上肢骨，下肢骨に大別される。
- 頭蓋骨は，脳頭蓋（前頭骨・頭頂骨・後頭骨・側頭骨・蝶形骨・篩骨）と顔面頭蓋（鼻骨・鋤骨・涙骨・下鼻甲介・上顎骨・頬骨・口蓋骨・下顎骨・舌骨）からなる。頭蓋骨の大部分は縫合によって互いにかたく連結している。頭蓋底には数多くの孔や溝や裂孔があり，これらは脳に出入りする血管や神経の通路となる。
- 顔面と頭部には顔面筋（表情筋）と咀嚼筋などがある。
- 脊柱は32～34個の椎骨が上下に連なってできたものであり，頸椎(7)，胸椎(12)，腰椎(5)，仙椎(5)，尾椎(3～5)の順に重なる。仙椎と尾椎は成人ではそれぞれ癒合して1つになり，仙骨・尾骨とよばれる。椎孔は上下に連なって脊柱管となり，大後頭孔の下に連なる。
- 胸郭は1個の胸骨，12個の胸椎，12対の肋骨でつくられたかご状の骨格である。
- 頸部の筋は頭や首の運動を行う。

- 胸部には大胸筋・肋間筋などがある。呼吸運動はおもに肋間筋と横隔膜によって行われる。
- 腹部には腹直筋・外腹斜筋・内腹斜筋・腹横筋などがある。鼠径管は下腹部を斜めに貫いており，女性では子宮円索が，男性では精索がここを通っている。鼠径ヘルニア好発部位である。
- 僧帽筋は肩を上げたり，後ろに引いたりする。背部にはこのほかにも多数の筋があり，上肢・脊柱の運動を行う。
- 上肢骨は上肢帯骨(鎖骨・肩甲骨)と自由上肢骨(上腕骨・尺骨・橈骨・手根骨・中手骨・指骨)からなる。
- 上腕の外転は三角筋，内転は大胸筋が行う(肩関節)。前腕の屈曲は上腕二頭筋・上腕筋が，伸展は上腕三頭筋が行う(肘関節)。前腕の回内は回内筋，回外は回外筋が行う(肘関節)。手には多数の筋が分布して，複雑な手指の運動を行う。
- 下肢骨は下肢帯骨(寛骨：腸骨・坐骨・恥骨が合したもの)と自由下肢骨(大腿骨・膝蓋骨・脛骨・腓骨・足根骨・中足骨・趾骨)からなる。
- 骨盤は左右の寛骨と仙骨・尾骨によってつくられた骨格である。骨盤は男女で形が異なる。
- 大腿の屈曲は腸腰筋，伸展は大殿筋が行い(股関節)，また外転は中殿筋によって，内転は内転筋群によって行われる(股関節)。下腿の屈曲は大腿二頭筋などが，伸展は大腿四頭筋が行う(膝関節)。大腿四頭筋は膝蓋腱反射に関係する。足の足底への屈曲は下腿三頭筋(腓腹筋とヒラメ筋)が，背側への屈曲は前脛骨筋が行う(足関節)。下腿三頭筋の腱は踵骨腱(アキレス腱)ともいう。
- 筋は横紋が見られる横紋筋と横紋が見られない平滑筋に大別される。
- 筋線維(筋細胞)が集まり筋線維束をつくり，筋線維束が集まり筋を形成する。
- 骨格筋はアクチンフィラメントとミオシンフィラメントの間の滑り運動により収縮する。
- 骨格筋は神経筋接合部で神経の入力を受ける。筋線維の興奮から筋の収縮にいたる一連の過程を興奮収縮連関とよぶ。
- 1回の活動電位によっておこる筋の一過性の収縮を単収縮といい，連続した刺激による持続的な筋の収縮を強縮という。
- 筋が発生する張力は活動張力と静止張力の和であり，これを全張力という。
- 筋収縮のエネルギー源であるATPは，主として筋に貯蔵されているグリコーゲンから供給されるグルコースの代謝により供給される。
- 遅筋線維が多く赤みを帯びて見える筋を赤筋といい，速筋線維が多く白っぽく見える筋を白筋という。
- トレーニングなどにより筋線維は太くなり，筋は肥大する。機械的な負荷がないと筋は萎縮する。
- 心筋では，骨格筋と比べて静止張力の寄与が大きく，過剰な血液の逆流による心室の過膨張を防いでいる。
- 平滑筋の収縮には，必ずしも活動電位の発生を必要としない。

復習問題

1 次の文章の空欄を埋める，または正しいものに丸をつけなさい。

▶（①　　　　　）は骨を包む結合組織の膜で，血管と神経に富む。
▶骨質は外層でかたく詰まった（②　　　　　）と，内層でスポンジ状の（③　　　　　）からなる。
▶（④　　　　　）は骨の内部にある組織で，造血のはたらきをする。
▶関節包の内面は（⑤　　　　　）におおわれる。
▶楕円関節と鞍関節は（⑥　1・2・3　）方向の運動が可能である。
▶筋頭が骨につく部分を（⑦　　　　　），筋尾がつく部分を（⑧　　　　　）とよぶ。
▶筋頭が2つに分かれている筋を（⑨　　　　　）筋とよぶ。
▶腱を包む膜性の鞘を（⑩　　　　　）とよぶ。
▶頭蓋にあいた，眼球を入れるくぼみを（⑪　　　　　）という。
▶（⑫　　　　　）骨の真ん中にあるトルコ鞍は，内部に（⑬　　　　　）が位置する。
▶顎関節は，下顎骨と（⑭　　　　　）がつくる関節である。
▶前頭骨と左右の頭頂骨の間には生後15〜18か月の間，縫合が閉じずに（⑮　　　　　）が見られる。
▶（⑯　　　　　）は顔面の皮膚に停止し，顔の表情をつくる。
▶食物をかんだりするときにはたらく筋群を（⑰　　　　　）という。
▶椎骨のうち，（⑱　　　　　）は肋骨と関節をつくる。
▶胸郭は，⑱と肋骨と（⑲　　　　　）でつくられるかご状の骨格である。
▶（⑳　　　　　）は胸腔と腹腔の境となる筋である。
▶腹壁の筋の下部にあり，精索や子宮円索を通す管を（㉑　　　　　）とよぶ。
▶（㉒　　　　　）は背部の深いところにあり，脊柱を伸展させたり回旋させたりする。
▶上肢帯骨は胸骨と関節をつくる（㉓　　　　　）と，（㉔　　　　　）からなる。
▶肘関節は上腕骨と尺骨と（㉕　　　　　）からなる。
▶（㉖　　　　　）は上腕後面にあり，肘関節を伸展させる。
▶手の筋は母指側の一部を除き（㉗　　　　　）に支配される。
▶下肢帯骨は（㉘　　　　　）のみからなる。
▶膝関節は大腿骨と（㉙　　　　　）と（㉚　　　　　）からなる。㉚は足関節にもかかわる。
▶かかとの突出をつくる骨は（㉛　　　　　）である。
▶股関節を屈曲させるおもな筋は（㉜　　　　　）である。
▶（㉝　　　　　）は膝関節を伸展する筋で，その腱の中にできた種子骨が㉙である。
▶（㉞　　　　　）とヒラメ筋は共通の腱である（㉟　　　　　）を介して踵骨に停止し，あわせて下腿三頭筋とよばれる。

❷ 〔　〕内の正しい語に丸をつけなさい。

① 心筋と平滑筋は〔随意筋・不随意筋〕である。
② 筋原線維を電子顕微鏡で観察したとき，暗く見える部分を〔I 帯・A 帯〕という。
③ ミオシンの頭部は，〔ADP・ATP〕を分解する酵素活性をもつ。
④ 筋線維で，T 管を介して活動電位が伝わると，筋小胞体から〔Ca^{2+}・Na^+〕が放出される。
⑤ 通常，実際に運動を行う際の骨格筋の収縮は〔単収縮・強縮〕である。
⑥ 1 つの運動ニューロンが支配する筋線維の数は，〔どの筋でも一定である・筋によって異なる〕。
⑦ 腕を曲げて物を持ち上げるような場合は，〔等張性収縮・等尺性収縮〕である。
⑧ 心筋細胞の活動電位の持続時間は，骨格筋に比べて〔長い・短い〕

❸ 次の問いに答えなさい。

① シナプスの一種で，筋線維が神経の入力を受ける場所のことをなんというか。
答（　　　　　　　　）
② 筋線維の興奮から筋の収縮にいたるまでの過程をなんとよぶか。
答（　　　　　　　　）
③ 骨格筋線維の細胞膜が細胞内部へと管状に入り込む構造をなんというか。
答（　　　　　　　　）
④ 筋の長さと発生する全張力との関係をあらわした曲線をなんというか。
答（　　　　　　　　）

第11章 感覚系

学習目的 からだの内・外界の変化を刺激としてとらえ，その変化を神経系に伝えて識別することは，動物が危険を避け，生存に適した行動をとるために重要である。本章では，これらの変化をとらえる器官（受容器または感覚器）のしくみとはたらきについて学習する。

感覚のなりたち

受容器と神経系 からだのまわりや内部でおこった変化（刺激）は，**受容器**（感覚器）によって受け取られる。その情報は，感覚神経線維の電気的な興奮（活動電位）によって大脳皮質の感覚野（⇒240ページ，図12-11）まで伝えられ，そこで**感覚**として意識される。⇒**図11-1**は一例として，足の指先に痛み刺激が加わったときに，感覚情報が大脳皮質まで伝えられる経路を示している。

適刺激 外界には受容器に対する刺激になりうるものとして，物理的な力や光や音，

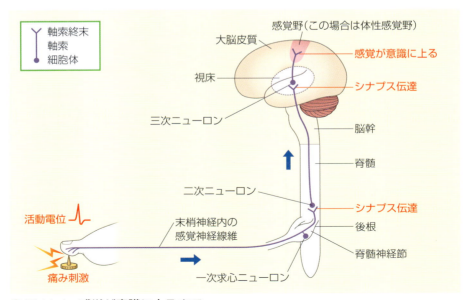

⇒ 図11-1 感覚が意識に上るまで

表 11-1 感覚の種類と適刺激

	感覚の種類	適刺激
体性感覚	皮膚感覚 　触覚，圧覚 　温度感覚(温覚，冷覚) 　痛覚 深部感覚 　運動感覚 　振動感覚	 圧力，振動 高温，低温 侵害刺激(機械的・化学的) 筋の長さ，腱の張力など 振動
臓性感覚	内臓痛覚 臓器感覚	侵害刺激 内部環境の変化(空腹，渇きなど)
特殊感覚	嗅覚 味覚 聴覚 平衡感覚 視覚	揮発性化学物質 水溶性化学物質 音波 頭部の傾き，直線運動や回転運動 可視光線

においを感じさせるガス状物質など，いろいろなものがある（●表 11-1）。これらの刺激は，光なら眼の網膜内の細胞，音なら耳の中にある有毛細胞というように，ある特定の細胞（**受容細胞**）によって受け取られる。つまり，ある受容器にはある特定の刺激だけが受け入れられる。その刺激を，その受容器に対する**適刺激**という。

●**刺激閾値**　適刺激によって感覚が成立するためには，一定の強さ以上の刺激が必要である。これを**刺激閾値**という。一般に閾値の低い感覚は「感度がよい」とか，「敏感である」といわれる。

　また，感覚には「強く感じる」「弱く感じる」ということがある。感覚神経線維の活動電位の発生頻度が高い場合は，頻度の低い場合より強い感覚を生じる。このような感覚の強さの違いをどれくらいまで細かく区別できるかの値を**弁別閾**といい，弁別閾の小さい感覚は**判別性**がよいといわれる。たとえば，重さの感覚や，聴覚，視覚などは判別性がよく，味覚・温度感覚・痛覚などは判別性がわるい。

●**感覚の順応と投射**　においの感覚（嗅覚）や触覚では，刺激が続いていても感覚が弱くなり，ついに感覚がなくなってしまう場合がある。これを**感覚の順応**という。同じ種類の感覚を受け取る受容器にも，順応性の低いものと高いものがあり，感覚刺激の持続をとらえつづけながら，新しい刺激にも鋭敏に対応できるようになっている（●図 11-2）。

　●図 11-1 に示したように，感覚は大脳皮質の**感覚野**で意識に上るが，熱い・痛いなどのすべての感覚は，その刺激の与えられる部位に感じられるのであって，脳の中に感じられるのではない。たとえば，指先で物に触れるときの触覚は，指先に感じられているように脳が解釈している。これを**感覚の投射**という。

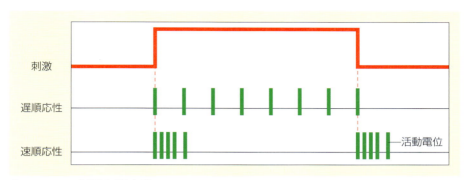

○ 図 11-2　刺激と順応性

　それぞれの感覚は受容器が違うだけでなく，活動電位が到達する大脳皮質の感覚野も違っていて，そこで別々の感覚として意識に上る。たとえば，視神経や大脳皮質の一次視覚野に電気刺激を与えても光を感じる。つまり，大脳皮質の視覚野に到達した活動電位は，原因となる刺激の種類に関係なく，すべて「見えた」という感覚を生じる。

感覚の種類●　感覚は，**体性感覚**，**臓性感覚**，**特殊感覚**の 3 種に区別される（○ 212 ページ，表 11-1）。

B　体性感覚

　体表でおこる外界の変化や，筋・腱・関節などでおこる変化をとらえる感覚である。

1　皮膚感覚

1　皮膚の構造

　皮膚は**表皮**・**真皮**・**皮下組織**・**付属器**からなる（○ 図 11-3）。

表皮●　表面から順に**角質層**（角層），**淡明層**（手掌・足底だけにみられる），**顆粒層**（手掌・足底で顕著にみられる），**有棘層**および 1 層の円柱細胞である**基底層**（新しい上皮がつくられる部位）からなる。角質層の扁平上皮細胞は，角化[1]して表層からしだいにはがれる。基底層には**メラニン細胞**（色素細胞）が混在し，ここでつくられる**メラニン**によって皮膚の色がかわる。

真皮●　表皮の下にあって，密な結合組織からなり，血管・神経に富む。表層には無数の**乳頭**があり，表皮に入り込む（**真皮乳頭**）。

---

[1] 上皮細胞の分化（形や機能が特殊化すること）と角質（ケラチン）の生成によって，かたく変化すること。

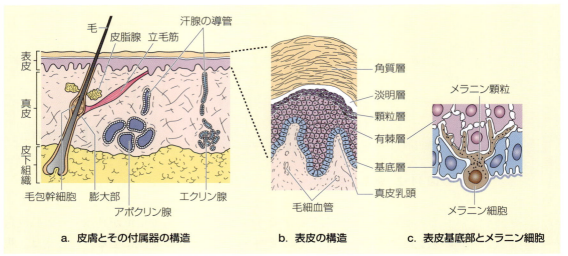

図 11-3　皮膚の構造

皮下組織●　真皮の下には皮下組織がある。疎性結合組織からできており，脂肪細胞が多く集まって**皮下脂肪層**をつくっている。

皮膚の付属器●　毛・爪・汗腺など，皮膚に分布して特殊なはたらきをもつ構造物を**皮膚付属器**という。

①**毛**　**毛根**（皮膚の中にうずまった部分）と**毛幹**（皮膚から出た部分）からなる。毛がのびるのは，毛根の細胞の増殖による。毛は皮膚に対して斜めにはえ，毛根は**毛包**に取り囲まれている。また毛包には**立毛筋**とよばれる平滑筋がついている。毛の色は細胞内の色素の量によって決まり，色素が消失すると**白毛**となる。

②**爪**　表皮が角化してできたものである。皮膚の中に入っている部分を**爪根**，露出した部分を**爪体**という。爪根には**爪母基**があり，爪が生産・再生される。

③**汗腺**　真皮の深層に始まり，皮膚の表面に開口して汗を分泌する。汗腺には**エクリン腺**（小汗腺）と**アポクリン腺**（大汗腺）がある。エクリン腺は日本人では全身に 200 万～500 万あり，皮膚表面に開口する。おもに体温調節にはたらく。アポクリン腺は腋窩・肛門周囲・外耳道・乳輪・眼瞼に限局し，毛包の上部に開口する。

> **Column**
>
> ### メラニン
>
> メラニン melanin とは，基底層のメラニン細胞によって合成される色素である。紫外線による細胞傷害を防ぐため，紫外線が強くなると産生量が増える。過剰産生されるとしみやそばかすになる。メラニン細胞が少ない白人や，遺伝的にメラニンを合成できない人（アルビノ）は，皮膚がんになる危険性が高い。

④**脂腺** 手掌・足底を除いて、全身にみられる。多くは毛包の入り口に分泌されるが、一部は皮膚の表面に直接開く。前者を**毛包腺**、後者を**独立脂腺**という。皮膚の表面をなめらかにし、保護する役目をする。

❷ 皮膚のはたらき

皮膚には、全身をおおってからだを保護する役割をはじめ、さまざまなはたらきがある。
(1) 保護：身体の表面をおおい、これを保護する。
(2) 排泄：汗腺から水や塩分を分泌する。
(3) 吸収：脂肪およびこれにとける物質を皮膚から吸収する。
(4) 体温調節：皮膚に分布する血管を収縮または拡張させて、また発汗などによって、皮膚からの体温の放散を調節する。
(5) 感覚受容：皮膚には受容器が存在し、これらによってさまざまな皮膚感覚がおこる。

❸ 皮膚感覚

皮膚には、**触覚・温覚・冷覚・痛覚**などの受容器がある（◯図 11-4）。皮膚表面にいろいろな刺激を与えてさがしてみると、これらの受容器は点状に分布していることがわかる。これらを**感覚点**といい、感覚の種類によって触点、温点、冷点、痛点とよぶ。皮膚の部位による違いはあるが、手背では $1\,\mathrm{cm}^2$ 内に触点が約 25、温点が 0〜3、冷点が 6〜23、痛点が 100〜200 ある。痛みの受容器は自由神経終末とよばれ、ほかの細胞を伴わない神経線維の末端で、皮膚だけでなく深部や内臓にもある。触覚を受容するマイスネル小体などの受容器は、神経線維の周囲をほかの細胞が取り巻いて、それぞれが特徴的な形をとる。

からだに害になるようなもの（侵害刺激）は、すべて**痛み**をおこす。体内に

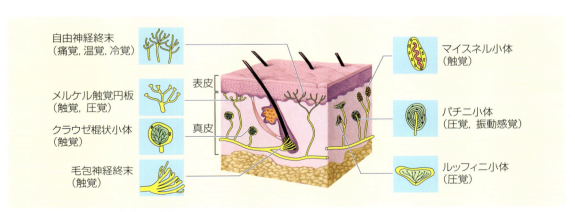

◯ 図 11-4　皮膚の構造と受容器

生じると痛みを引きおこす発痛物質として，**セロトニン**，**ブラジキニン**，**ヒスタミン**などが知られている。痛みには刺すような鋭い痛みと，鈍い痛みの2種類が区別され，伝える神経線維が異なる（→228ページ）。

2 深部感覚

深部感覚とは筋・腱・関節などにおける感覚のことで，表面での感覚である皮膚感覚に対していわれるものである。たとえば，ある関節がいまどの程度曲がっているかを知ることは，正確な運動に重要である。つまり，運動を円滑にする感覚ともいえる。また物の重さがわかるのも，この感覚による。

受容器は**筋紡錘**（→233ページ），**腱器官**などである。これらの感覚は大脳皮質に達して意識に上がるだけでなく，脊髄・脳幹・小脳で利用されて姿勢の調節などに役だっている。

C 臓性感覚

臓性感覚には**臓器感覚**と**内臓痛覚**がある。臓器感覚には食欲，のどの渇き，吐きけ，尿意，便意などがある。これらの感覚はからだの欲求の感覚的なあらわれであり，原始的な感覚ともいわれる。

内臓痛覚は侵害刺激や発痛物質のほか，内臓の急激な拡張や強い収縮が刺激になる。主として持続的な鈍い痛みで，どこが痛いのかはっきりしない。たとえば，虫垂炎のときの痛みは，腹部の広い範囲の痛みとして始まる。やがて虫垂の炎症が腹膜を刺激するようになると，痛みが右下腹部に限局するようになる。

● 関連痛　また，内臓によって，その内臓の位置と異なる部分に痛みを感じることがある。これを**関連痛**（連関痛）といい，たとえば狭心症のとき，左腕内側の皮膚に痛みを感じることが多い。これは，内臓からの感覚が，同じ高さの脊髄神経を伝わってくる皮膚感覚に影響を及ぼして生じる感覚である。

D 特殊感覚

前項までに学んだ感覚以外の特殊な感覚である。

1 嗅覚

鼻腔の上部には**嗅粘膜**とよばれる特殊な粘膜があり，その上皮（**嗅上皮**）には表面に小毛をもつ**嗅細胞**が並んでいる（→図11-5）。においのもとになる物質は，嗅上皮の粘液にとけてこの小毛に達し，嗅細胞がそれを感知する。

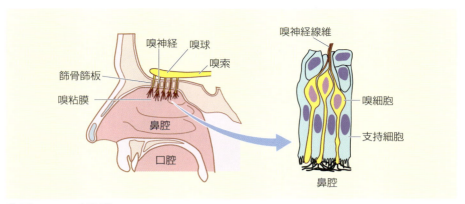

○ 図 11-5　嗅粘膜

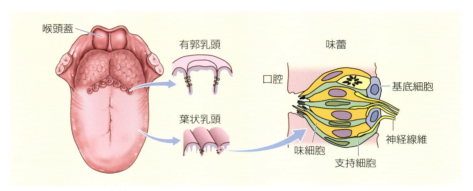

○ 図 11-6　舌と味蕾

その嗅覚情報は，嗅神経を通して大脳の嗅覚中枢に伝わる。嗅覚の閾値は非常に低く敏感な感覚であるが，判別性はわるく，順応がおこりやすい。

2 味覚

舌の乳頭中には**味蕾**がある。これは花の蕾の形をした受容器で，**味細胞**の集まりである（○図11-6）。水や唾液にとけた物質が味蕾に入ると味細胞を刺激し，舌咽神経（○248ページ）や顔面神経（○247ページ）を通る感覚神経線維によって，脳幹を経て大脳の味覚中枢に伝えられて味を感じる。

3 聴覚と平衡感覚

耳には2つの感覚，すなわち**聴覚**と**平衡感覚**（頭部の向きや運動の感覚）がある。耳は構造上，**外耳**，**中耳**，**内耳**に分かれる（○図11-7）。外耳と中耳は音波の伝達器であり，内耳には音の受容器および平衡感覚の受容器がある。

外耳●　**耳介**と**外耳道**からなる。音波（空気の振動）は耳介から外耳道に導かれて，奥にある鼓膜を振動させる。耳介は音の聞こえてくる方向を判断するのに役だっている。

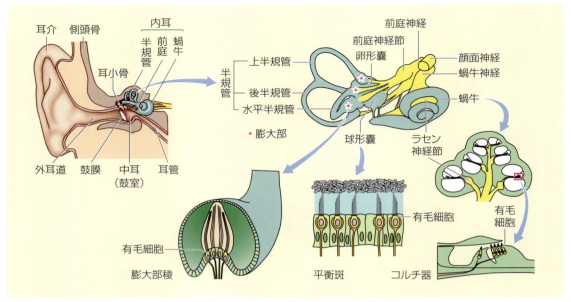

◯ 図11-7　耳の構造

中耳● 　鼓室，鼓膜および耳管からなる（◯図11-7）。鼓膜は，外耳道と鼓室との境にある直径約1 cmのほぼ円形をした膜である。鼓室には，3つの耳小骨（ツチ骨・キヌタ骨・アブミ骨）がある。鼓膜・ツチ骨・キヌタ骨・アブミ骨の順に連結しており，アブミ骨は前庭窓（卵円窓）とよばれる内耳の入り口に接しているので，外耳の空気を伝わってきた音は，耳小骨を順に伝わって内耳に伝えられる。鼓室は長さ約3.5 cmの耳管によって咽頭腔とつながっている。

内耳● 　側頭骨の中には，複雑な形の空洞がある。これを骨迷路といい，半規管，前庭，蝸牛の3部に区別される（◯図11-7）。この空洞の中に，骨迷路とほぼ同形の膜迷路があり，骨迷路と膜迷路の間，ならびに膜迷路の内部はリンパとよばれる液体で満たされている。

　　頭部が回転すると，半規管内部のリンパが動き，それを半規管の膜迷路の一部にある膨大部稜の有毛細胞が検出する。前庭の中には卵形嚢と球形嚢という膜迷路があり，その一部である平衡斑の有毛細胞が頭部の傾きや直線運動を検出する。これらの感覚を合わせたものが平衡感覚である。

　　蝸牛は2＋3/4回転の巻き貝状の管である。音波は振動として，コルチ器の有毛細胞を興奮させ，興奮を脳の聴覚中枢に伝える。音の高低は蝸牛管の有毛細胞の興奮する場所の違いによって感じられ，高い音には蝸牛の入口部，低い音には頂上部が興奮するといわれる。音の強弱は興奮の頻度に関係し，頻度が高ければ強い音と感じられる。

正常の耳で聞きとれる振動数は 20～20,000 ヘルツ(Hz)[1]の範囲である。ふつうの会話に使用されるのは 500～2,000 Hz(言語範囲)で，この付近は閾値が最も低く，感度がよく敏感になっている。また，音刺激が異常に強い場合は，痛みを感じる。

めまいは平衡感覚の異常である。前庭の異常によって頭部の傾きが正しく感じられなかったり，半規管の異常で静止しているからだが回転するように感じたり，外界が回転するように感じたりする。強いめまいでは，からだの平衡を失って転倒する。

4 視覚

視覚器は**眼球**と**副眼器**(眼瞼・涙腺・外眼筋)からなる。眼球は視覚を受けもち，副眼器は眼球を保護する。

1 眼球

1 対の球形の器官で，眼窩の中にある。眼球には**眼球外膜・眼球中膜・眼球内膜**の 3 層の被膜があり，中に**水晶体・硝子体・眼房水**(房水)がある(○図 11-8)。

●**眼球外膜**（眼球線維膜）　眼球の前 1/6 には無色透明な**角膜**があり，後ろには白色の**強膜**がある。角膜には血管が存在しない。

●**眼球中膜**（眼球血管膜）　**脈絡膜・毛様体・虹彩**からなり，ブドウ膜ともいう(○図 11-8)。脈絡膜は，強膜の内面にある血管と，色素に富む暗褐色の膜である。毛様体は脈絡膜の前に続く部分で内部に平滑筋があり，**毛様体小帯**(チン小帯)によって水晶体とつながり，自律神経系(○249 ページ)の作用によって水晶体の厚さの調

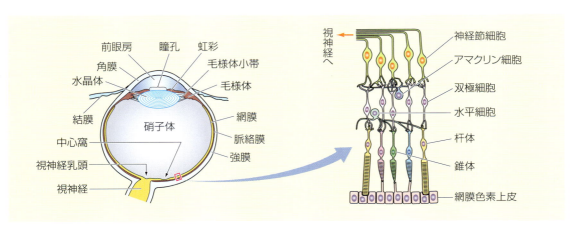

○図 11-8　眼球の構造

1) ヘルツ(Hz)は 1 秒あたりの振動数をあらわす単位である。

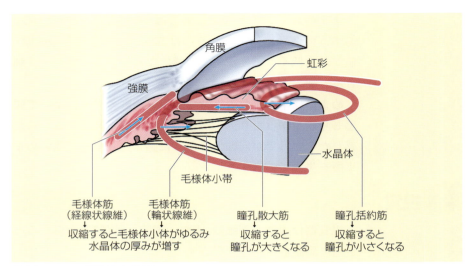

◯ 図 11-9　毛様体と虹彩

節(遠近調節)に関与する。虹彩は水晶体(レンズ)の前にカメラの「絞り」のように位置する(◯図11-8, 11-9)。

虹彩の中央に空いた孔を**瞳孔**という。虹彩中には**瞳孔散大筋**と**瞳孔括約筋**の2種類の平滑筋があり、自律神経系の作用によって散大または縮小する。

眼球内膜
(眼球神経膜)
眼球中膜の内面に接する**網膜**のことである。最外層に1層の立方上皮細胞(**色素上皮**)があり、その内面に接して、光を感じる視細胞の層ならびに神経細胞の層がある(◯図11-8)。**視細胞**には、**錐体**と**杆体**がある。錐体は**イオドプシン**という視覚物質を含み、明るいところで光を感受する。赤・緑・青の3色によって反応する錐体が異なり、色覚をつかさどる。杆体は**ロドプシン**(視紅)を含み、明暗だけを感受し、色覚には関係しない。ロドプシンは光にあたると分解し、暗所ではビタミンAのはたらきで再合成される。ビタミンAが欠乏するとロドプシンの再生が妨げられ、夜盲症(鳥目)をまねく。

眼球後極で視神経が出ていく部分を、**視神経円板**(**視神経乳頭**)とよぶ。この部分には視細胞がないため、光を感じない(**マリオットの盲点**)。

視神経円板の約4mm外側の網膜部分には、網膜の内面がややくぼんだ部分(**中心窩**)がある。ここは錐体が多いため、感度は低いが色を識別することができ、解像度が最も高く対象を細かく見分けることができる。中心窩とその周辺の直径約1.5mmの領域を**黄斑**という。

錐体と杆体で電気的興奮に変換された光の情報は、神経細胞の層の中の双極細胞から神経節細胞へと伝えられ、神経節細胞の突起が視神経をつくって脳に情報を伝える。

水晶体
虹彩のすぐ後ろにある、凸レンズ形で透明な小体である。毛様体から細い線維(**毛様体小帯**)が出て水晶体を支える(◯図11-9)。

角膜と虹彩の間(前眼房)、および虹彩と水晶体や毛様体の間(後眼房)には、

毛様体から分泌された**眼房水**が満ちていて，水晶体や角膜に栄養を与えている。

硝子体● ゼリー状の物質で，水晶体と網膜との間を満たす。

眼の構造をカメラにたとえると，水晶体はレンズ，虹彩は絞り，網膜はセンサーにあたる。

❷ 眼の調節作用

眼の調節は，自律神経系の作用によって反射的に行われる。

明暗調節● 強い光線が差し込むと，副交感神経系の作用で反射的に瞳孔が縮小（**縮瞳**：瞳孔括約筋が収縮）して，網膜に入る光の量を少なくする。逆に差し込む光線が弱いと，交感神経系の作用で瞳孔が散大（**散瞳**：瞳孔散大筋が収縮）して光の量を多くする。

遠近調節● 近くのものを見るときには，毛様体中の平滑筋が収縮して毛様体小帯がゆるみ，レンズが厚くなる。また瞳孔も収縮する。遠くを見るときには，反対に水晶体は薄くなり，瞳孔は散大する。

❸ 正視と屈折異常

正視とは，眼に入る平行光線が網膜上に像を結ぶもので，カメラでいえばピントが合うことである。**近視**では眼球軸（前後径）が長いことが多く，網膜の前方で像を結ぶ（◯図 11-10）。**遠視**では眼球軸が短く，網膜の後方で像を結ぶ。**乱視**では角膜の屈折が不整であるために，網膜上に像を正しく結ぶことができない。

また，高齢になると水晶体の弾性がなくなって厚くならないため，近くがよく見えなくなる（**老視**）。

❹ 色覚異常

網膜の視細胞に異常があり，色の識別ができないもの・困難なものを**色覚異常**という。最も多いのは赤緑色覚異常であり，赤を感じる錐体または緑を感じる錐体の異常でおこる。色覚異常は X 連鎖（伴性）劣性遺伝のため，男性に多い（約 5%）。

❺ 副眼器

眼瞼（まぶた）● 上下の眼瞼があり，眼球を保護する。内面の粘膜は**結膜**（眼瞼結膜）といい，これはのびて，眼球の前面の部分をおおう眼球結膜に移行する（◯図 11-8）。

涙腺● 眼窩の上外側にあり，ここから分泌される**涙**（涙液）は，角膜と結膜をうるおわせたのち，上涙小管・下涙小管→涙囊→鼻涙管→下鼻道という経路によって鼻腔に出る（◯図 11-11）。

外眼筋● 眼球を動かす筋（骨格筋）として，**上直筋**・**下直筋**・**内側直筋**・**外側**

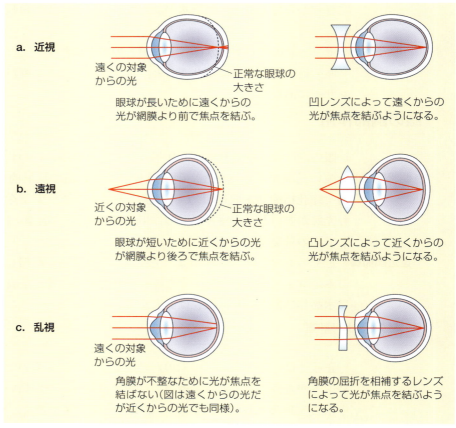

● 図 11-10　屈折異常と矯正

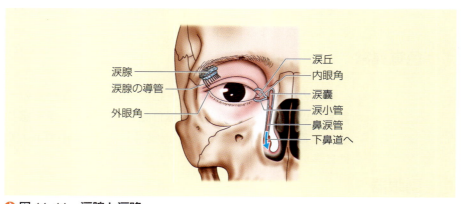

● 図 11-11　涙腺と涙路

直筋・上斜筋・下斜筋がある（●図 11-12）。また上眼瞼に分布してこれを上げる筋として，上眼瞼挙筋がある。外側直筋は外転神経，上斜筋は滑車神経，それ以外は動眼神経によって支配される。

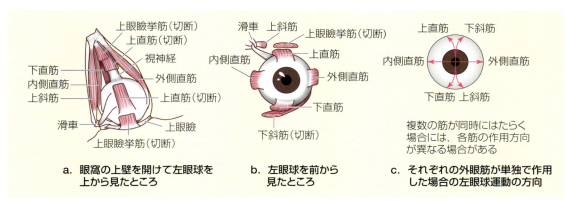

図 11-12　外眼筋

まとめ

- 外界の刺激は受容器によって検知される。各受容器には適刺激がある。
- 受容器の興奮は感覚神経の活動電位によって大脳の感覚野に送られる。
- 感覚の一般的な性質として，弁別閾，判別性，感覚の順応，感覚の投射などがある。
- 感覚には，体性感覚（皮膚感覚と深部感覚），臓性感覚，特殊感覚（嗅覚，味覚，聴覚，平衡感覚，視覚）がある。
- 皮膚は表皮，真皮，皮下組織，付属器からなる。
- 皮膚には保護，排泄，吸収，体温調節，感覚受容のはたらきがある。
- 皮膚には触覚，温覚，冷覚，痛覚がある。
- 筋の長さや張力，関節の位置や運動の状態を知る感覚を深部感覚とよぶ。受容器は筋紡錘，腱器官などである。
- 内臓によって，その内臓の位置と異なる部分に痛みを感じることがあり，関連痛という。
- 鼻腔の上部には嗅細胞が分布して嗅覚を受容する。
- 舌には味蕾があり，味覚を受容する。
- 耳には聴覚と平衡感覚の2つの感覚がある。外耳と中耳は音を内耳に伝えるはたらきがあり，内耳には音を知る蝸牛と，平衡を知る半規管と前庭がある。
- 中耳の鼓室には耳小骨（ツチ骨・キヌタ骨・アブミ骨）がある。
- 眼は光を感じる眼球と副眼器（眼瞼，涙腺，外眼筋）からなる。角膜，水晶体が光を屈折させ，網膜で光を受容する。網膜には光を感じる視細胞（錐体と杆体）と，その興奮を伝える神経細胞がある。
- 虹彩中の瞳孔散大筋と瞳孔括約筋は，自律神経系の作用により瞳孔を散大または縮小する。

復習問題

次の文章の空欄を埋める，または適切なものを選びなさい。

- 感覚刺激を受けとめて神経系に伝える器官を(① 　　　　　)とよぶ。
- ある感覚に敏感であるとは，感覚刺激の(② 　　　　　)が低いことをいう。
- 同じ感覚刺激が続くと感覚が弱く感じられるようになることを感覚の(③ 　　　　　)という。
- 皮膚は表皮，(④ 　　　　　)，皮下組織の3層からなる。
- 表皮の最深部には(⑤ 　　　　　)層があり，新しい上皮細胞がつくられている。
- (⑥ 　　　　　)神経終末は痛覚の受容器である。
- 汗腺のうち，腋窩や肛門周囲などに分布して毛包の上部に開口するのを(⑦ 　　　　　)という。
- (⑧ 　　　　　)は，表皮の基底層にある細胞が産生し，これにより皮膚の色がかわる。
- 骨格筋，腱，関節などの感覚を(⑨ 　　　　　)感覚という。
- 内臓の痛みが体表の異なる部位に感じられることを(⑩ 　　　　　)痛とよぶ。
- 舌の乳頭には(⑪ 　　　　　)があり，そこに分布する味細胞が味覚を受容する。
- 音波が鼓膜を振動させ，それが(⑫ 　　　　　)を介して内耳に伝えられる。
- 平衡感覚器には頭部の向きや直進運動を受容する(⑬ 　　　　　)と，回転運動を受容する(⑭ 　　　　　)がある。
- 脈絡膜，毛様体，(⑮ 　　　　　)を合わせてブドウ膜とよぶ。
- 毛様体の平滑筋が(⑯ 　弛緩・収縮　)すると水晶体の厚みが増す。
- 視細胞のうち(⑰ 　　　　　)は色を識別する。
- ビタミン(⑱ 　　　　　)はロドプシンの再合成に必要で，不足すると夜盲症となる。
- 虹彩の平滑筋で，縮瞳にはたらくものを(⑲ 　　　　　)とよぶ。
- 外眼筋のうち外側直筋は(⑳ 　　　　　)神経に支配される。

第12章 神経系

学習目的 神経系は内分泌系とともに，からだの中の情報伝達を担う器官系である．内分泌系がホルモンを用いて広い範囲の標的に比較的ゆっくりとした効果を及ぼすのに対して，神経系は細胞の突起が接している相手とのみ，限局してすみやかに情報伝達を行う．ここでは神経系のしくみとはたらきについて詳しく見てみよう．

神経系の概要

1 神経系とは

神経系は全身に分布していて，さまざまな**受容器**(**感覚器**)から情報を受け取り，それらを分析・統合して，適切な反応をおこすための情報を全身にある**効果器**(**運動器**)に伝える(◆図12-1)．このはたらきによって私たちは外界の状況に適切に対応し，体内の状態を維持・調節することができる．このような情報の通り道を**伝導路**とよぶ．つまり神経系は伝導路の集まりである．

受容器とは外界や体内のさまざまな現象をとらえ，電気的活動にかえて神経系に伝える器官・細胞のことである．器官としては眼球や内耳，皮膚などが，細胞としては視細胞や有毛細胞などがこれにあたる．

効果器とは，外界や体内に対して反応を行うために分化した器官・細胞のことであり，筋や分泌腺などがこれにあたる．このような神経系や効果器との情報のやりとりは，細胞の電気的活動によっている．

2 神経系をつくる細胞

神経系で，情報を伝える役割を果たす細胞が**ニューロン**(**神経細胞**)である．ニューロンには細胞体から2種類の突起(**樹状突起**と**軸索**)がのびる(◆26ページ，図2-13-b)．**樹状突起**はふつう1個の細胞に複数あり，その表面にほかのニューロンからの軸索の先端(軸索終末)が接して情報を受け取っている．**軸索**は1本が長くのびて，その先が枝分かれして，ほかのニューロンや効果器の細胞に接して情報を伝えている．ニューロンがほかのニューロンや

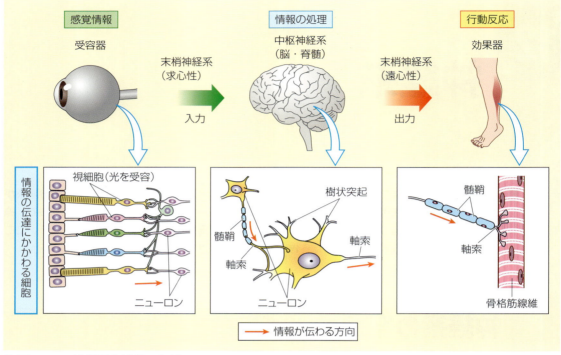

⭕ 図 12-1　神経系と情報の伝達

　効果器に情報を伝える場はシナプスとよばれる（⭕ 図 12-2）。シナプスは情報伝達[1]を行うために特殊な構造をしている（⭕ 229 ページ，図 12-5）。

　神経系にはニューロンのほかに髄鞘をつくる細胞や，ニューロンに栄養などを供給する細胞がある。これらを**グリア細胞**（神経膠細胞）とよび，ニューロンよりはるかに多い。神経系はさらに，血管や結合組織（脳や脊髄，末梢神経を包む膜）などが加わってできている。

3 ニューロンの機能

　ニューロンの機能は，情報を電気的活動として伝えることである。ニューロンが活動電位を発生させ，それが軸索を伝導し，シナプスで情報伝達を行うことで，それが行われている。

1 軸索での興奮の伝導

活動電位の発生とその伝導　ニューロンの活動電位は，軸索が細胞体から出る部位に位置する初節（軸索起始部）で発生する。ここには，ナトリウムチャネル（⭕ 19 ページ）が高密度に分布している（⭕ 図 12-2）。

1）一般に，活動電位（⭕ 20 ページ）が軸索を伝わることは伝導といい，シナプスをこえて膜電位の変化が伝わることは伝達という。

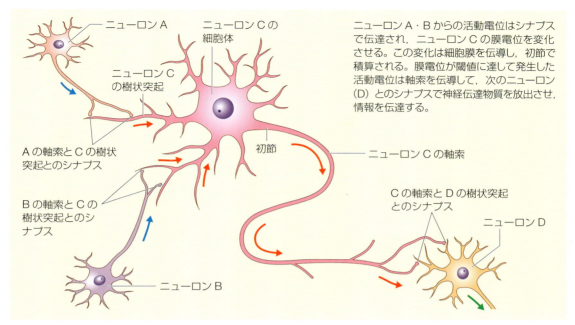

> 図12-2 活動電位の伝導とシナプス伝達

活動電位が発生すると，活動電位が発生している興奮部と，近傍の活動電位が発生していない非興奮部の細胞膜との間に電位差が生じる。そのため，興奮部と隣接する非興奮部の間に局所電流が流れ，非興奮部の細胞膜が脱分極する（●図12-3-a）。この脱分極が閾値に達すると，細胞膜にあるナトリウムチャネルが開いて，非興奮部で活動電位が発生する。この過程が順次進行することで，活動電位が軸索を伝導してゆく。

有髄線維と無髄線維　軸索には，グリア細胞が円筒状に何重にも取り巻いているものがある。この構造を**髄鞘**という（●図12-4）。髄鞘で巻かれた軸索は**有髄線維**と，髄鞘のない軸索は**無髄線維**とよばれる。髄鞘は，末梢神経ではシュワン細胞によってつくられ，中枢神経では稀突起膠細胞によってつくられる。

跳躍伝導　前述した軸索での連続した興奮の伝導のしくみは，無髄線維の場合である。有髄線維では，軸索のうち，髄鞘で巻かれた部分には電流が流れない。そのため，局所電流は活動電位の発生した軸索の部位に隣接した場所ではなく，髄鞘が途切れている**ランヴィエの絞輪**とよばれる部分へと流れる（●図12-3-b）。ランヴィエの絞輪にはナトリウムチャネルが高密度に存在しており，局所電流による脱分極から活動電位を発生させる。

無髄線維では，連続的に活動電位が伝導していくのに対して，有髄線維では，活動電位がランヴィエの絞輪ごとに飛ぶように伝導していく。これを活動電位の**跳躍伝導**という。

活動電位の伝導速度　無髄線維の場合，軸索が太いほうが活動電位の伝導速度は速い。また，軸索が同じ太さなら，跳躍伝導のほうが伝導速度は速い。一般に有髄線維のほ

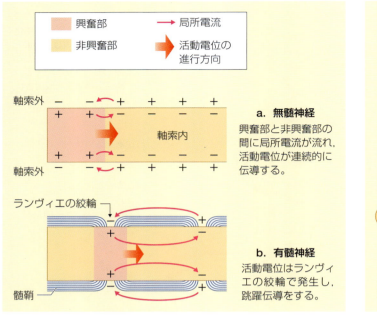

図12-3　無髄線維と有髄線維の伝導

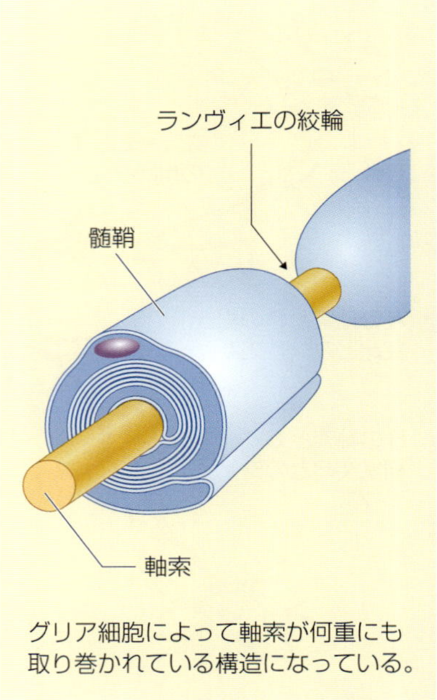

図12-4　有髄線維の軸索の断面

うが無髄線維よりも軸索は太いので，伝導速度は有髄線維のほうが速いことになる。

たとえば，骨格筋を支配する運動ニューロンや，触覚を伝える感覚ニューロンの軸索は太くて有髄である。また痛覚は，やや細い有髄線維と細い無髄線維がその伝導を担っている。痛み刺激の際に，まず鋭い痛みが感知されて，遅れて鈍い痛みを感じるのは，それらの痛みを伝える神経線維の伝導速度の差による。

❷ シナプスでの興奮の伝達

シナプス　ニューロンの初節に始まる活動電位は，軸索を伝導して軸索の終末にまでいたる。軸索終末は通常，次のニューロンの樹状突起に接しており，そこで情報を伝える（⊙図12-2）。このような，ニューロンがニューロンあるいは効果器に接続し，情報伝達を行う構造を**シナプス**という（⊙図12-5）。

骨格筋における神経筋接合部（⊙198ページ）もシナプスの一例である。情報を送る側をシナプス前部，情報を受ける側をシナプス後部とよぶ。神経筋接合部では，運動ニューロンの軸索終末がシナプス前部で，それを受ける骨格筋側がシナプス後部となる。また，シナプス前部あるいはシナプス後部にあたるニューロンを，それぞれシナプス前ニューロン，シナプス後ニューロンとよぶ。

シナプスでは，シナプス前部とシナプス後部の細胞膜が融合してニューロンが連続しているわけではない。それらの間には15～20nm（ナノメートル，

◯254 ページ)のすきまがあり，**シナプス間隙**とよばれる。このすきまを神経伝達物質が拡散していく。

■シナプス伝達のしくみ

シナプス伝達は，以下の順に進行する(◯図 12-5)。

■シナプス前部の軸索終末からの神経伝達物質の放出

シナプス前ニューロンの初節で発生した活動電位は，軸索を伝導して，軸索終末に到達する。軸索終末には，**神経伝達物質**を含んだ小胞が存在する。活動電位は軸索終末を脱分極させ，この脱分極によってシナプス前部に存在するカルシウムチャネルが開いて，細胞外からカルシウムイオン(Ca^{2+})が流入し，軸索終末内の Ca^{2+} 濃度を上昇させる。これにより，小胞とシナプス前部の細胞膜との融合がはじまり，小胞内の神経伝達物質がシナプス間隙に放出される。

■神経伝達物質のシナプス間隙への拡散

シナプス間隙に放出された神経伝達物質は拡散し，シナプス後部の受容体に到達する。

■シナプス後部の受容体への神経伝達物質の結合とシナプス後部の膜電位変化

神経伝達物質がシナプス後部の受容体に結合すると受容体の形状が変化し，イオンを通すチャネルが開く。つまり，神経伝達物質の受容体は，伝達物質が結合すると開くチャネルである。このイオンチャネルがナトリウムイオン(Na^+)などの陽イオンを通す場合，シナプス後部は脱分極をする。膜電位の脱分極はニューロンを興奮，つまり活動電位を発生させることにつながるの

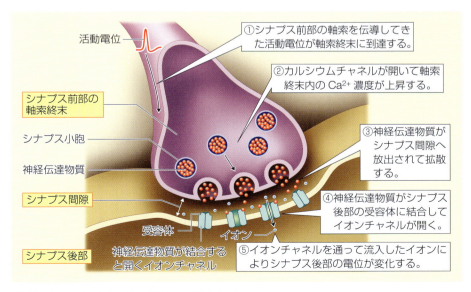

◯図 12-5　シナプスにおける伝達のしくみ

で，このようなシナプスを**興奮性シナプス**という。中枢神経系の興奮性シナプスの神経伝達物質の大半はグルタミン酸である。神経筋接合部も興奮性シナプスであるが，神経伝達物質はアセチルコリンである。

一方，神経伝達物質によって開くチャネルが塩化物イオン（Cl^-）のような陰イオンを通す場合は，シナプス後部に負の膜電位変化である過分極が生じる。このようなシナプスは**抑制性シナプス**といわれる。抑制性シナプスの神経伝達物質としては，γ-アミノ酪酸（GABA〔ギャバ〕）やグリシンなどがある。

■シナプス後ニューロンでの活動電位の発生

シナプス後部の膜電位変化は細胞膜を介して樹状突起から細胞体へと伝導する。初節での膜電位変化が閾値に達すると，ニューロンは活動電位を発生させ，活動電位は次のニューロンへ向けて伝導していく。

■シナプス後電位の積算と活動電位の発生

神経筋接合部では，運動ニューロンからの1回の入力で，シナプス後部が十分に脱分極して活動電位を発生させる。それに対して，ニューロンどうしのシナプスでは，1つのニューロンからの1回の入力によるシナプス後部の膜電位変化は，通常，わずかである。

ニューロン1個あたり，シナプスは数千個（多いものでは数十万個）あるので，1つのニューロンは，ほかの多くのニューロンからの入力をほぼ同時に受け，それぞれのシナプス後部で興奮性，あるいは抑制性の膜電位の変化を生じる。これらの小さな膜電位の変化はそれぞれ細胞膜を伝わっていき，その総和としての膜電位が初節において閾値に達すると，活動電位が発生することになる。

以上で述べたようなシナプス伝達の機構は，神経伝達物質の受容体がチャ

Column

毒物と神経

生物が産生する毒物には，神経系に作用するものが多くある。フグ毒の主成分であるテトロドトキシンもその1つで，ニューロンや筋線維に活動電位を発生させるナトリウムチャネルを特異的に阻害してその毒性をあらわす。

また，美容整形でしわの除去に用いられるボツリヌストキシンは，ボツリヌス菌が産生する毒素に由来する。この毒素は，神経伝達物質の放出を阻害する効果があり，神経から筋への刺激の伝達がおきなくなるため，筋が弛緩してしわがとれるのである。

南アメリカの原住民が矢毒として用いていたクラーレとよばれる毒物は，植物に由来し，アセチルコリン受容体の阻害薬として作用する。クラーレを原型として，全身麻酔の導入時に用いられる筋弛緩剤のスキサメトニウムが開発された。

このように，生物が産生する毒物は特異性が高いため，研究や創薬に広く役だっている。

ネルの機能をもつ場合である。このほかにも，たとえば，自律神経系（⊃249ページ）などでは，効果器に対して交感神経はノルアドレナリンを，副交感神経ではアセチルコリンを神経伝達物質とするが，これらの受容体はイオンチャネルではなくGPCR（⊃116ページ）であり，セカンドメッセンジャーを介して情報を伝えている。

4 神経系の外形による区分

神経系はその外形から，**中枢神経系**と**末梢神経系**に分けられる。中枢神経系は，ニューロンやその突起が集まった1つの大きなかたまりで，頭蓋と脊柱というからだの中心にある骨格の中におさまって保護されている。

中枢神経系のうち頭蓋におさまっている部分を**脳**，脊柱におさまっている部分を**脊髄**とよぶ。脳はさらに**大脳**，**間脳**，**小脳**，**脳幹**に区分される。

末梢神経系は，ニューロンの集まった**神経節**と，神経線維の束である**神経**でできており，全身の受容器や効果器と中枢神経系とを連絡する。中枢神経系が骨格の中におさまっているので，末梢神経系はその骨格を通り抜けて内外を連絡しなければならない。その際に頭蓋の孔を通るものを**脳神経**，脊柱のすきまを通るものを**脊髄神経**とよぶ。

中枢・末梢，脳・脊髄といった区分は，外形に基づくものであって，それらがばらばらに機能しているのではない。末梢神経系の中を走る神経線維には，その細胞体が中枢神経系にあるものも多い。また，末梢からの感覚を伝える神経線維には，脊髄に入ったあと，そのまま脳幹まで上っていくものもある。すなわち伝導路は，中枢・末梢，脳・脊髄を通してはりめぐらされているのである。

5 神経系の機能による区分

体性と臓性● 神経系のなかには，外界の情報を受け取って，それに対して適切に反応するための伝導路と，自分の内部（おもに内臓）の状態を見はり，その維持・調節を行う伝導路とがある。前者を**体性神経系**，後者を**臓性神経系**とよび，とくに末梢神経系で両者の区別がはっきりしている。

体性神経系は，眼・耳・皮膚・筋や関節からの感覚情報を受け取り，骨格筋に運動指令を伝える。臓性神経系は，味蕾（⊃217ページ），内臓・血管からの感覚情報を受け取り，心筋・平滑筋・腺にはたらきかける。

感覚と運動● 体性・臓性神経系ともに，受容器からの情報を中枢神経系に伝える部分を**感覚性（求心性）伝導路**とよび，中枢神経系からの指令を効果器に伝える部分を**運動性（遠心性）伝導路**とよぶ。中枢神経系においてその情報は処理され，その結果が遠心性の末梢神経を介して効果器に伝えられ，行動や反応がおこる。

臓性の運動性伝導路は，自分の意志とは必ずしも関係なく，なかば自動的

に内臓の状態を維持・調節しているので，自律神経系とよばれる[1]。自律神経系には，交感神経系と副交感神経系とよばれる，作用の異なる2種類の系統がある（→249ページ）。

B 神経系の各部分の構造と機能

1 中枢神経系

中枢神経系は脳と脊髄からなっている（→236ページ，図12-8）。その内部には，有髄線維が多く集まった部分と，神経細胞が多く集まった部分がある。断面を見ると，前者は真っ白に，後者は少し暗い色に見えることから，それぞれ白質，灰白質とよばれる。脳の深部の灰白質には特定の種類のニューロンが集まっている場所があり，核（神経核）とよばれる。集まるニューロンの種類によってさまざまな名称がつけられている。

大脳と小脳の表面にはニューロンが薄いシート状に広がる。これを皮質という。皮質の奥にある白質をとくに髄質とよぶ。

1 脊髄

脊髄は，脳の下端からそのまま続く太いひも状の神経組織であり，脊柱管（→177ページ）の中を走る。成人では全長は約40〜50 cm，平均直径は約1.0 cmである。下端は第1〜2腰椎の高さにある。

脊髄神経● 脊髄から出る脊髄神経は，前根と後根という2つの部分に分かれて脊髄を離れる。前根と後根は脊柱管の中を脊柱のすきま（後頭骨と第1頸椎の間や，椎骨と椎骨の間の椎間孔）に向かって走行する。とくに脊髄の下端より下では，それらの束が馬の尾のような房をつくるので馬尾とよばれる。前根と後根が合流して脊髄神経となる。

脊髄の中心には中心管が通る。その周囲にH字状の灰白質があり，さらにそのまわりを白質が取り囲んでいる（→図12-6）。灰白質には，前角と後角という前後1対の突起がある。白質は前索・後索・側索に区別される。

脊髄の灰白質には，ニューロンの細胞体が多く存在する。一方，白質は軸索が多い部分で，情報が伝わっていく経路，すなわち伝導路である。

伝導路● 伝導路には感覚情報を脳に伝える脊髄上行路と，脳からの指令を末梢に伝える脊髄下行路とがある。これらの伝導路は白質内部で無秩序に混在しているのではなく，それぞれの情報の伝導路は，白質内の決まった場所を通っ

1）内臓からの感覚を伝える伝導路も含めて自律神経系とよぶ考え方もあるが，感覚系は体性と臓性の区別がむずかしい部分があり，本書では臓性運動性伝導路のみを自律神経系とよぶ。

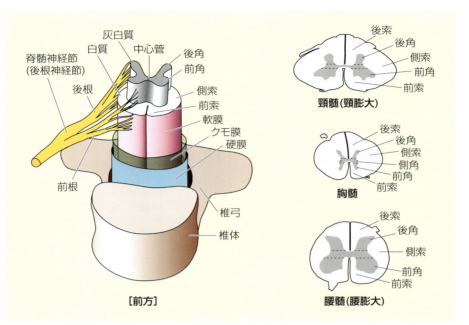

図 12-6 脊髄の構造

ている。
　たとえば，皮膚の触覚の情報を伝える脊髄上行路は脊髄の後索を上行するが，痛覚は側索を上行する。また，大脳皮質の運動野に発する骨格筋を収縮させる運動の指令は，側索を下行してくる。
　脊髄と末梢とは，前根・後根を介して情報がやり取りされている。運動ニューロンの細胞体は灰白質の前角に存在し，その軸索は前根を通ってそれぞれが支配する骨格筋へとのびていく。感覚系の入力は後根を介して脊髄に入るが，そのニューロンの細胞体は脊髄の外にある**脊髄神経節**（後根神経節）に存在する。

反射●　脊髄は感覚情報と運動指令の単なる通り道ではなく，これらを結びつける中枢としての機能ももっている。末梢の受容器からの感覚情報が意識に上らずに中枢神経で処理されて，不随意に反応があらわれる現象を**反射**といい，反射に関与する，受容器→求心性神経→中枢神経→遠心性神経→効果器という経路を**反射弓**とよぶ。脊髄は反射の重要な中枢の1つである。脊髄が中枢となる反射の代表例に，膝蓋腱反射がある。

膝蓋腱反射●　骨格筋の内部には，筋ののびを感知する筋紡錘という器官がある（◯図12-7）。筋紡錘は骨格筋の伸展を見はり，筋が過剰にのびないように筋の張力を調整している。
　診察用のハンマーを用いて膝蓋骨の下で大腿四頭筋（◯193ページ）の腱を軽くたたくと，大腿四頭筋がのばされるとともに筋紡錘ものばされ，この変形が求心性の神経を興奮させる。求心性の神経の軸索は，脊髄の前角にある，

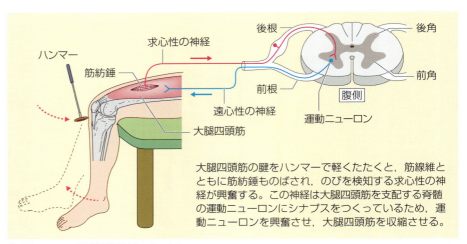

○ 図12-7　膝蓋腱反射のしくみ

大腿四頭筋を支配する運動ニューロンに興奮性のシナプスをつくっている。このため筋がのびたという情報は運動ニューロンに伝わり，運動ニューロンが興奮して，大腿四頭筋を収縮させる。つまり，下腿を蹴りだす運動が生じる。このように，腱をたたくことで，筋紡錘がのびて生じる反射を深部反射とよぶ。

自律性反射　このほかに，自律神経系が関与する反射もあり，これを**自律性反射**という。蓄尿反射・排尿反射（○147ページ）や，嚥下反射，排便反射（○110ページ）がこれにあたる。また，動脈血の酸素分圧や二酸化炭素分圧の受容器からの情報が，延髄の呼吸中枢へ向かい，呼吸運動を変化させるのも自律性反射である。さらに，発汗や，血管収縮，心拍数・心拍出量の変化，勃起，出産などがある。

Column

反射の臨床的意義

　生体にあらかじめ組み込まれた反応である反射の異常は，臨床的に重要な意味をもっている。それは，反射の異常な所見が障害部位の推定に役だつからである。

　診察の場面では，膝蓋腱反射以外に，下顎や上腕二頭筋，上腕三頭筋，踵骨腱（アキレス腱）などの深部反射がよく調べられる。一般に深部反射では，反射弓自身に障害があれば，反射の経路がはたらかなくなるので，反射は減弱ないし消失する。一方，反射中枢より上位に病変がある場合は，上位からの抑制系が減弱することにより反射は亢進する。反射の強さに左右差があれば，病変が左右のどちらにあるのかが推測できる。たとえば，脳梗塞で麻痺が生じた場合，麻痺は通常，障害側の対側にあらわれ，麻痺した筋の深部反射は亢進する。

　また反射のなかには，正常時には観察されない病的反射といわれるものがある。たとえば，足底をその外側縁に沿って踵から母趾の付け根に向かって強めにこすると，正常では母趾が底屈するが，錐体路（○239ページ）に障害のあるときには母趾が背屈し，ほかの足趾が開く反応が見られる。これはバビンスキー反射といわれる病的反射で，これが出現したときは，錐体路障害が強く示唆される。

❷ 脳

脳は，脊髄に近い側から**脳幹**，**小脳**，**間脳**，**大脳**（**終脳**）に区分される（→図 12-8）。成人の脳重量の平均は約 1,300 g である。

■脳幹

脳幹とは，間脳の下，小脳の前にある脳の中心部で，**中脳・橋・延髄**からなる。

脳神経核 嗅神経（Ⅰ），視神経（Ⅱ）を除く大部分の脳神経[1]（→246 ページ）が出ており，それらに運動指令を送る運動ニューロンや，それらから伝わる感覚情報を受け取る感覚ニューロンの細胞体が集まる脳神経核がある。

中脳から延髄までを通して，中心部には脳神経核のほかに，脳神経核に運動指令を伝えるニューロンや，脳神経核からの感覚情報をさらに中継するニューロンが存在する。脳幹はⅢ〜Ⅻの脳神経による顔面や舌の運動とその感覚や，眼球の運動などに関与する。また前庭神経（Ⅷの一部）からの入力によって筋緊張を反射性に調節して，安定した姿勢を保持する（姿勢反射）役割も果たしている。

網様体 また脳幹には，大脳や間脳と，脳幹や脊髄を連絡する線維が上下に多数走行し，ニューロンや有髄線維が混在する**網様体**という部分がある。網様体とその周辺には，生命維持のために重要な中枢が存在し，反射性に調節を行っている。心臓のはたらきと血管の緊張を調節する心臓血管中枢，酸素分圧やpHによって呼吸を調節する呼吸中枢，嘔吐中枢などが延髄にあり，橋には蓄尿や排尿の中枢などがある。

腹側部の構造 脳幹の腹側部には大脳から脳幹や脊髄に向かう神経線維が多数集まって走行する。中脳では**大脳脚**，橋では**橋腹側部**，延髄では**錐体**とよばれる。橋腹側部には線維だけでなくニューロンも多く含まれていて，橋核という神経核

Column

筋萎縮性側索硬化症（ALS）

神経疾患には，特定のニューロンのみが障害される疾患が多くある。筋萎縮性側索硬化症（ALS）は，運動ニューロンが選択的におかされる疾患の代表例で，全身の筋の筋力低下と萎縮が進行性に生じる。呼吸筋が麻痺してしまうと，生命維持のために人工呼吸器が必要になる。感覚障害はなく，また通常，症状が進行しても外眼筋はおかされないため，眼の動きで意思疎通をすることが多い。

---

[1] 脳神経の番号はローマ数字であらわすことが多い。算用数字との対応は次のとおりである。
Ⅰ＝1，Ⅱ＝2，Ⅲ＝3，Ⅳ＝4，Ⅴ＝5，Ⅵ＝6，Ⅶ＝7，Ⅷ＝8，Ⅸ＝9，Ⅹ＝10，Ⅺ＝11，Ⅻ＝12。

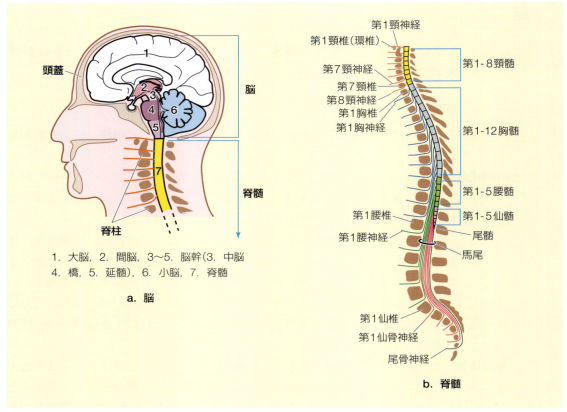

図12-8 中枢神経系の区分

1. 大脳，2. 間脳，3〜5. 脳幹（3. 中脳 4. 橋，5. 延髄），6. 小脳，7. 脊髄

a. 脳

b. 脊髄

をつくる。橋核のニューロンは，大脳から下行してきた線維の興奮を小脳に中継する。

背側部の構造● 橋と中脳の背側部には，ニューロンの集まる大きな構造がある。橋の背側には小脳があり，中脳の背側には**上丘**と**下丘**という2対の高まりがある。上丘は視覚と体性感覚（皮膚や筋，腱，関節などからの感覚）の情報を処理する。下丘は聴覚を間脳に中継する。

延髄の上部から橋にかけて，背側に**第四脳室**とよばれる腔所がある（◯244ページ，図12-15）。第四脳室は，脊髄の中心管が延髄に入って広がったもので，上は再び細くなって**中脳水道**につながっている。

■小脳

脳幹の背側にあり，中脳・橋・延髄とそれぞれ上・中・下**小脳脚**という線維束で連絡している。重量は約130 gであり，正中付近の**虫部**と左右の**半球**などからなる。

小脳の表面は**小脳皮質**がおおっている。小脳に多数見られる細かい溝（**小脳溝**）は，皮質の表面積を広げて小脳でより多くの情報が処理できるように

している。皮質には分子層，プルキンエ細胞層，顆粒層があり，深部の**小脳核**と密に連絡して機能している。

小脳には，大脳および脊髄からの情報が大量に流入し，これらを統合して脳のさまざまな領域へ出力している。小脳は，筋の緊張や身体の平衡，運動や姿勢の制御を行っている。また，とくに運動の学習に関与しており，運動の方向や速度，範囲，切りかえなどを調整し，運動が円滑に行えるようにしている。

そのため小脳が障害されると，運動の円滑さが失われ，運動失調があらわれる。たとえば，手で物を取ろうとするときに，手が対象物に近づくにつれ，手と対象物のずれを補正しようとして手が大きく揺れる**企図振戦**があらわれる。ほかにも，重心をとるために両脚を広げて立ち，よろめきながら歩くといった症状もみられるようになる。

■間脳

視床，**視床上部**，**視床下部**からなる（◯ 図 12-9）。内部には**第三脳室**があり，後下方では中脳水道に，前上方では後述する側脳室につながっている（◯ 244 ページ，図 12-15）。

視床は，大脳半球にはさまれて存在する第三脳室の側壁の大部分をつくる卵円形をした灰白質で，脊髄や脳幹から伝えられる皮膚感覚・深部感覚・聴覚・味覚などや，間脳に直接入ってくる視覚の情報が，後述する大脳皮質に向かう前に中継される場所である。

視床上部は第三脳室の後壁をつくる小部分で，**松果体**などが属する。

視床下部は視床の下で第三脳室の側壁をつくり，**漏斗**，**灰白隆起**，**乳頭体**などからなる。漏斗の下に下垂体がつながっている。視床下部には体温調節や，性行動，摂食・飲水，睡眠・覚醒の中枢が存在し，生命の維持に重要な機能を果たしている。また，視床下部ホルモンを分泌するニューロンがあり（◯ 119 ページ），内分泌機能の調整の面からも重要な部位である。さらに，自律神経系の上位中枢がある。

> **Column**
>
> **パーキンソン病**
>
> 中脳には，黒質とよばれる肉眼的に黒く見える部分があり，機能的には大脳基底核に含まれる。ここにはドーパミンを放出するニューロン（ドーパミンニューロン）が多く存在しており，運動を調節する大脳基底核の神経回路を調整している。
>
> 黒質のドーパミンニューロンが死滅していく疾患がパーキンソン病である。安静時のふるえが特徴で（安静時振戦），骨格筋の緊張が高くなる（筋強剛）。動作が緩慢で少なく，立位や歩行時には特徴的な前傾姿勢をとるようになり，姿勢反射が障害される。うつや認知症を呈することもある。

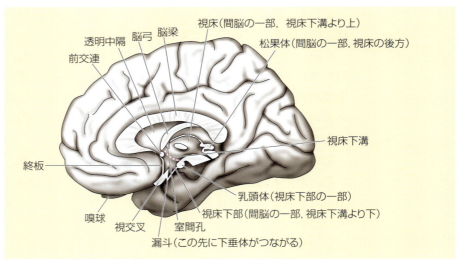

● 図 12-9　大脳と間脳の正中断面

■大脳

大脳は脳のうちの最大の部分で 2 つの**大脳半球**からなり，**大脳皮質**，**髄質**，**大脳基底核**の 3 つの部分に分けられる。

皮質とは，大脳表面に薄いシート状に広がった**灰白質**であり，髄質とは，大脳皮質の異なる部位の間や，皮質と脳のほかの部分との間を連絡する神経線維が通る**白質**である（● 図 12-10-c）。

髄質中には 1 対の**側脳室**がある。側脳室は間脳にある第三脳室と交通する。

1 大脳皮質

半球の表面にはたくさんの**溝**（脳溝）が走っている。また，溝と溝との間は盛り上がり，**回**（脳回）とよばれる。

大脳半球の皮質と髄質は，**前頭葉**，**頭頂葉**，**後頭葉**，**側頭葉**，**島葉**および**辺縁葉**の各部に区分される（● 図 12-10）。前頭葉・頭頂葉と側頭葉の間の溝を**外側溝**とよび，島葉はその深部にかくれている。前頭葉と頭頂葉との間の溝を**中心溝**とよぶ。

大脳皮質はヒトの精神活動を含め，さまざまな機能を営む場であるが，それぞれの部位で機能的な分担があることが知られている。これを**機能局在**とよぶ（● 図 12-11）。

一次運動野●　中心溝の前に位置する中心前回に**一次運動野**があり，随意運動の直接の実行にかかわっている。一次運動野の表面に電極を置いて刺激すると，反対側の限局した領域の筋に収縮が誘発される。また，刺激部位を少しずつずらしていくと，運動が誘発される部位が身体の各部位に対応して規則正しく並んでいることがわかる（● 図 12-12）。つまり，身体の各部位が脳内では逆立ちしているようなかたちで再現されているのである。このことを**体部位局在**あ

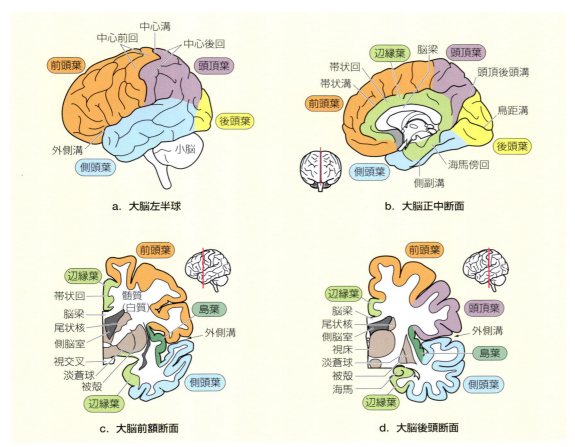

○ 図 12-10　大脳の区分

るいは体部位再現という。

　一次運動野の前方に隣接する高次の運動野は、運動のパターンや順序を調節し、一次運動野よりも統合された機能を担っている。

　一次運動野からの最も重要な出力の経路は、随意運動を行う指令を伝える**錐体路**である。錐体路は延髄で交差しているため、一次運動野に発する運動の指令は、反対側の脊髄前角にある骨格筋の運動ニューロンに伝わる。脊髄運動ニューロンの興奮は、それが支配する骨格筋にいたり、骨格筋を収縮させる。つまり、一次運動野は対側の随意運動を調節する。

　錐体路を含む伝導路が障害されると、その支配域の筋が麻痺するとともに、深部反射は亢進し、病的反射も出現する（○ 234 ページ, Column）。

一次体性感覚野　中心溝の後ろの中心後回に**一次体性感覚野**がある（○ 図 12-11）。体性感覚野は、体性感覚（触覚・圧覚・温覚・冷覚・痛覚）の中枢である。末梢にあるこれらの感覚受容器からの入力が、脊髄あるいは延髄で交差して、視床を経て、一次体性感覚野へ到達する。ここにもやはり、体部位局在がある（○ 図 12-12）。体性感覚の情報は、その後方にある頭頂連合野でほかの感覚情報と

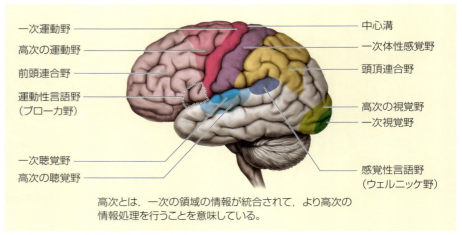

● 図12-11　大脳皮質の機能局在

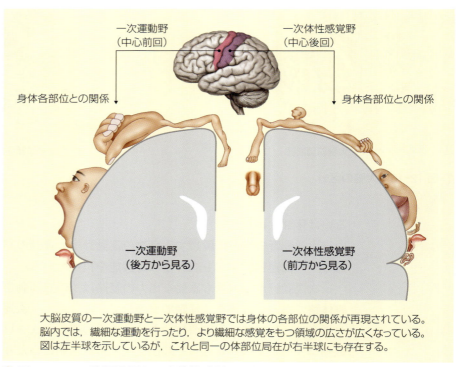

● 図12-12　一次運動野と一次体性感覚野の体部位局在

統合されるなど、より高次の処理を受ける。詳しくは連合野の項で述べる。

視覚・聴覚・
味覚・嗅覚
　これらの感覚は、**特殊感覚**とよばれる。
　視覚情報は、視神経（Ⅱ）から入り、最終的に後頭葉の視覚野に入力する。とくに、鳥距溝周辺（● 図12-10-b）が一次視覚野で、左右の視野の情報がそれぞれ、反対側の一次視覚野に入る。左右の視野によって入力する側が異なるのは、視神経の半分の軸索が交差している（**視交叉**）からである（● 図12-

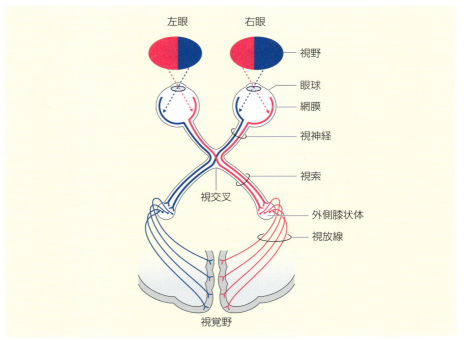

◯ 図 12-13　視覚の伝導路

13)。

　聴覚情報は蝸牛神経（Ⅷ）から入り，最終的に側頭葉の一次聴覚野へいたる。一側の聴覚野は，両側の耳からの情報を受け取っている。

　味覚情報は，顔面神経（Ⅶ）と舌咽神経（Ⅸ）から入り，視床を経て島葉の一次味覚野にいたる。

　嗅覚情報は，嗅神経（Ⅰ）から入り，側頭葉の内側にある嗅皮質にいたる。

連合野　前述の一次運動野と一次感覚野以外の大脳皮質領域は**連合野**とよばれ，脳内で情報をやり取りして，運動のプログラムと実行，感覚情報の解析や異種感覚の統合，言語活動，物の認知，行動の計画，意志決定などといったより高次の精神機能に関与する。

　◯**言語野**　ヒトの大脳は，左右で機能の差があることが知られている。とくに言語の中枢はおよそ 90% のヒトで左半球に存在する。

5つの基本味

　味覚は 5 つの味，すなわち，塩味，甘味，酸味，苦味，うま味で構成される。うま味については 1990 年代にその受容体が発見されたことから，基本味に追加された。辛味が基本味に含まれていないのは，辛味は味覚の受容体ではなく，痛みの受容体で感知されるからである。したがって，辛味を伝える神経は，味覚で述べた顔面神経と舌咽神経ではなく，三叉神経である。

左前頭葉には，**運動性言語野(ブローカ野)**がある(→図12-11)。脳梗塞などでこの領域がおかされると，話し言葉の理解はよいが，言葉を発することが困難な運動性失語(ブローカ失語)になる。

また，左の側頭葉には，**感覚性言語野(ウエルニッケ野)**がある。この領域が障害されると，話し言葉の理解がむずかしくなり，発話は明瞭で流暢であるが，音の誤り(例えば「トケイ」を「タケイ」)や，言葉の誤り(「トケイ」を「マッチ」)が多く，しばしばコミュニケーションが成立しづらくなる。このような失語を感覚性失語(ウェルニッケ失語)という。

2 髄質

髄質を走る神経線維は，**交連線維**(左右の大脳半球を連絡する神経線維；→図12-9，12-10の脳梁を通る)，**連合線維**(一側の大脳半球内を連絡する神経線維)，**投射線維**(大脳皮質と脳幹・脊髄を連絡する神経線維)に分けられる。投射線維には感覚を伝える上行性(求心性)の神経線維と，運動を伝える下行性(遠心性)の神経線維がある。

3 大脳基底核

大脳基底核(大脳核，基底核)は，大脳半球髄質の中ほどに位置する灰白質の部分である。**尾状核，レンズ核**(淡蒼球・被殻)，**前障**からなる(→図12-10-c, d)。

大脳基底核は大脳皮質と密接な連絡をもち，四肢や眼球の運動を制御し，また高次機能や，情動のコントロールにも関与すると考えられている。大脳基底核の障害では，不随意運動や筋緊張の異常があらわれる。中脳の黒質(→237ページ，Column)も，機能的には大脳基底核に含まれる。また，四肢に踊るような動きの不随意運動が生じるハンチントン病は，大脳基底核の一部が障害されることで生じ，進行すると認知症があらわれる。

4 辺縁系

大脳半球の内側面のへりの部分を占める皮質と髄質を辺縁葉とよび，海馬やその周辺の皮質，脳梁を取り囲む帯状回などが含まれる(→239ページ，図12-10)。辺縁葉は，海馬の前方にある扁桃体や視床下部などと密接にかか

Column

高次脳機能障害

脳の高次機能とは，主として連合野によって営まれる言語・記憶・注意・意志決定などの機能のことである。頭部外傷や脳血管障害などによって，これらの機能がおかされた場合を高次脳機能障害とよび，失語もその例である。このほか，右頭頂葉の障害では，視野の左側半分の空間にあるものを無視する左半側空間無視が生じることがある。よく知っている人の顔を見ても，その人が誰かがわからない相貌失認は，側頭後頭葉の障害でおこる(ただしこの場合，声を聴けば誰かはわかる)。また前頭葉の障害では，人格の変化や意欲の障害がおきることが知られている。

わっているので，これらの領域をまとめて辺縁系とよぶ。扁桃体は大脳の核であるが，機能の違いから大脳基底核にふつう含められていない。扁桃体は，さまざまな感覚情報から個体にとって危険な状況をすばやく察知し，交感神経系（◯251ページ）を活性化するなどの情動反応をおこす。

5 脳波と睡眠

脳波 ● 脳における多数のニューロンの電気的活動は，心電図のように，体表から記録することができる。これが**脳波**である。脳波で記録しているのは，脳表面から1cm程度の深さまでにあるニューロン群の電気的活動の総和である。

脳波は，記録される波の周波数によってα，β，θ（シータ），δ（デルタ）波に分類される。成人の覚醒時の安静閉眼状態では，通常，α波が後頭部優位に多く出現する。

脳波の測定はてんかんの診断のために非常に有効な検査である。また脳死判定には，脳波記録が必須で，脳死と判定するには脳波が平坦であることが必要である。

睡眠 ● 睡眠のステージは脳波を基準に決定されており，睡眠が浅い状態から順に，ステージ1〜4に分類されている。

終夜の睡眠では，睡眠のステージはほぼ90分の周期で変化する（◯図12-14）。ただし，個人差が大きく，また同一の個人でも変動が大きい。入眠してから睡眠ステージは1から4へと深くなり，やがて浅くなってステージ2から**レム睡眠**へと移行する。レム（REM）とは，急速な眼球運動 rapid eye movement が観察される睡眠相であり，これ以外の睡眠相（ステージ1〜4）は**ノンレム睡眠**とよばれる。

レム睡眠はノンレム睡眠と質的に異なる睡眠で，脳波上は覚醒に近いにもかかわらず，感覚刺激に対する覚醒閾値は低くない。レム睡眠では夢を見て

Column

錐体外路症状

本文で述べたように，錐体路の障害では麻痺が主症状としてあらわれる。それに対して，大脳基底核などの障害では，不随意運動や筋緊張の異常があらわれる。このような症状を錐体外路症状という。しかし，錐体路の障害のような1つの伝導路の損傷によるものとは異なり，錐体外路症状を引きおこす単一の伝導路があるわけではない。そこには多くの伝導路の障害がかかわっていて，症状も多様である。

Column

金縛り

レム睡眠は覚醒に近い状態であるが，一方で筋緊張が低下している。いわゆる金縛りとは，レム睡眠相で強い情動を伴う夢を見て覚醒しても，筋緊張の低下が持続して身動きができない状態であると考えられている。

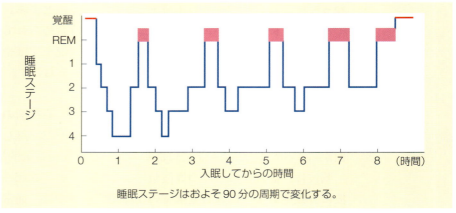

● 図 12-14　睡眠の周期

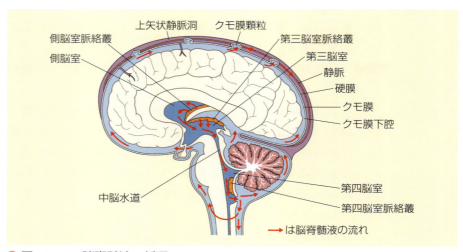

● 図 12-15　脳脊髄液の循環

いることが多いが，筋緊張が低下しているため，正常では夢のなかでの行動が実際の行動となることはない。また，レム睡眠では，自律神経系の活動が変化し，心拍数や呼吸数の変動や陰茎の勃起が見られる。

❸ 髄膜

脳や脊髄を包む膜を **髄膜** とよぶ。髄膜は，外から **硬膜**，**クモ膜**，**軟膜** とよばれる 3 枚の膜からなっている（● 図 12-15）。

硬膜 ● 　脊髄を包む硬膜（脊髄硬膜）は，その外の静脈叢や脂肪の層を隔て，椎孔内面の骨膜に面している。脳を包む硬膜（脳硬膜）は，内外の 2 葉の膜からできている。外葉が椎骨の骨膜に相当し，内葉が脊髄硬膜から連続したものである。脳硬膜の大部分で内外の 2 葉はくっついて 1 枚となるが，一部だけ離れていて中に特殊な静脈が形成され，脳を流れたあとの血液を通すようになっている。

クモ膜　クモ膜は薄い半透明の結合組織からなり，硬膜より内側で脳と脊髄をおおっている。クモ膜と軟膜との間には**クモ膜下腔**とよばれる空間があり，ここに**脳脊髄液**（髄液）を入れている（◯図 12-15）。

軟膜　軟膜は脳や脊髄を直接おおう膜であるが，非常に薄く，顕微鏡で見ると1層の細胞が並んでいる。

❹ 脳脊髄液

脳脊髄液は，側脳室，第三・四脳室の**脈絡叢**（みゃくらくそう）とよばれる血管に富んだ構造から分泌され，脳室を満たし，さらに第四脳室にある孔から脳および脊髄のクモ膜下腔内に移行して，この腔を満たす（◯図 12-15）。頭蓋と脊柱の中で，脳および脊髄は脳脊髄液になかば浮かんだような状態にある。

脳脊髄液の役割　脳脊髄液は次のような役割を果たしている。
（1）脳・神経を浮かべることによって，外力の衝撃をやわらげて保護する。
（2）ニューロンやグリア細胞（◯25 ページ）の物質交換をたすける。

脳脊髄液は，1日約 400 mL 分泌される。総量は約 100～150 mL で，脳と脊髄にほぼ等量ずつ存在する。液圧は，臥位（腰椎部）で 80～150 mmH$_2$O である。

脳脊髄液は一定の量に調整されているが，産生量が多かったり，循環に障害がおきたり，また吸収量が減ったりしたとき，その総量が増える。これを**水頭症**（すいとう）という。

脳脊髄液の性状を調べる場合は，通常，第 3-4 または第 4-5 腰椎の間から針をクモ膜下腔に挿入（**腰椎穿刺**（せんし））して，脳脊髄液を採取する。

クモ膜下腔を循環した脳脊髄液は，硬膜，神経根，血管壁に沿ってリンパ管に入ったり，**クモ膜顆粒**（かりゅう）（◯図 12-15）から吸収されたりしている。

脳脊髄液の性状　脳脊髄液の組成は◯表 12-1 に示すように，タンパク質を除いてほぼ血清と等しい。

◯表 12-1　脳脊髄液の組成（血清成分との比較）

成分	脳脊髄液	血清
水(%)	99.0	93.0
Na$^+$(mmol/L)	141	142
K$^+$(mmol/L)	3.4	3.3
Ca^{2+}(mmol/L)	1.3	2.5
Mg^{2+}(mmol/L)	1.2	0.8
Cl$^-$(mmol/L)	124	101
HCO$_3^-$(mmol/L)	21	24
タンパク質イオン(mmol/L)	―	17
タンパク質(g/dL)	0.02	6.8

血液脳関門　脳や脊髄の毛細血管には，特定の物質しか通さないような性質があり，もし血漿成分に変化があっても，これがニューロンに直接及ばないようなしくみになっている。これを**血液脳関門**という。

2 末梢神経系

① 脊髄神経とその分布

脊髄神経は，脊髄から出る**運動神経線維**と，脊髄に入る**感覚神経線維**からなる。運動神経線維は**前根**から出て，感覚神経線維は**後根**から入る。これを**ベル-マジャンディーの法則**という。感覚神経線維の細胞体は，後根の一部で**脊髄神経節**をつくる。前根・後根は椎間孔で一束の脊髄神経となって脊柱管を出る。

脊髄からは，8対の頸神経（$C_{1\sim8}$），12対の胸神経（T〔Th〕$_{1\sim12}$），5対の腰神経（$L_{1\sim5}$），5対の仙骨神経（$S_{1\sim5}$），1対の尾骨神経（Co），計**31対の脊髄神経**が出る。

椎間孔から出た脊髄神経は，すぐに**前枝**と**後枝**に分かれる。後枝はからだの背面の皮膚や固有背筋に分布する。前枝は前面・側面・上下肢に分布するため，後枝に比べてはるかに太い。

前枝の支配領域が複雑に発達しているので，それに対応して前枝は上下の数本が合流したり分岐したりして**神経叢**をつくる。神経叢には**頸神経叢，腕神経叢，腰神経叢，仙骨神経叢**がある。胸神経は神経叢をつくらない。

脊髄神経の走行・分布を◯図 12-16，表 12-2 に示す。

② 脳神経とその分布

脳神経は，頭蓋の孔を通って頭蓋腔から出る。脳神経は**12対**あって，ほとんどが脳から出る（◯図 12-17）。脳を出る部位が上のものから順に番号がつけられている。

嗅神経（Ⅰ）　鼻腔上部の嗅上皮にある嗅細胞からおこり，篩板を貫き，嗅球に入る。嗅覚を伝える。

視神経（Ⅱ）　眼球網膜の神経節細胞の軸索がまとまって視神経となり，視神経管を通って頭蓋内に入る。**視交叉**で半数の軸索が交差し，視床の一部である外側膝状体で中継されたのち，大脳皮質の視覚野へ達する（◯241ページ，図 12-13）。視覚情報を伝える。

動眼神経（Ⅲ）　中脳の大脳脚の内側面から出て**上眼窩裂**を通り，眼球を動かす筋に達して，眼球の運動をつかさどる。一部の神経線維は**瞳孔括約筋**と**毛様体筋**という平滑筋を支配し，瞳孔を収縮させたり，近くのものを見る際に水晶体を厚くしたりする（◯219ページ）。

滑車神経（Ⅳ）　脳神経のなかで最も細い。中脳の背側から出て上眼窩裂を通り，眼球の筋

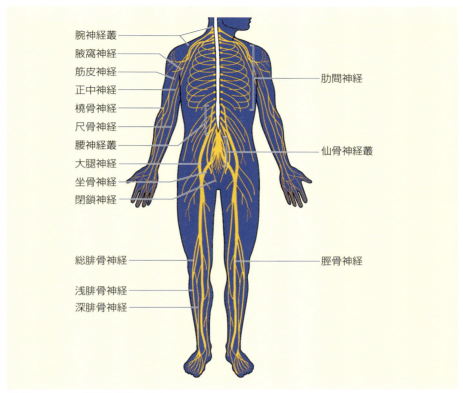

○ 図12-16　脊髄神経の分布

（上斜筋）に分布する。

三叉神経（Ⅴ）　脳神経のなかで最も大きい。橋の外側から出る。太い束の感覚根と小さい束の運動根からなる。感覚根の神経線維は**三叉神経節**（半月神経節）に細胞体があり，次の3つの枝に分かれる。

(1) 眼神経：上眼窩裂から出て，前頭・眼・鼻に分布して，そこの触・圧覚や温・痛覚を伝える。

(2) 上顎神経：正円孔を貫き，下眼瞼と上唇とのあいだの皮膚や鼻腔粘膜の大部分に分布して，そこの触・圧覚や温・痛覚を伝える。

(3) 下顎神経：運動根と合わさって卵円孔を出る。下顎の皮膚・舌を含む口腔粘膜の触・圧覚や温・痛覚を伝え，咀嚼筋の運動をつかさどる。

外転神経（Ⅵ）　橋と延髄との境で正中線に近いところから脳を出て，上眼窩裂を通り，眼球の筋（外側直筋）に分布して眼球を外転させる。

顔面神経（Ⅶ）　橋と延髄との境で，その外側縁から出る。すぐ横から出る細い中間神経を含め，内耳神経とともに内耳道へ入り，顔面神経管を経て茎乳突孔から頭蓋の外に出る。耳下腺のあたりから顔面の**表情筋**に放射状に分布し，運動をつかさどる。

　一方，中間神経の線維は顔面神経管のところで顔面神経本幹から分かれる。

表 12-2 脊髄神経の分布

	神経叢	おもな神経	支配領域
頸神経	頸神経叢 (C_1〜$_4$)	小後頭神経 横隔神経	耳の後方の皮膚 横隔膜（頸部から胸部に下り，心臓の両わきを通って横隔膜に分布）
頸神経	腕神経叢 (C_5〜T_1)	長胸神経 胸筋神経 胸背神経 腋窩神経 筋皮神経 正中神経 尺骨神経 橈骨神経	前鋸筋 大胸筋，小胸筋 広背筋 三角筋，小円筋，上腕上部外側の皮膚 上腕の屈筋群，前腕外側の皮膚 前腕の屈筋の大部分，手の筋の一部，手の皮膚の一部 前腕の屈筋の一部，手の筋の一部，手の皮膚の一部 上腕と前腕の伸筋群，上腕外側の皮膚，手の皮膚の一部
胸神経		肋間神経 (T_1〜$_{11}$) 肋下神経 (T_{12})	肋骨の下縁に沿って前方へ．肋間筋と腹筋，胸腹部の皮膚
腰神経	腰神経叢 (T_{12}〜L_4)	陰部大腿神経 大腿神経 閉鎖神経	外陰部と大腿前面上部の皮膚 大腿の伸筋群，大腿前面と下腿内側面の皮膚 大腿の内転筋群，大腿内側面の皮膚
仙骨神経	仙骨神経叢 (L_4〜S_4)	下殿神経 坐骨神経 陰部神経	大殿筋 大腿の屈筋群，（坐骨神経からおこる脛骨神経や浅・深腓骨神経を経て）下腿と足の筋，下腿と足の皮膚 肛門付近や外陰部の皮膚
尾骨神経		尾骨神経 (Co)	肛門と尾骨部の皮膚

　　　　　　　　　　　1つの枝は**鼓索神経**とよばれ，頭蓋底に出て顎下腺・舌下腺へ分布し，その分泌をつかさどる．さらに舌の前2/3の味覚も伝える．なお，中間神経には涙腺や鼻腔・口蓋の腺の分泌をつかさどる枝もある．

内耳神経（Ⅷ）●　内耳にある**平衡感覚器（前庭と半規管）**から出る**前庭神経**は，前庭神経節を通り，内耳道に入る．一方，**聴覚器（蝸牛）**からの**蝸牛神経**はラセン神経節を通り，同じく内耳道に入る．両神経は合して内耳神経とよばれる．
　　　　　　　　　顔面神経の外側に並んで脳に入り，前庭神経からの情報は，延髄から橋にある前庭神経核で中継されて，平衡感覚の情報が脊髄や小脳へ行く．蝸牛神経からの情報は，延髄から橋にある蝸牛神経核でまず中継され，さらに下丘，視床の内側膝状体で中継されて，側頭葉の聴覚野へ達する．

舌咽神経（Ⅸ）●　延髄の外側部から出て，頸静脈孔を通って外に出る．名称の通り，おもに舌と咽頭に分布する．舌の後ろ1/3の触・圧覚，温・痛覚と味覚を伝え，また咽頭では筋の運動をつかさどり粘膜の感覚を伝える．また，耳下腺への枝（小錐体神経）もあり，分泌を促す．

迷走神経（Ⅹ）●　主として**胸腹部の内臓**を支配する神経であるが，喉頭の運動を支配する神経線維や，感覚性の神経線維も混在する．舌咽神経のすぐ下から出て頸静脈孔を通り，頸部では総頸動脈に沿って，胸部では食道に沿って下行し，横隔

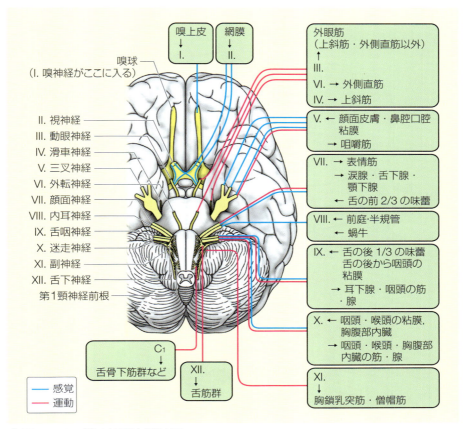

> 図 12-17　脳の底面と脳神経

膜の食道裂孔を貫いて腹腔へ入る。
　その間，多くの器官に枝を出して支配する。頭部では硬膜・耳介に枝を出し，頸部では咽頭・喉頭，心臓に，胸部では気管，肺，食道，喉頭（反回神経），心臓に枝を出す。腹部では骨盤内臓器や下行結腸以下の消化管を除く大部分の器官に枝を出す。

副神経（XI） ● 延髄根と脊髄根からなる。頸静脈孔から頭蓋の外に出るが，延髄根は迷走神経に合流する。脊髄根は僧帽筋と胸鎖乳突筋の運動を支配する。

舌下神経（XII） ● 延髄の腹側部から出て舌下神経管を通り，舌筋に分布する。

3 自律神経系とその分布

　脳神経や脊髄神経は，骨格筋の運動や皮膚感覚，筋や関節の固有感覚をつかさどる**体性神経線維**と，心筋・平滑筋のような不随意筋の運動や腺の分泌，内臓からの感覚をつかさどる**臓性神経線維**を含む。心筋・平滑筋・腺を支配する運動性の臓性神経線維とその細胞体でできる伝導路を，**自律神経系**とよぶ（◯ 図 12-18）。

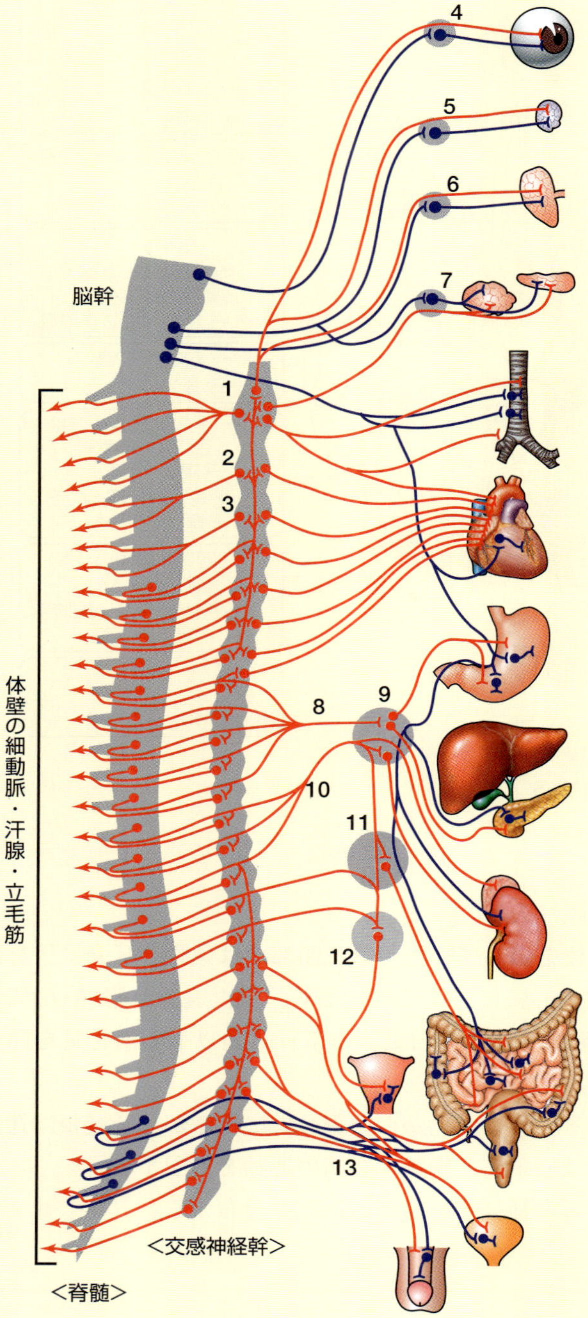

	交感神経	副交感神経
虹彩	散瞳	縮瞳
毛様体筋	—	収縮（近くを見る）
涙腺	（ヒトでの効果は不明）	分泌増加
耳下腺	分泌減少	分泌増加
顎下腺	分泌減少	分泌増加
舌下腺	分泌減少	分泌増加
気管気管支肺	弛緩	収縮・分泌増加
心臓	心拍数増加 収縮力増加	心拍数減少 収縮力減少
胃	運動・分泌減少 括約筋収縮	運動・分泌増加 括約筋弛緩
胆道・膵	分泌減少	分泌増加
副腎髄質	アドレナリン・ノルアドレナリン分泌増加	—
腎臓	レニン分泌増加	—
小腸結腸	運動・分泌減少 括約筋収縮	運動・分泌増加 括約筋弛緩
子宮	[受容体その他の条件により不定]	
膀胱	排尿筋弛緩 括約筋収縮	排尿筋収縮 括約筋弛緩
陰茎	射精	勃起
皮膚の細動脈	収縮	—
汗腺	局所的分泌（手掌など）	—
立毛筋	収縮	—

1. 上頸神経節，2. 中頸神経節，3. 星状神経節，
4. 毛様体神経節，5. 翼口蓋神経節，6. 耳神経節，
7. 顎下神経節，8. 大内臓神経，9. 腹腔神経節，
10. 小内臓神経，11. 上腸間膜動脈神経節，
12. 下腸間膜動脈神経節，13. 骨盤内臓神経

図 12-18　自律神経系

Column

闘争か逃走か

　循環・呼吸・消化・代謝・排泄などの機能は自律神経系による調節を受けている。これらは基本的に，交感神経系と副交感神経系によって二重に支配され，通常，交感神経と副交感神経は拮抗的に作用する。

　交感神経系の興奮はよく，闘争か逃走か（fight or flight），つまり動物が外敵に対峙したような状況で生じる反応としてまとめられる。このような場合は，外敵がよく見えるように瞳孔は散大し，心拍数は増大，血圧は上昇して血流を確保し，肝臓ではグリコーゲンが分解されて血糖を上昇させ，エネルギーの供給を増やす。

　一方，副交感神経系の作用は休息と消化（rest and digest）としてまとめられ，このような状況でより活発になる機能が高められる。つまり，消化器系の機能が亢進し，排尿筋の収縮（排尿）がおきる。

　自律神経系は消化・吸収・循環・生殖などの植物性機能を制御し，からだの内部の状態を維持・調節する。これらは私たちの意志から独立して自律的に行われるので，「自律」神経系とよばれる。

　自律神経系は，作用の対照的な交感神経系と副交感神経系の 2 系統に分けられる。交感神経系は，胸髄または腰髄から出て末梢に分布する。副交感神経系は，脳（中脳・延髄）または仙髄から出て末梢に分布する（→図 12-18）。

交感神経系　脊柱の両側には 20〜24 対の神経節（**幹神経節**）があり，これらは鎖状に連絡する（**交感神経幹**）。

　脊髄の側角に細胞体をもつ第 1 のニューロンから出た神経線維（節前線維）は，幹神経節や，大動脈の前面にある椎前神経節で第 2 のニューロンに中継されて，その神経線維（節後線維）がいろいろな内臓や血管，皮膚に分布する。

副交感神経系　脳（中脳・延髄）または仙髄にある中枢から出て，脳神経または脊髄神経中に混入して走る。脳から発したものは，動眼神経，顔面神経，舌咽神経，迷走神経を経て，顔部・頸部や胸部・腹部のさまざまな器官に分布する。また仙髄から出たものは，仙骨神経を経て骨盤内の生殖器や膀胱に分布する。

　副交感神経系も中枢を出ると，末梢までに神経節を経過し，第 2 のニューロンに中継されて平滑筋や腺を支配する（体性神経系では，運動ニューロンの軸索は中枢を出るとそのまま直接骨格筋に達する）。

まとめ

- 神経系は，電気的に情報を伝える伝導路の集まりである。
- 神経系において情報を伝えるのはニューロン（神経細胞）である。
- 軸索は髄鞘の有無により有髄神経と無髄神経に分けられる。有髄神経の髄鞘が途切れている部分をランヴィエの絞輪とよぶ。
- 活動電位の伝導速度は，跳躍伝導がおこる有髄線維の方が速い。
- ニューロンがほかのニューロンや効果器に情報を伝える場をシナプスという。

- シナプス前ニューロンの軸索を伝導してきた活動電位は，軸索終末のカルシウムイオン濃度を上昇させ，これによりシナプス間隙に神経伝達物質が放出される。
- 神経系は中枢神経系と末梢神経系に分けられる。
- 受容器から中枢神経系に情報を伝えるものを感覚性（求心性）伝導路とよび，中枢神経系から効果器へと情報を伝えるものを運動性（遠心性）伝導路とよぶ。
- 中枢神経系は脳と脊髄からなり，神経細胞体の集まったところを灰白質，神経線維の集まったところを白質とよぶ。
- 脊髄は脊柱管内にあり，脊髄の下端より下は馬尾とよぶ。脊髄の内部には灰白質があり，前角と後角という1対の突起がある。灰白質を取り囲んでいる白質は，前索・後索・側索に区分される。
- 脳は大脳・間脳・小脳・脳幹からなる。脳幹はさらに中脳，橋，延髄に分けられる。
- 脳幹に存在する網様体とその周辺には，生命維持に重要な中枢が存在する。
- 大脳および脊髄からの情報が大量に流入する小脳は，とくに運動の学習に関与する。
- 間脳は視床と視床下部などからなる。視床は感覚性伝導路の中継場所であり，視床下部は自律神経機能の中枢である。下垂体は間脳の下面にぶら下がる。
- 大脳は左右1対の大脳半球からなる。表層には薄いシート状の灰白質があって大脳皮質とよばれ，運動，感覚（視覚・聴覚）などをつかさどる領野がある。大脳半球の深部には髄質（白質）と大脳基底核がある。
- 大脳皮質には機能局在があり，一次運動野，一次体性感覚野，視覚野・聴覚野・味覚野などがある。
- 錐体路は随意運動をつかさどる代表的な伝導路で，一次運動野から出て反対側の脊髄前角にある運動ニューロンに興奮を伝える。
- 脳波の測定はてんかんの診断や脳死の判定に用いられる。睡眠の深さは，脳波を基準に4つのステージに分けられる。
- 脳と脊髄は髄膜に包まれている。これには硬膜・クモ膜・軟膜がある。
- 髄液は脳室内の脈絡叢でつくられて脳室を満たし，さらにクモ膜下腔に出てここを満たし，クモ膜顆粒から硬膜静脈洞に吸収される。組成は血清タンパク質を除いてほぼ血清成分に等しい。
- 脊髄からは31対の脊髄神経が出る。脊髄神経は，前根から運動神経線維が出て，後根から感覚神経線維が入り，それぞれの支配領域に分布して運動や感覚をつかさどる。
- 頭蓋の孔を通って頭蓋腔の外に出る神経を脳神経とよぶ。脳神経は12対あって，ほとんどが脳からおこる。脳神経もそれぞれの支配領域に分布して運動や感覚をつかさどる。
- 自律神経は交感神経系と副交感神経系からなり，心筋・血管や，内臓の平滑筋・腺などに分布している。この両神経は多くの場合，互いに拮抗的にはたらく。

復習問題

❶ 次の文章の空欄を埋めなさい。

▶ニューロンには2種類の突起がある。ほかのニューロンから情報を受け取る（①　　　　）と，長くのびてほかのニューロンや運動器に情報を伝える（②　　　　）である。

▶②は（③　　　　）の有無によって，無髄線維と有髄線維に分けられる。有髄線維では（④　　　　）がおこるため活動電位の伝導速度が速い。

▶活動電位によって軸索終末が（⑤　　　　）することで，小胞から（⑥　　　　）物質が放出され，シナプス伝達がおこる。

▶中枢神経系は，頭蓋の中にある（⑦　　　　）と脊柱の中にある（⑧　　　　）からなる。

▶⑧から出た前根と後根はまとまって（⑨　　　　）となる。

▶末梢受容器からの感覚情報が，意識に上らずに中枢神経で処理される現象を（⑩　　　　）とよぶ。

▶⑩の代表的なものに，ハンマーで大腿四頭筋の腱を軽く叩くことで生じる（⑪　　　　）がある。

▶（⑫　　　　）は脳幹の下部に位置し，脊髄につながっている。

▶（⑬　　　　）は脳幹の背側にあり，その表面は（⑭　　　　）がおおっている。

▶間脳の一部である（⑮　　　　）では，さまざまな感覚が大脳皮質に向かう前に中継される。

▶⑮の下にある（⑯　　　　）は摂食，飲水，体温，睡眠などの調節をつかさどる。

▶大脳皮質のうち，中心前回にあり，随意運動の実行にかかわる領野を（⑰　　　　）とよぶ。

▶眼球の急速な運動が観察される睡眠相を（⑱　　　　）とよぶ。

▶尾状核やレンズ核は（⑲　　　　）の一部である。

▶（⑳　　　　）は，髄膜の最外層の膜である。

▶脳脊髄液は，（㉑　　　　）やクモ膜下腔内を満たす透明な液体である。

▶脳脊髄液を採取するために腰部のクモ膜下腔に針を刺すことを（㉒　　　　）という。

▶脳や脊髄の毛細血管にある特定の物質しか通さないしくみを（㉓　　　　）という。

▶頸神経は（㉔　　　　）対，胸神経は（㉕　　　　）対，腰神経は（㉖　　　　）対，仙骨神経は（㉗　　　　）対ある。

▶脳神経は全部で（㉘　　　　）対ある。そのうち（㉙　　　　）は，眼神経などの3つの枝に分かれる。

▶（㉚　　　　）神経系は心筋・平滑筋・腺を支配する伝導路である。

❷ 左右を正しく組み合わせなさい。

①運動の学習　・　　・Ⓐ脳幹
②言語機能　　・　　・Ⓑ大脳皮質
③呼吸中枢　　・　　・Ⓒ小脳

巻末資料　人体のしくみとはたらきを学ぶための基礎知識

■化学の基礎知識

●倍数をあらわす接頭語

接頭語	読み方	乗数	倍数
k	キロ (kilo)	10^3	1000
d	デシ (deci)	10^{-1}	1/10
c	センチ (centi)	10^{-2}	1/100
m	ミリ (milli)	10^{-3}	1/1000
μ	マイクロ (micro)	10^{-6}	1/1000000（100万分の1）
n	ナノ (nano)	10^{-9}	1/1000000000（10億分の1）
p	ピコ (pico)	10^{-12}	1/1000000000000（1兆分の1）

●元素

元素	元素記号	元素	元素記号
水素	H	リン	P
炭素	C	硫黄	S
窒素	N	塩素	Cl
酸素	O	カリウム	K
ナトリウム	Na	カルシウム	Ca
マグネシウム	Mg	鉄	Fe

●イオンと電解質

　原子や分子が電子を得たり失ったりして，電気を帯びたものをイオンとよぶ。電子を失って正（＋）の電気を帯びたもの（正の電荷をもつという）を陽イオン，電子を得て負（－）の電気を帯びたもの（負の電荷をもつという）を陰イオンとよぶ。たとえばカルシウムイオン（Ca^{2+}）は，正の電荷をもつ陽イオンである。また，そのイオンが得たり失ったりした電子の数，すなわち電荷の数を価数といい，Ca^{2+}の「2」が価数を示している。1価のものは数字を省略し，「＋」または「－」のみで示される。

　物質を水にとかすと陽イオンと陰イオンに分かれることを電離といい，電離する物質を電解質とよび，グルコースのように電離しないものを非電解質という。

陽イオン	イオン式	陰イオン	イオン式
水素イオン（プロトン）	H^+	塩化物イオン（塩素イオン）	Cl^-
ナトリウムイオン	Na^+	水酸化物イオン	OH^-
カリウムイオン	K^+	炭酸水素イオン（重炭酸イオン）	HCO_3^-
カルシウムイオン	Ca^{2+}	炭酸イオン	CO_3^{2-}
マグネシウムイオン	Mg^{2+}	リン酸イオン	PO_4^{3-}

● mol（モル）と Eq（イクイバレント）

あるものを12個集めたものは，1ダースとよばれる。これと同じように，原子・分子・イオンなどを 6.02×10^{23} 個集めたものを 1 mol（モル）とよび，モルを単位としてあらわした粒子の量を物質量という。

1 L の溶液中にとけている物質の量を mol であらわしたものはモル濃度とよばれ，mol/L であらわされる。

mol にそのイオンの価数をかけたものが Eq（イクイバレント）である。

例　　2 mol の K^+　：2 mol × 1〔価数〕＝ 2 Eq
　　　5 mol の Ca^{2+}：5 mol × 2〔価数〕＝ 10 Eq

● pH（水素イオン指数）

水分子（H_2O）はわずかではあるが，水中で水素イオン（H^+）と水酸化物イオン（OH^-）に電離している。このとき，H^+ と OH^- のモル濃度はそれぞれ 10^{-7} mol/L で等しく，性質は中性である。ここに酸をとかすと H^+ が増加し，OH^- が減少して酸性になる。逆に塩基（アルカリ）をとかすと OH^- が増加して，H^+ が減少し，アルカリ性〔塩基性〕となる。

pH は酸性・アルカリ性の程度を示す指標で，水素イオン濃度［H^+］を次の式であらわしたときの「n」として求められる。

　　［H^+］＝ 10^{-n} mol/L

●水素イオン濃度［H^+］

| 1 | 10^{-1} | 10^{-2} | 10^{-3} | 10^{-4} | 10^{-5} | 10^{-6} | 10^{-7} | 10^{-8} | 10^{-9} | 10^{-10} | 10^{-11} | 10^{-12} | 10^{-13} | 10^{-14} |

(mol/L)

●水素イオン指数（pH）

| 0 | 1 | 2 | 3 | 4 | 5 | 6 | 7 | 8 | 9 | 10 | 11 | 12 | 13 | 14 |

酸性　　　　　　　　　　　　　　中性　　　　　　　　　　　　アルカリ性

● 拡散と浸透

- **拡散**：濃度の異なる溶液を，濾紙のような，溶質（図ではスクロース）・溶媒（図では水）の移動の障害にならない膜（全透膜）で隔てて接したとする。すると，溶質・溶媒ともに自由に移動し，最終的にはまざり合って濃度は均一になる（→図a）。この現象を拡散という。
- **浸透**：同様に，2つの溶液をある一定以上の大きさの物質を通さない半透膜で隔てたとする。図の半透膜は，水を通すがスクロースを通さないため，2つの溶液の濃度差が小さくなるように，濃度の薄い溶液から濃い溶液へと水が移動する（→図b）。この現象を浸透という。
- **浸透圧**：浸透が生じると，濃度の濃い溶液の水面が高くなる。上昇した液面に圧力をかけ，濃度の低い側の水面と等しい高さになったとき，この圧力を浸透圧とよび，mmHg や cmH$_2$O，Pa（パスカル）などであらわす。mmHg は，何 mm（ミリメートル）の高さの水銀（Hg）の下にかかる圧力かを意味する。同様に cmH$_2$O は，何 cm の高さの水の下にかかる圧力かを意味する。溶液中の分子やイオンの粒子数から浸透圧をあらわすこともあり，その場合は Osm が用いられる（次項参照）。

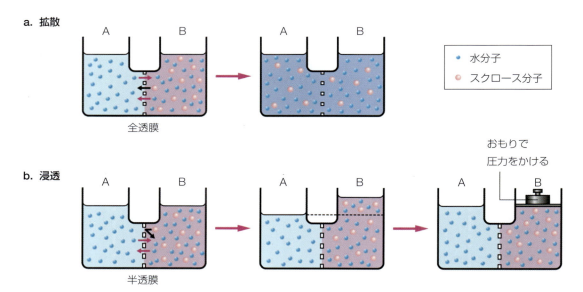

a：Aの管に水を入れ，Bの管にスクロース水溶液を入れ，両者を全透膜で分ける。水分子とスクロース分子は自由に移動できるためまざり合い，両方の濃度は等しくなる。

b：半透膜で分け，Aに水，Bにスクロース水溶液を入れた場合，水分子は自由に移動できるが，スクロース分子はBからAには移動できない。そのためA・Bの体積に差が生じる。Bにおもりを加え，侵入した水を排出し，左右の水面の高さが等しくなったときの圧力が浸透圧である。

Osm(オスモル)

溶液の浸透圧は，その溶液中にどのくらいの数の分子やイオンなどの粒子がとけているかによって決定される。この粒子数を物質量であらわした単位がOsm（オスモル）である。

グルコースなどは溶液中で電離しないため，1 mol のグルコースをとかした溶液中の物質量は 1 Osm となる。しかし，塩化ナトリウム（NaCl）は水溶液中では Na^+ と Cl^- に電離して存在するため，1 mol の NaCl をとかした溶液中の物質量は 2 Osm になる。このように，電解質は電離して 2 つ以上の粒子に分かれるため，Osm は mol より大きくなる。

■細胞のはたらきの基礎知識

ATP，ADP，AMP

アデノシン三リン酸（ATP）は，アデニン・リボース・リン酸の 3 つの部分からなり，リン酸は 3 つ結合している。結合しているリン酸が 2 つのものはアデノシン二リン酸（ADP）とよばれ，同様に 1 つのものはアデノシン一リン酸（AMP）とよばれる。

ATP と ADP にあるリン酸どうしの結合部分にはエネルギーがたくわえられており，リン酸が解離するときにエネルギーが放出される。ATP はこのようにしてエネルギーをたくわえることができ，全身の細胞で使われていて，エネルギーの通貨のようなはたらきをしている。

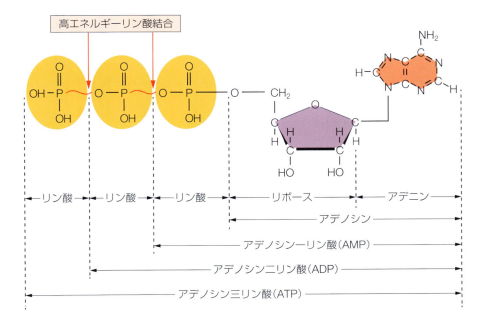

● ATP の産生

細胞に入ったグルコースは，酸素を必要としない代謝（嫌気的代謝）の解糖系によりピルビン酸にかわる。酸素の供給が間に合わないなどの条件下では，ピルビン酸は乳酸に変化する。酸素が存在するときは，ミトコンドリアに入ったピルビン酸はクエン酸回路と電子伝達系を経て，最終的に水と二酸化炭素になる。この過程で，1分子のグルコースから30分子程度のATPが産生される。

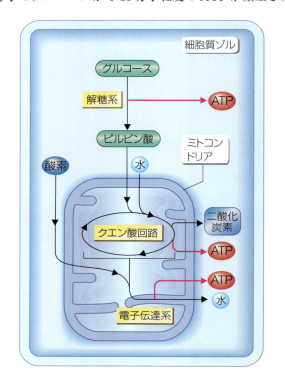

● タンパク質の合成

さまざまな生命活動に必要となるタンパク質は，アミノ酸がペプチド結合によりつながったものである。生体をつくるアミノ酸は20種類ある。タンパク質がつくられるとき，アミノ酸はデオキシリボ核酸（DNA）の遺伝情報に基づいて配列される。

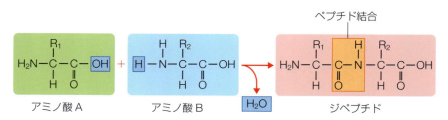

DNA は塩基・糖・リン酸からなり，塩基にはアデニン（A），グアニン（G），チミン（T），シトシン（C）の4種類がある。細胞の核には，DNAのほかにリボ核酸（RNA）とよばれる核酸も含まれる。RNAも4種類の塩基をもち，その種類はアデニン（A），グアニン（G），ウラシル（U），シトシン（C）である。

アミノ酸の配列を決定しているのは，DNAの塩基の並び方（塩基配列）である。核の中にあるDNAの塩基配列の情報は，まずメッセンジャーRNA（mRNA）に写しとられ（転写），mRNAは細胞質ゾルのリボソームへと移動する。次に，mRNAの塩基配列に基づいて，対応するアミノ酸がトランスファーRNA（tRNA）によって1つずつ運ばれてくる。そして，運ばれてきたアミノ酸がリボソーム上でペプチド結合によってつながれていき，タンパク質がつくられる。この過程を翻訳とよぶ。

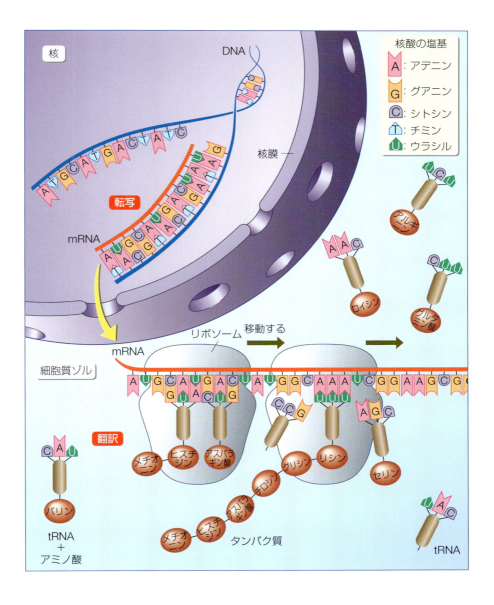

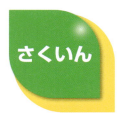

さくいん

数字・欧文

Ⅰ音　56
1回換気量　36
1秒率　36
1秒量　36
Ⅱ音　57
2次性能動輸送　19
2-モノグリセリド　104
Ⅲ音　57
3大栄養素　102
α細胞　100, **130**
α波　243
βアドレナリン受容体　116
β細胞　100, **130**
β波　243
γ-アミノ酪酸　230
δ波　243
θ波　243
λ縫合　173
μ　254
ABO式血液型　86
──検査　87
──不適合輸血　87
ACE　147
ACTH　121
ADH　68, **122**, 146
ADP　257
AED　55
ALS　235
AMP　257
ATP　**131**, 257
──の産生　258
A抗原　86
A細胞　100, **130**
A帯　196
B抗原　86
B細胞, 血球の　83
B細胞, 膵島の　100, **130**
Bリンパ球　83
cAMP　116
CRH　121
DHEA　128
DIP関節, 足の　193
DIP関節, 手の　186

DNA　12
D抗原　88
Eq　255
FSH　**121**, 129, 154
GABA　230
GFR　143
GH　120
GHIH　120
GHRH　120
GnRH　121
GPCR　116
Gタンパク質　116
Gタンパク質共役型受容体　116
Hb　80
HbA1c　81
hCG　155
Ht　77
Hz　219
IP関節, 足の　193
IP関節, 手の　186
I帯　196
LH　**121**, 129, 154
LHサージ　129
mmHg　39
mol　255
MP関節, 足の　193
MP関節, 手の　186
mRNA　259
n(ナノ)　254
Na^+-K^+-$2Cl^-$共輸送　145
NSAIDs　108, **135**
N-アセチルガラクトサミン　86
Osm　257
$PaCO_2$　36
PaO_2　36
PCO_2　41
pH　255
──, 血液の　145
PIP関節, 足の　193
PIP関節, 手の　186
PO_2　40
PQ時間　54
PTH　125

P波　53
QRS波　53
QT時間　54
RAA系　147
RBF　142
REM　243
Rh式血液型　88
──不適合妊娠　88
RNA　12
RPF　142
RR時間　54
rt-PA　86
SaO_2　41
SpO_2　41
ST部分　53
S状結腸　97
S状静脈洞　64
S状洞溝　174
T_3　123
T_4　123
TRH　121
tRNA　259
TSH　121
T管　200
T細胞　83
T波　53
Tリンパ球　83
U波　53
Z帯(Z板, Z膜)　197

和文

アキレス腱　195
アクチンフィラメント　196
足　2
──の筋　195
アシドーシス　17
アセチルガラクトサミン　86
アセチルコリン　198, **230**, 231
アセチルコリン受容体　199
圧受容器　69
圧迫帯　70
アデニル酸シクラーゼ　116

さくいん

アデニン　258
アデノイド　31
アデノシン一リン酸　257
アデノシン三リン酸　**131**, 257
アデノシン二リン酸　257
アドレナリン　68, 116, 127, **128**
アブミ骨　218
アポクリン腺　214
アポリポタンパク質　104
アマクリン細胞　219
アミノ酸　258
アミノ酸誘導体　115
アミノペプチダーゼ　106
アミラーゼ　94, **105**, 106, 109
アランチウス管　160
アルカリ　**145**, 255
アルカローシス　17
アルドステロン　68, **127**, 147
アルブミン　78
鞍関節　167
アンギオテンシノゲン　146
アンギオテンシンⅠ　147
アンギオテンシンⅡ　68, **147**
アンギオテンシン変換酵素　147
安定ヨウ素剤　125
アンドロゲン　127, **128**
アンモニア　111

 い

胃　95
　──での消化　107
胃液　96
イオドプシン　220
イオン　254
イオンチャネル　19
異化　130
閾値　20
イクイバレント　255
移行上皮　**21**, 22
移行乳　156
胃酸　107
萎縮　204
異常な呼吸　37
異所性妊娠　153
胃腺　96
胃体　95
痛み　**215**, 228
一次運動野　238
一次血栓　84
一次止血　84
一次精母細胞　150
一次体性感覚野　239
一酸化炭素中毒　41

一酸化窒素　69
胃底　95
胃底腺　96
遺伝子　12
伊東細胞　100
イヌリン　144
インスリン　100, **130**
咽頭　**31**, 94
咽頭相　107
咽頭扁桃　31
陰嚢　150, **152**
陰部神経　248
陰部大腿神経　248
胃粘膜　96
　──の傷害　108
　──の防御　108
胃壁　96
陰イオン　254
陰核　156
陰茎　152
陰茎海綿体　152

 う

ウィリス動脈輪　61, **63**
ウェルニッケ失語　242
ウエルニッケ野　242
右縁枝　49
右冠状動脈　49
右脚　53
烏口突起　184
右鎖骨下動脈　60
齲歯　93
右主気管支　29, **33**
右心耳　48
右心室　47
右心房　47
右総頸動脈　60
右肺　33
右房室弁　48
うま味　241
膿　83
ウラシル　258
右リンパ本幹　72
運動器　225
運動根　247
運動神経線維　246
運動性言語野　242
運動性失語　242
運動性伝導路　231
運動単位　201

 え

永久歯　93
栄養素　102

会陰　156
腋窩　3
腋窩温　132
腋窩静脈　63
腋窩神経　248
腋窩動脈　61
液性免疫　83
エクリン腺　214
エストロゲン　**129**, 153, 155
エナメル質　92
エネルギーの変換　131
エリスロポエチン　81
遠位　5
遠位曲尿細管　139
遠位指節間関節　186
遠位趾節間関節　193
遠位直尿細管　139
遠位尿細管　146
円回内筋　188, **189**
塩基　**145**, 255
　──, DNA の　258
塩基配列　259
遠近調節　221
嚥下　105
嚥下反射　105
遠視　221
炎症　83
遠心性伝導路　231
延髄　235
延髄根　249
円柱上皮　21
塩味　241

お

横隔神経　181, **248**
横隔膜　29, 35, **181**
横行結腸　97
横行小管　200
横静脈洞　64
黄色骨髄　164
黄体　153
黄体形成ホルモン　121, 129, 154
黄体ホルモン　**129**, 153
黄疸　82, 100, **109**
嘔吐　108
嘔吐中枢　235
横突起　177
横突肋骨窩　178, **179**
黄斑　220
横紋筋　25
オキシトシン　122
オキシヘモグロビン　40
悪心　108

オスモル　257
オッディ括約筋　108
オトガイ　173
オトガイ筋　177
オトガイ孔　**172**, 173
親知らず　93
親指　186
オリゴ　103
オリゴ糖　106
オリゴペプチド　103
温覚　215
温熱性発汗　134

か

回　238
外陰部　3, **152**
外果　192
回外　189
回外筋　189
外殻温　132
外眼角　222
外眼筋　221
外頸静脈　63
外頸動脈　61
外後頭隆起　174
外肛門括約筋　**98**, 110
外呼吸　35
介在板　50
外耳　217
外耳孔　173, **175**
概日リズム　131
外耳道　217
外性器　156
回旋　182
回旋枝　49
外側　5
外側楔状骨　193
外側溝　238
外側広筋　194
外側足底神経　195
外側直筋　221
外側翼突筋　176
回腸　96
外腸骨静脈　63
外腸骨動脈　62
外転神経　247
回内　189
回内筋　189
外尿道括約筋　147
外尿道口　**140**, 152
海馬　242
外胚葉　158
灰白質　232
灰白隆起　237

海馬傍回　239
外鼻孔　30
外部環境　14
外腹斜筋　**181**, 183
外分泌　113
外分泌腺　22, **113**
解剖学的結合線　191
解剖学的正位　4
解剖頸　185
海綿質　163
海綿静脈洞　64
海綿体　152
外肋間筋　35, **181**
カイロミクロン　104
下顎骨　172, 173, **175**
下顎神経　247
化学調節　36
化学的エネルギー　131
化学的消化　**102**, 105
下眼窩裂　172, **175**
下気道　29
下丘　236
蝸牛　218
蝸牛神経　218, **248**
蝸牛神経核　248
核, 細胞の　11, **12**
核, 神経　232
角化　213
角化重層扁平上皮　22
顎下神経節　250
顎関節　175
核酸　12
角質層　213
学習　7
核小体　12
核心温　132
顎舌骨筋　180
拡張期血圧　70
核内受容体　117
顎二腹筋　180
角膜　219
核膜　12
下行脚　139
下行結腸　97
下行膝動脈　60
下行大動脈　47, **60**
下行路　232
下肢　2
　── の運動　169
　── の骨　190
下矢状静脈洞　64
下肢帯骨　190
下肢帯の筋　193
下斜筋　222

滑車切痕　185
下唇　91
下唇下制筋　177
下垂体　114, **119**
下垂体窩　174, **175**
下垂体後葉ホルモン　122
下錐体静脈洞　64
下垂体前葉ホルモン　119
下垂体門脈　62
加水分解　102
価数　254
カスケード　84
ガス交換　38
ガストリン　107
下双子筋　194
鵞足　195
下腿　**2**, 3
下腿三頭筋　**194**, 195
下大静脈　47, 48, **62**
下腸間膜静脈　64
下腸間膜動脈　62
下腸間膜動脈神経節　250
下直筋　221
下直腸静脈　**64**, 98
下椎切痕　178
滑液　166, **170**
滑液鞘　170
滑液包　170
顎下腺　93
顎下腺管　94
滑車　170
滑車神経　246
褐色脂肪組織　133
活性型ビタミン D_3　126
滑走説　198
活動張力　202
活動電位　20
滑膜　24, **166**
滑面小胞体　14
カテコールアミン　127
下殿神経　248
果糖　**102**, 106
金縛り　243
下鼻甲介　30, 172, **175**
下鼻道　30
過分極　20
下葉　33
ガラクトース　106
顆粒球　82
顆粒層　213
カルシウム　254
　── 代謝の調節　124
　── の貯蔵　165
カルシトニン　126

仮肋　179
下肢部　3
下肢骨窩　179
肝円索　64, **161**
眼窩　172
眼窩下孔　**172**, 173
感覚　211
感覚器　**211**, 225
感覚根　247
眼角静脈　64
感覚神経線維　246
感覚性言語野　242
感覚性失語　242
感覚性伝導路　231
感覚点　215
感覚野　212, **239**
眼窩上孔　172
眼窩部　3
肝鎌状間膜　98
肝管　99
肝冠状間膜　99
眼球　219
眼球外膜　219
眼球血管膜　219
眼球軸　221
眼球神経膜　220
眼球線維膜　219
眼球中膜　219
眼球内膜　220
換気量　36
眼瞼　221
眼瞼結膜　221
還元ヘモグロビン　40
寛骨　190
寛骨臼　190
肝細胞　99
間質液　15
緩衝作用　17
冠状静脈洞　48, **62**
冠状動脈　48, **60**
冠状縫合　172, **173**
肝静脈　**62**, 99
冠状面　5
肝小葉　99
眼神経　247
幹神経節　251
関節　166
関節円板　166
関節窩　166
関節頭　166
関節軟骨　166
関節半月　166
関節包　166
関節面　166

汗腺　22, **214**
肝臓　98
　──の機能　110
杆体　220
環椎　179
肝動脈　98
冠動脈　48
管内消化　102
間脳　237
眼房水　219, **221**
甘味　241
顔面筋　176
顔面静脈　64
顔面神経　180, 218, **247**
顔面頭蓋　171
顔面動脈　61
肝門　98
肝門脈　62
眼輪筋　176
関連痛　216

き

キーセルバッハ部位　30
記憶細胞　83
気管　31
器官　8
器官系　8
気管支　31
気管支腺　32
気管腺　32
気胸　36
起座呼吸　38
起始　168
基質　22
奇静脈　62
基節骨，足の　193
基節骨，手の　186
基線　53
規則抗体　86
基礎体温　129, **133**
基礎代謝量　124
拮抗筋　190
基底核　242
基底層　213
基底脱落膜　158
亀頭　152
企図振戦　237
稀突起膠細胞　**26**, 227
キヌタ骨　218
機能局在　238
機能層，子宮内膜の　154
機能的残気量　37
基本味　241
ギャップ結合　50

ギャバ　230
嗅覚　216
球関節　167
嗅球　249
球形嚢　218
嗅細胞　216
嗅索　217
臼歯　93
吸収　90, **102**
球状層　126
嗅上皮　30, **216**
嗅神経　246
求心性伝導路　231
吸息　35
吸乳刺激　122
嗅粘膜　216
嗅皮質　241
嗅部　30
橋　235
胸郭　179
橋核　235
胸管　73
頬筋　177
胸筋神経　248
胸筋部　3
胸腔　**4**, 35
凝固因子　84
凝固系　84
胸骨　179
頬骨　172, **175**
胸骨角　179
頬骨弓　174
胸骨甲状筋　180
胸骨線　5
胸骨体　179
胸骨部　3
胸骨柄　179
胸骨柄結合　179
胸骨傍線　5
胸鎖乳突筋　**180**, 182
胸鎖乳突筋部　3
胸式呼吸　181, **183**
凝集反応　87
強縮　200
胸神経　246
胸水　34
胸膜　74
胸大動脈　60
胸椎　177, **179**
頬粘膜　91
胸背神経　182, **248**
胸部　2
　──の筋　181
頬部　3

さくいん ● 265

橋腹側部　235
胸部誘導　55
峡部，卵管の　153
胸膜　33
強膜　219
胸膜腔　33
共輸送　104
共輸送体　19
協力筋　189
巨核球　84
棘孔　174, **175**
棘上筋　183, **186**
棘突起　177
曲尿細管　139
巨人症　120
距腿関節　169
虚脱　38
キロミクロン　104
筋　196
近位　5
近位曲尿細管　139
近位指節間関節　186
近位趾節間関節　193
筋萎縮性側索硬化症　235
近位直尿細管　139
近位尿細管　144
筋型動脈　58
筋原線維　196
筋細胞　**24**, 196
筋細胞膜　196
近視　221
筋小胞体　200
筋節　197
筋線維　24, **196**
筋線維束　196
筋組織　24
筋頭　168
筋尾　168
筋皮神経　187, **248**
筋腹　168
筋紡錘　216, **233**
筋膜　168, **170**

く

グアニン　258
区域気管支　32
腔所，人体内部の　4
空腸　96
クエン酸回路　258
駆出期　56
クスマウル呼吸　38
薬指　186
口　90
屈筋支帯　189

クッシング病　118
クッパー細胞　99
苦味　241
クモ膜　245
クモ膜下腔　245
クモ膜顆粒　245
クラーレ　230
クラウゼ棍状小体　215
グリア細胞　**25**, 226
グリコーゲン　110, **130**, 203
グリシン　230
グリセロール　104
グルカゴン　100, **130**
グルコース　**102**, 106
グルココルチコイド　127
グルタミン酸　230
クレアチニン　**144**, 203
クレアチンリン酸　203
グロビン　81
グロブリン　**78**, 83
クロマチン　12

け

毛　214
鶏冠　174
脛骨　191
脛骨神経　195
形質細胞　83
茎状突起　**173**, 174
頸静脈孔　174, **175**
頸神経　180, **246**
頸神経叢　246
頸椎　177, **179**
頸動脈管　174, **175**
頸動脈小体　36
茎突舌骨筋　180
茎乳突孔　174
頸部　2
　──の筋　179
頸リンパ本幹　73
外科頸　185
血圧　67
　──の測定　70
　──の調節　67
血液　24, **77**
　──のpH　145
　──のpHの調節　145
血液型　86
　──検査　88
　──の遺伝形式　87
血液型不適合妊娠　88
血液型不適合輸血　87
血液-空気関門　39
血液脳関門　246

血液量　77
血管　58
　──の機能　65
血管壁　58
血球　79
月経　155
月経期　155
結合組織　23
血漿　15, **77**
　──のpH　17
　──のpHの調節　145
月状骨　186
血漿浸透圧　78
血漿タンパク質　78
血小板　84
血清　77
血栓　84
結腸　97
結腸ヒモ　97
結腸膨起　97
血糖　81, **130**
血糖値　110
血餅　77
結膜　221
血友病　84
血流量の自動調節　50
解熱　135
ケラチン　213
下痢　109
腱　169
肩関節　168
腱器官　216
嫌気的代謝　**203**, 258
肩甲下筋　187
肩甲下部　3
肩甲挙筋　183
肩甲棘　180
肩甲骨　184
肩甲舌骨筋　180
肩甲切痕　184
肩甲線　6
肩甲部　3
言語範囲　219
言語野　241
腱索　47, **48**
腱鞘　170
剣状突起　179
原始卵胞　153
減数分裂　157
原尿　139, **142**
肩峰　184

##

溝　238

抗 A 抗体　86
抗 B 抗体　86
抗 D 抗体　88
高エネルギーリン酸結合　**131**,
　　　　　257
好塩基球　83
口蓋　30, **91**
口蓋骨　174, **175**
口蓋垂　91
口蓋舌弓　91
口蓋扁桃　**31**, 91
効果器　225
口角　90
岬角　**179**, 191
後角　232
口角下制筋　177
高カリウム血症　54
睾丸　150
交換血管　66
交感神経幹　251
交感神経系　251
後眼房　220
好気的代謝　203
口腔温　132
口腔腺　93
口腔前庭　91
口腔相　107
広頸筋　177, **179**
後脛骨静脈　63
後脛骨動脈　62
高血圧　70
抗原　83
硬口蓋　91
後交通動脈　61
後根　232
後根神経節　233
虹彩　219
好酸球　83
鉱質コルチコイド　127
膠質浸透圧　79
高次脳機能障害　242
後斜角筋　182
恒常性の維持　15
甲状舌骨筋　180
甲状腺　114, **123**, 180
甲状腺刺激ホルモン　121
甲状腺刺激ホルモン放出ホルモ
　ン　121
甲状腺ホルモン　123
鉤状突起　186
甲状軟骨　**31**, 180
口唇粘膜　91
後正中線　6
後仙骨孔　179

酵素　102
拘束性肺疾患　36
抗体　83
高体温　134
後大脳動脈　61
好中球　83
喉頭　31
後頭顆　174
喉頭蓋　31
喉頭蓋軟骨　31
後頭骨　173, **174**
後頭部　3
後頭葉　238
喉頭隆起　31
鉤突窩　185
広背筋　182
口部　3
項部　3
後腹膜器官　101
興奮　20
　——の伝導　226
興奮収縮連関　198
興奮性シナプス　230
硬膜　244
硬膜静脈洞　63
肛門　98
肛門挙筋　98
膠様組織　24
抗利尿ホルモン　68, **122**, 146
口輪筋　176
口裂　90
交連線維　242
後彎　179
誤嚥　106
股関節　169, **190**
呼吸　35
　——, 異常な　37
　——にはたらく筋　182
呼吸運動　**35**, 183
呼吸気量　36
呼吸系　29
呼吸細気管支　32
呼吸中枢　**36**, 235
呼吸部　30
黒質　237
鼓索神経　248
鼓室　218
呼息　36
個体差　7
骨　163
　——の発生と成長　164
骨格筋　25
　——の形状　168
　——の構造　196

　——の収縮　196
骨格筋細胞　25
骨格筋線維　25, **168**
骨芽細胞　164
骨幹　163
骨基質　164
骨結合　166
骨細胞　**24**, 163
骨質　163
骨髄　163
骨組織　24
骨粗鬆症　129
骨端　163
骨端線　164
骨柱　163
骨盤　4, **190**
骨盤腔　4
骨盤内臓神経　250
骨膜　163
骨迷路　218
ゴナドトロピン　121
ゴナドトロピン放出ホルモン
　　　　　121
コネキシン　50
鼓膜　218
鼓膜温　132
固有胃腺　96
固有肝動脈　99
固有心筋　50
固有背筋　182
小指　186
ゴルジ装置　14
コルチ器　218
コルチゾール　127
コロトコフ音　70

サーカディアンリズム　131
細気管支　32
再吸収　144
サイクリック AMP　116
最高血圧　70
細静脈　58
臍静脈　158
左胃静脈　64
臍帯　158
最大吸息位　36
最大呼息位　36
最低血圧　70
細動脈　58
　——の機能　65
臍動脈　158
臍動脈索　161
最内肋間筋　181

臍部　3
再分極　20
細胞　8, **11**
細胞外液　15
細胞間液　15
細胞間質　**15**, 22
細胞骨格　13
細胞質　11
細胞質ゾル　11
細胞傷害性 T 細胞　83
細胞小器官　12, **13**
臍傍静脈　64
細胞性免疫　83
細胞体　25
細胞内液　15
細胞分裂　14
細胞膜　11, **12**
　── の機能　17
細網組織　24
サイロキシン　123
サイログロブリン　123
杯細胞　**22**, 97
左冠状動脈　49
左脚　53
左頸リンパ本幹　72
鎖骨　184
坐骨　190
鎖骨下静脈　63
鎖骨下動脈　61
鎖骨下部　3
鎖骨下リンパ本幹　72
坐骨棘　190
坐骨結節　190
坐骨神経　248
鎖骨中線　6
左鎖骨下動脈　47, **61**
左主気管支　29, **33**
左心耳　48
左心室　47
左心室内圧　57
左心房　47
嗄声　31
左総頸動脈　47, **61**
砂糖　106
左肺　33
左房室弁　48
左右対称性　6
サルコメア　197
酸　**145**, 255
三角筋　186
三角筋部　3
三角骨　186
産科結合線　191
酸化的リン酸化　203

酸化ヘモグロビン　40
残気量　36
三叉神経　176, **247**
三叉神経節　247
三尖弁　47, **48**
酸素解離曲線　40
酸素化ヘモグロビン　40
酸素の運搬　40
酸素分圧　40
酸素飽和度　40
産道　156
散瞳　221
酸味　241

し

ジ　103
耳介　217
視覚　219
痔核　97
視覚器　219
視覚野　240
耳下腺　93
耳下腺管　94
歯冠　92
耳管　218
耳管扁桃　31
色覚異常　221
色素細胞　213
色素上皮　220
子宮　154
子宮円索　154
子宮外膜　154
子宮峡部　154
子宮筋層　154
子宮頸　154
子宮広間膜　154
子宮体　154
糸球体　139
糸球体嚢　139
糸球体毛細血管圧　143
糸球体濾液　139, **142**
糸球体濾過　142
糸球体濾過量　143
子宮底　154
子宮内膜　154
　── の周期的変化　154
子宮粘膜　154
死腔　38
軸索　**25**, 225
軸索起始部　226
軸索終末　**26**, 225
軸椎　179
刺激閾値　212
刺激伝導系　52

止血機構　84
視紅　220
視交叉　**241**, 246
死後硬直　198
指骨　186
趾骨　193
篩骨　175
篩骨篩板　**174**, 217
篩骨洞　30
篩骨蜂巣　31, **176**
自己分泌　115
歯根　92
歯根管　92
歯根膜　92
視細胞　220
示指　186
支持組織　22
視床　237
視床下部　114, **119**, 237
視床下部ホルモン　119
耳小骨　218
視床上部　237
糸状乳頭　92
茸状乳頭　92
矢状縫合　173
指静脈　63
矢状面　4
視神経　246
視神経円板　220
視神経管　172, **175**
耳神経節　250
視神経乳頭　220
歯髄　92
歯髄腔　92
姿勢反射　235
指節間関節　186
趾節間関節　193
脂腺　215
自然抗体　87
歯槽　**92**, 175
歯槽骨　92
膝蓋腱反射　193, **233**
膝蓋骨　**191**, 194
膝蓋靱帯　194
膝蓋部　3
膝窩静脈　63
膝窩動脈　62
膝窩部　3
膝関節　169
実質器官　8
膝状体　**246**, 248
失調性呼吸　38
自動体外式除細動器　55
自動調節, 血流量の　50

自動能，心臓の　51
シトシン　258
シナプス　**26**, 226, 228
シナプス間隙　229
シナプス後ニューロン　228
シナプス後部　228
シナプス小胞　198
シナプス前ニューロン　228
シナプス前部　228
歯肉　92
ジヒドロテストステロン　129
ジペプチド　106
脂肪酸　104
脂肪組織　23
脂肪の消化・吸収　104
斜角筋　182
尺側手根屈筋　**188**, 189
尺側手根伸筋　188
尺側皮静脈　63
車軸関節　167
射精管　151
斜線維　96
斜台　174
尺骨　185
尺骨静脈　63
尺骨神経　188, 189, **248**
尺骨動脈　61
射乳　122
縦隔　34
自由下肢骨　190
縦筋層　96
集合管　138, **139**, 146
集合リンパ小節　97
収縮期血圧　70
舟状骨，足の　193
舟状骨，手の　186
自由上肢骨　183, **185**
自由神経終末　215
重層扁平上皮　**21**, 22
重炭酸イオン　**17**, 255
終動脈　59
十二指腸　96
十二指腸腺　97
終脳　235
終板　198
終末細気管支　32
充満期　57
絨毛，小腸の　96
絨毛，胎盤の　158
絨毛間腔　158
絨毛膜　158
絨毛膜有毛部　158
手関節　186
主気管支　33

縮瞳　221
手根関節面　186
手根骨　186
主細胞　96
種子骨　169
手掌　3
手掌腱膜　**188**, 189
樹状突起　**25**, 225
主膵管　100
受精　157
受精卵　**153**, 158
出血傾向　86
出生　159
受動輸送　18
受容器　**211**, 225
受容細胞　212
受容体　19
シュワン細胞　**25**, 227
循環系　45
── の調節　66
順応　212
小陰唇　156
小円筋　183
消化　90, **102**
消化管ホルモン　107
消化・吸収系　90
上顎骨　172, **175**
上顎神経　247
上顎洞　30, **175**
消化酵素　102
松果体　114, **131**, 237
上眼窩裂　172, **175**
上眼瞼挙筋　222
上眼静脈　64
小汗腺　214
上気道　29
上丘　236
小臼歯　92
小頬骨筋　177
笑筋　176
上頸神経節　250
小結節　185
上行脚　139
上行結腸　97
上行大動脈　47, **60**
小後頭神経　248
上行路　232
踵骨　192
踵骨腱　195
小骨盤　190
小指　186
上肢　2
── の運動　168
── の骨　183

小指外転筋　189
上矢状静脈洞　**64**, 244
小指伸筋　188
硝子体　221
上肢帯骨　183, **184**
上肢帯の筋　186
小指対立筋　189
硝子軟骨　24
上斜筋　222
小循環　46
上唇　91
上唇挙筋　177
上唇鼻翼挙筋　177
上錐体静脈洞　64
小錐体神経　248
脂溶性ビタミン　104
常染色体　157
上前腸骨棘　190
小泉門　173
上双子筋　194
上大静脈　47, 48, **62**
小腸　96
── での消化・吸収　108
上腸間膜静脈　64
上腸間膜動脈　61
上腸間膜動脈神経節　250
上直筋　221
上直腸静脈　**64**, 98
小殿筋　194
小転子　192
小内臓神経　250
小脳　236
小脳核　237
小脳脚　236
小脳溝　236
小脳皮質　236
上鼻甲介　30, **175**
上皮細胞　21
上皮小体　125
上皮組織　21
上鼻道　30
小伏在静脈　63
上腹部　3
小胞体　14
漿膜　**21**, 24
静脈　45, **58**
── の機能　66
静脈角　72
静脈管　160
静脈管索　161
静脈還流量　66
静脈血　**46**, 48
静脈叢　97
静脈洞交会　64

さくいん ● 269

静脈弁 59
上葉 33
小葉間静脈 99
小葉間胆管 99
小葉間動脈 99
小菱形筋 183
小菱形骨 186
上肋骨窩 179
小彎 95
上腕 2
　──の筋 187
上腕筋 187
上腕後部 3
上腕骨 185
　── 滑車 185
　── 小頭 185
　── 体 185
　── 頭 185
上腕三頭筋 188
上腕静脈 63
上腕前部 3
上腕動脈 61
上腕二頭筋 188
食道 94
食道温 132
食道静脈 64
食道相 107
食道裂孔 181
植物機能 7
徐呼吸 37
鋤骨 175
処女膜 156
女性ホルモン 129
初節 226
触覚 215
ショ糖 106
初乳 156
徐脈 54
自律神経系 232, 249
自律性反射 234
腎盂 138, 139
心音 56
心音図 57
侵害刺激 215
心外膜 47
心筋 25
　──の収縮 205
　──の特徴 50
心筋線維 50
心筋細胞 25
心筋層 47
神経 231
神経核 232
神経下垂体 119

神経筋接合部 198
神経系 225
神経膠細胞 25, 226
神経細胞 25, 225
神経節 231
神経節細胞 220
神経線維 26
神経叢 246
神経組織 25
神経伝達物質 26, 229
神経内分泌 119
真結合線 191
腎血漿流量 142
腎結石 140
腎血流量 142
心雑音 56
心軸 46
深指屈筋腱 189
心室 46
心室拡張期 57
心室収縮期 56
心室中隔 47, 48
心周期 56
深掌静脈弓 63
腎小体 138, 139
深掌動脈弓 60
腎静脈 62, 138
親水性 115
腎錐体 138
新生児呼吸窮迫症候群 38
心尖 49
心尖拍動 46
心尖部 46
心臓 46
　──の自動能 51
　──のはたらき 49
腎臓 137
心臓血管中枢 69, 235
心臓壁 47
深鼠径輪 182
靱帯 166
靱帯結合 166
腎単位 138
心底部 46
心電図 53
　──の測定 55
浸透圧 256
　──, 体液の 17
腎動脈 61, 138
心内膜 47
腎乳頭 138
腎尿路系 137
心嚢 48
腎杯 138

心拍出量 49
心拍数 49
腎盤 138
真皮 213
深腓骨神経 195
真皮乳頭 213
深部感覚 216
深部体温 132
深部反射 234
心房 46
心房収縮期 56
心房中隔 48
心房内圧 57
心膜 34, 47
心膜腔 34
腎門 138
真肋 179

膵アミラーゼ 109
随意筋 25
膵液 109
髄液 245
水解小体 13
膵管 100
髄腔 163
髄鞘 26, 227
水晶体 220
水素イオン指数 255
膵臓 100, 114
　── が分泌するホルモン
　　　　　　　114, 130
膵体 100
錐体, 延髄の 235
錐体, 眼の 220
錐体外路症状 243
錐体路 239
膵島 100, 114, 130
膵頭 100
水頭症 245
膵尾 100
水平細胞 219
水平面 5
髄膜 244
睡眠 243
水溶性ビタミン 104
膵リパーゼ 109
皺眉筋 177
頭蓋 171
頭蓋腔 4, 171
頭蓋底 176
スクラーゼ 106
スクロース 106
スターリングの心臓の法則 67

ステロイドホルモン　117, **127**
ストレス　116
スパイロメータ　36
滑り説　198

精液　152
正円孔　174, **175**
精管　151
精管膨大部　151
精細管　150
星細胞　100
精索　151
正視　221
精子　151
精子細胞　151
静止張力　202
静止電位　19
静止膜電位　19
成熟乳　156
星状膠細胞　26
星状神経節　250
生殖器, 女性の　152
生殖器, 男性の　150
精神性発汗　134
静水圧　71
性腺　129
性腺刺激ホルモン　121
性染色体　157
性腺ステロイドホルモン　129
精巣　114, 129, **150**
精巣上体　151
精巣上体管　151
精巣静脈　63
精巣動脈　61
精巣輸出管　151
精祖細胞　150
声帯ヒダ　31
正中神経　188, 189, **248**
正中線　4
正中面　4
成長ホルモン　120
成長ホルモン放出ホルモン
　　　　　　　　120
成長ホルモン抑制ホルモン
　　　　　　　　120
精嚢　151
性の決定　157
正のフィードバック調節　118
声門　31
生理的狭窄部位　140
生理的食塩水　79
精路　151
セカンドメッセンジャー　116

赤色骨髄　164
脊髄　232
脊髄下行路　232
脊髄硬膜　244
脊髄根　249
脊髄上行路　232
脊髄神経　231, 232, **246**
脊髄神経節　233, **246**
脊柱　4, **177**
　――の運動　168
脊柱管　4, **177**
脊柱部　3
赤沈　77
赤脾髄　74
赤緑色覚異常　221
舌　92
舌咽神経　248
舌下温　132
舌下小丘　93
舌下神経　249
舌下神経管　174, **175**
舌下腺　94
舌下ヒダ　94
赤筋　204
舌筋　176
赤血球　80
赤血球沈降速度　77
節後線維　251
舌骨　175
舌骨下筋群　180
切歯　93
切歯孔　174
舌尖　92
節前線維　251
セットポイント　134
舌背　92
舌扁桃　**31**, 91
セメント質　93
セロトニン　216
腺　22
線維性結合組織　23
線維素　85
線維素溶解　85
線維軟骨　24
前腋窩線　6
前角　232
前額面　5
全か無かの法則　21
前眼房　220
前胸部　3
前鋸筋　181
前駆体　84
前脛骨筋　**194**, 195
前脛骨静脈　63

前脛骨動脈　62
前頸部　3
前交通動脈　61
仙骨　177, **179**
仙骨孔　179
仙骨神経　246
仙骨神経叢　246
前根　232
浅指屈筋　188
浅指屈筋腱　189
前室間溝　49
前室間枝　49
前斜角筋　182
前障　242
浅掌静脈弓　63
浅掌動脈弓　60
腺上皮　21
染色質　12
染色体　14
　――の数　157
腺性下垂体　119
前正中線　5
前仙骨孔　179
浅側頭動脈　61
浅鼠径輪　182
腺体　22
前大脳動脈　61
先端巨大症　120
全張力　202
頭頂連合野　240
仙椎　177
前庭　218
前庭神経　218, **248**
前庭神経節　218, **248**
前庭窓　218
前庭ヒダ　31
先天性副腎過形成症　128
蠕動運動　101
前頭筋　177
前頭骨　172, **174**
前頭洞　29, 30, **175**
前頭部　3
前頭面　5
前頭葉　238
前頭連合野　240
全肺気量　36
浅腓骨神経　195
線毛　21
線毛上皮　**21**, 30
線溶　85
線溶系　84
前立腺　152
前腕　**2**, 3
　――の筋　188

さくいん ● 271

前彎　179

そ

総肝管　99
臓器感覚　216
双極細胞　220
双極肢誘導　55
総頸動脈　61
ゾウゲ質　93
造血　**79**, 165
爪根　214
総指伸筋　**187**, 188
増殖期　154
臓性感覚　213, **216**
臓性神経系　231
臓性神経線維　249
臓側胸膜　33
臓側腹膜　101
爪体　214
増大単極肢誘導　55
総胆管　100
総腸骨静脈　63
総腸骨動脈　62
僧帽筋　182
僧帽弁　47, **48**
爪母基　214
足関節　169, **192**
側頸部　3
足根骨　192
束状層　126
足底　3
足底静脈弓　63
足底動脈弓　60
側頭骨　172, **175**
側頭部　3
側頭葉　238
側脳室　**238**, 244
足背　3
足背静脈弓　63
足背動脈　60
側副溝　239
側腹部　3
側副路　59
鼠径管　182
鼠径靱帯　62, **182**
鼠径部　3
鼠径ヘルニア　182
組織　8, **21**
組織液　15
組織間液　15
組織プラスミノゲン活性化因子　86
咀嚼　105
咀嚼筋　176

疎水性　115
疎性結合組織　23
粗線　192
速筋線維　204
ソマトスタチン　120
粗面小胞体　14

た

第一次性徴　7
大陰唇　156
体液　15
　── の浸透圧　17
大円筋　183
体温　132
　── の測定　132
　── の調節　133
体温調節中枢　134
対角結合線　191
体幹　2
　── の骨格　177
大汗腺　214
大臼歯　93
大胸筋　181
大頬骨筋　177
大結節　185
大孔　171
大口蓋孔　174
大後頭孔　**171**, 174, 175
大骨盤　190
体細胞　**14**, 157
体細胞分裂　14
第三脳室　**237**, 244
体肢　2
胎児　158
　── の血液循環　159
　── の肺サーファクタント　38
代謝　130
代謝水　141
大十二指腸乳頭　**96**, 100
体循環　46
大循環　46
帯状回　242
帯状溝　239
大静脈孔　181
体性感覚　213
体性神経系　231
体性神経線維　249
大前庭腺　156
大泉門　173
大腿　2
大腿筋膜張筋　194
大腿後部　3
大腿骨　190

　── 頸　192
　── 体　192
　── 頭　190
大腿三角　3
大腿四頭筋　193
大腿静脈　63
大腿神経　248
大腿深静脈　63
大腿深動脈　60
大腿前部　3
大腿直筋　194
大腿動脈　62
大腿二頭筋　193
大大脳静脈　64
大唾液腺　93
大腸　97
　── での吸収と排泄　109
大殿筋　193
大転子　192
大動脈　48, **60**
　── の機能　65
大動脈圧　57
大動脈弓　47, **60**
大動脈小体　36
大動脈弁　47, **48**
大動脈裂孔　181
大内臓神経　250
大内転筋　194
第二次性徴　**7**, 129
大脳　238
大脳核　242
大脳基底核　242
大脳脚　235
大脳動脈輪　63
大脳半球　238
大脳皮質　238
胎盤　158
体表の区分　3
体部位局在　238
大伏在静脈　63
大腰筋　**181**, 194
第四脳室　**236**, 244
大菱形筋　183
大菱形骨　186
大彎　95
唾液　94
唾液アミラーゼ　106
唾液腺　93
楕円関節　167
ダグラス窩　154
多細胞生物　11
脱灰　165
脱臼　168
脱酸素化ヘモグロビン　40

さくいん

脱水　142
脱分極　20
脱落膜　158
胆管　99
単極胸部誘導　55
短骨　163
単細胞生物　11
胆汁　99, **100**
　――の機能　108
胆汁酸　104
単収縮　200
短掌筋　188
短小指屈筋　189
炭水化物　**102**, 106
　――の消化・吸収　102
弾性型動脈　58
弾性血管　65
弾性軟骨　24
男性ホルモン　129
単層円柱上皮　22
淡蒼球　242
単層扁平上皮　**21**, 22
単層立方上皮　22
単糖　106
短橈側手根伸筋　**187**, 188
単糖類　102
胆嚢　100
胆嚢管　100
タンパク質　**102**, 106, 258
　――の合成　258
　――の消化・吸収　102
短腓骨筋　195
短母指外転筋　189
短母指屈筋　189
短母指伸筋　**187**, 188
淡明層　213

チアノーゼ　65
チェーン-ストークス呼吸　38
置換骨　164
恥丘　156
遅筋線維　204
蓄尿の中枢　235
蓄尿反射　147
蓄膿症　31
恥骨　190
恥骨筋　194
恥骨結合　150, **190**
恥骨結節　190
恥骨部　3
知歯（智歯）　93
腟　156
腟前庭　156

緻密質　163
緻密斑　138
チミン　258
着床　**153**, 155
チャネル　19
中腋窩線　6
肘窩部　3
中間楔状骨　193
中間消化　102
中間神経　247
肘関節　168, **185**, 188
肘筋　187
中空器官　8
中頸神経節　250
中指　186
中耳　218
中斜角筋　182
中手骨　186
中手指節関節　186
中心窩　220
中心管　232
中心溝　238
中心後回　239
中心小体　13
中心前回　239
虫垂　97
中枢神経系　231
中性脂肪　**104**, 106
肘正中皮静脈　63
中節骨，足の　193
中節骨，手の　186
中足骨　192
中足趾節関節　193
中大脳動脈　61
中直腸静脈　**64**, 98
中殿筋　183, **193**
肘頭　185
　――窩　185
　――部　3
中脳　235
中脳水道　**236**, 244
中胚葉　158
中鼻甲介　30, 172, **175**
中皮静脈　63
中鼻道　30
虫部　236
中葉　33
虫様筋　189
腸液　97
聴覚　217
聴覚野　241
腸肝循環　109
腸間膜　96, **101**
長胸神経　248

鳥距溝　240
蝶形骨　172, **175**
　――小翼　174
　――大翼　174
　――洞　29, 30, **175**
長骨　163
腸骨　190
腸骨筋　**181**, 194
長趾屈筋　195
長趾伸筋　195
長掌筋　188
腸腺　97
長橈側手根伸筋　187
長内転筋　194
蝶番関節　167
長腓骨筋　195
長母指外転筋　**187**, 188
長母趾伸筋　195
跳躍伝導　227
腸腰筋　181, **193**
張力　200
腸リンパ本幹　72
直静脈洞　64
直腸　97
直腸横ヒダ　98
直腸温　132
直腸子宮窩　154
直腸静脈叢　98
直尿細管　139
チロキシン　123
チン小帯　219

椎弓　177
椎孔　177
椎骨　177
椎骨動脈　**61**, 63
椎体　177
痛覚　215
ツチ骨　218
爪　214

手　2
　――の筋　189
底屈　195
抵抗血管　65
停止　168
釘植　166
低身長症　120
デオキシヘモグロビン　40
デオキシリボ核酸　12
適応　7
適刺激　212

さくいん ● 273

テストステロン 128,**129**
鉄欠乏性貧血 82
テトロドトキシン 230
デヒドロエピアンドロステロン
　　　　　　　　128
電荷 254
電解質 254
電解質コルチコイド 127
電気的除細動 55
電子伝達系 258
転写 **12**,259
伝達 226
伝導 226
伝導路 225
殿部 3
デンプン 106
電離 254

と

同化 130
「頭蓋―」→「ずがい―」の項
導管 22
動眼神経 246
瞳孔 220
瞳孔括約筋 220
瞳孔散大筋 220
橈骨 185
橈骨神経 188,**248**
橈骨動脈 61
糖質コルチコイド 127
投射 212
橈尺関節 186
等尺性収縮 201
投射線維 242
豆状骨 186
動静脈吻合 59
糖新生 110,**127**
橈側手根屈筋 **188**,189
橈側手根伸筋 187
橈側皮静脈 63
頭頂溝 173
頭頂後頭溝 239
頭頂骨 173,**174**
等張性再吸収 145
等張性収縮 201
頭頂部 3
頭頂葉 238
糖尿 145
糖尿病 130
頭部 2
　――の筋 176
　――の骨 171
動物機能 7
洞房結節 51

動脈 45,**58**
動脈管 161
動脈管索 161
動脈血 **46**,48
動脈血圧 67
動脈血酸素分圧 36
動脈血二酸化炭素分圧 36
動脈弁 48
島葉 238
洞様毛細血管 119
ドーパミン 122,**127**,237
特殊感覚 213,**216**,240
特殊心筋 50
毒物 230
独立脂腺 215
トランスファー RNA 259
トランスフェリン 81
トランスポーター 19
トリ 103
トリグリセリド **104**,106
トリプシノゲン 109
トリプシン **103**,109
トリペプチド **103**,106
鳥目 220
トリヨードサイロニン 123
努力性呼出 36
努力性肺活量 36
トルコ鞍 175
貪食 83

な

内因子 107
内果 192
内眼角 222
内頸静脈 **63**,180
内頸動脈 **61**,63
内後頭隆起 174
内肛門括約筋 **98**,110
内呼吸 35
内耳 218
内耳孔 174,**175**
内耳神経 248
内臓痛覚 216
内側 5
内側楔状骨 193
内側足底神経 195
内側直筋 221
内側翼突筋 176
内腸骨静脈 63
内腸骨動脈 62
内転 181
内転筋群 194
内尿道括約筋 147
内尿道口 140

内胚葉 158
内部環境 15
内腹斜筋 181
内分泌 114
内分泌腺 22,**114**
内閉鎖筋 194
内肋間筋 36,**181**
長さ-張力曲線 203
中指 186
ナトリウム-カリウム ATP アーゼ 17
ナトリウム-カリウムポンプ
　　　　　　17,**18**
ナノ 254
涙 221
軟口蓋 91
軟骨結合 166
軟骨細胞 **24**,164
軟骨性骨 164
軟骨組織 24
軟膜 245

に

肉柱 47
肉様膜 152
二酸化炭素の運搬 42
二酸化炭素分圧 41
二次血栓 84
二次止血 84
二次精母細胞 151
二尖弁 48
日内変動,体温の 133
日内変動,ホルモン分泌の
　　　　　　　　119
二糖類 106
乳化 104
乳管 156
乳酸 **203**,258
乳歯 93
乳腺 156
乳糖 106
乳頭 156
乳頭筋 47,**48**
乳頭線 6
乳頭体 237
乳糜 73,**97**
乳糜槽 73
乳房 156
乳様突起 **173**,174
乳輪 156
ニューロン **26**,225
　――の機能 226
尿管 138,**139**
　――の生理的狭窄部位 140

尿管結石　140
尿管口　140
尿細管　138, **139**
尿素　111
尿道　**140**, 151
尿道海綿体　152
尿道括約筋　141
尿道球腺　152
尿の生成　142
認知症　242

ね
熱産生反応　133
熱中症　134
熱放散　133
ネフロン　138
捻挫　168
粘膜　24
粘膜下組織　24
粘膜筋板　24
粘膜固有層　24
粘膜上皮　24

の
脳　235
脳回　238
脳幹　235
脳溝　238
脳硬膜　244
脳死　243
脳神経　231, 235, **246**
脳神経核　235
脳頭蓋　171
脳脊髄液　245
脳底動脈　61
能動輸送　18
脳波　243
脳梁　242
のど仏　31
ノルアドレナリン　127, **128**, 231
ノンレム睡眠　243

は
歯　92
パーキンソン病　237
肺　32
胚　158
パイエル板　97
肺活量　36
肺胸膜　33
肺気量　36
背屈　195
肺サーファクタント　38

肺循環　46
肺静脈　47, **48**
肺尖　32
肺底　32
肺動脈　47, **48**
肺動脈幹　47
肺動脈弁　47, **48**
排尿中枢　148, **235**
排尿反射　148
背部　3
　――の筋　182
排便反射　110
肺胞　32, **33**
肺胞管　32
肺胞上皮細胞　38
肺胞嚢　32
肺門　33
廃用性萎縮　205
排卵　153
吐きけ　108
麦芽糖　106
薄筋　194
白質　232
拍出　49
白色脂肪組織　133
白脾髄　74
白膜　150
破骨細胞　164
バソプレシン　**122**, 146
パチニ小体　215
発汗　134
白筋　204
白血球　82
白血病　80
発熱　135
発熱物質　135
鼻　29
ハバース管　163
ハバース層板　164
馬尾　232
バビンスキー反射　234
パラトルモン　125
パルスオキシメーター　41
バルトリン腺　156
破裂孔　174
反回神経　249
半関節　167
半規管　218
半球　236
半棘筋　183
半月神経節　247
半月弁　48
半腱様筋　193
反射　233

反射弓　233
板状筋　183
ハンチントン病　242
半透膜　17, **256**
判別性　212
半膜様筋　193

ひ
ビオー呼吸　38
被殻　242
皮下脂肪層　214
鼻筋　177
鼻腔　**30**, 172, 175
鼻甲介　**30**, 172, 175
腓骨　191
尾骨　177, **179**
鼻骨　30, 173, **175**
腓骨静脈　63
尾骨神経　**246**, 248
腓骨動脈　62
鼻根　30
「膝―」→「しつ―」の項
「肘―」→「ちゅう―」の項
皮質髄質浸透圧勾配　145
微絨毛　**13**, 96
尾状核　242
脾静脈　64
尾状葉　98
ヒス束　53
ヒスタミン　107, **216**
非ステロイド性抗炎症薬　135
鼻尖　30
脾臓　73
肥大　204
ビタミン A　100, **220**
ビタミン B_{12}　107
ビタミン D　126
ビタミン D_3　126
「左―」→「さ―」の項も参照
左胃静脈　64
左冠状動脈　49
左鎖骨下動脈　47, **61**
左主気管支　29, **33**
左総頸動脈　47, **61**
左肺　33
左房室弁　48
鼻中隔　29, **30**, 175
尾椎　177
必須アミノ酸　110
非電解質　254
人指指　186
ヒト絨毛性ゴナドトロピン
　　155
鼻軟骨　30

泌尿器系　137
鼻背　30
皮膚　213
　──のはたらき　215
　──の付属器　214
鼻部　3
皮膚感覚　215
腓腹筋　194，**195**
皮膚血管反応　134
非ふるえ熱産生　133
標準肢誘導　55
表情筋　176
標的器官　115
標的細胞　115
標的組織　115
病的反射　234
表皮　213
表面活性物質　38
鼻翼　30
ヒラメ筋　195
ビリルビン　**81**，109
鼻涙管　31，175，**221**
ピルビン酸　258
疲労物質　203
ピロリ菌　108
貧血　82
頻呼吸　37
頻脈　54

ふ

ファーター乳頭　96
フィードバック調節　118
フィブリノゲン　78，**84**
フィブリン　84
フォルクマン管　163
付加骨　164
不感蒸泄　133，**141**
不規則抗体　86
腹横筋　181
副眼器　221
腹腔　4
腹腔神経節　250
腹腔動脈　61
副睾丸　151
副交感神経系　251
副甲状腺　114，**125**
副甲状腺ホルモン　125
副細胞　96
腹式呼吸　183
副腎　114，**126**
副腎アンドロゲン　128
副神経　180，182，**249**
副腎髄質　127
副腎髄質ホルモン　128

副腎皮質　126
副腎皮質刺激ホルモン　121
副腎皮質刺激ホルモン放出ホルモン　121
副腎皮質ホルモン　127
副膵管　100
腹大動脈　60
腹直筋　181
副鼻腔　**30**，175
腹部　2
　──の筋　181
腹膜　101
腹膜腔　101
腹膜後器官　101
腹膜垂　97
浮腫　79
不随意筋　25
不整脈　54
物質交換　16
物理的消化　**102**，105
太い上行脚　139
太いフィラメント　196
ブドウ糖　**102**，106
ブドウ膜　219
負のフィードバック調節　118
ブラジキニン　216
プラスミン　84
フランク−スターリングの心臓の法則　67
ふるえ熱産生　133
プルキンエ線維　53
フルクトース　**102**，106
ブローカ失語　242
ブローカ野　242
プロゲステロン　**129**，153，155
プロスタグランジン　108
プロスタグランジン E_2　135
プロラクチン　122
プロラクチン放出因子　122
吻合　59
分節性　6
分泌期　155
分泌腺　113
分泌，尿細管・集合管での　144
分娩　159
噴門　95
噴門腺　96

##

平滑筋　25
　──の収縮　206
平滑筋細胞　25
平滑筋線維　25

平衡感覚　217
平衡斑　218
閉鎖神経　194，**248**
平面関節　167
ペースメーカー　52
壁細胞　96
壁側胸膜　33
壁側腹膜　101
ペプシノゲン　96，**107**
ペプシン　96，**102**，107
ペプチダーゼ　106
ペプチド　103
ペプチド結合　258
ヘマトクリット　77
ヘム　81
ヘモグロビン　**40**，80
ヘリコバクター−ピロリ　108
ヘルツ　219
ヘルパーT細胞　83
ベル−マジャンディーの法則　246
辺縁系　242
辺縁葉　238，**242**
弁尖　48
扁桃　31
扁桃腺　91
便秘　109
扁平骨　163
扁平上皮　21
弁別閾　212
弁膜　48
ヘンレのループ　**139**，145

ほ

方形回内筋　189
方形葉　98
縫合　166，**174**
膀胱　140
縫工筋　194
膀胱三角　140
膀胱子宮窩　153
房室結節　53
房室口　48
房室束　53
房室弁　48
帽状腱膜　177
胞状卵胞　153
房水　219
紡錘糸　14
膨大部，耳の　218
膨大部，卵管の　153
膨大部稜　218
傍分泌　115
ボウマン腔　142

ボウマン嚢　139
傍濾胞細胞　123
母指　186
母指対立筋　189
母指内転筋　189
補充調律　53
細い下行脚　139
細い上行脚　139
細いフィラメント　196
ボタロー管　161
歩調とり　52
勃起　152
ボツリヌストキシン　230
骨　163
　——の構造　163
　——の発生と成長　164
　——の連結　165
「頬—」→「きょう—」の項も
　参照
頬　91
ホメオスタシス　7, **15**
ポリペプチド　106
ポルフィリン誘導体　81
ホルモン　115
　——の分泌調節機構　117
　——分泌の日内変動　119
ポンプ　18
翻訳　**14**, 259

ま

マイクロ　254
マイスネル小体　215
毎分心拍出量　49
膜　24
膜消化　102
膜性骨　164
膜電位　19
膜迷路　218
マクラデンサ　138
マクロファージ　83
マスト細胞　23
末梢神経系　231, **246**
末節骨, 足の　193
末節骨, 手の　186
まぶた　221
マリオットの盲点　220
マルターゼ　106
マルトース　106
マンシェット　70

み

ミオグロビン　203
ミオシンフィラメント　196
味覚　217

味覚野　241
「右—」→「う—」の項も参照
右冠状動脈　49
右鎖骨下動脈　60
右主気管支　29, **33**
右総頸動脈　60
右肺　33
右リンパ本幹　72
味細胞　92, **217**
水の出納　141
水バランス　141
ミセル　104
密性結合組織　23
ミトコンドリア　**14**, 258
ミネラルコルチコイド　127
脈波　65
脈拍　65
脈絡叢　245
脈絡膜　219
味蕾　92, **217**

む

無顆粒球　82
無月経-乳汁漏出症候群　122
無呼吸　38
無酸素運動　203
虫歯　93
無髄線維　227
ムチン　**94**, 105

め

明暗調節　221
迷走神経　248
　——の心臓枝　49
メッセンジャー RNA　259
めまい　219
メラトニン　131
メラニン　213, **214**
メラニン細胞　213
メルケル触覚円板　215
免疫　83
免疫グロブリン　83

も

毛幹　214
毛根　214
毛細血管　58
　——の機能　65
毛細血管網, 下垂体の　119
網状層　126
盲腸　97
毛包　214
毛包神経終末　215
毛包腺　215

網膜　220
毛様体　219
網様体　235
毛様体小帯　**219**, 220
毛様体神経節　250
モノ　103
門脈　**62**, 99
門脈圧　62
門脈圧亢進　62

やゆ

薬指　186
夜盲症　220
有郭乳頭　92, **217**
有棘層　213
有鉤骨　186
有酸素運動　203
有糸分裂　14
有髄線維　227
有頭骨　186
誘導体　115
有毛細胞　218
幽門　95
幽門括約筋　95
幽門腺　96
輸送体　19

よ

陽イオン　254
葉気管支　32
溶血性貧血　82
腰三角　183
葉状乳頭　92, **217**
腰静脈　63
腰神経　246
腰神経叢　246
ヨウ素　125
腰椎　177, **179**
腰椎穿刺　245
腰動脈　61
腰部　3
腰方形筋　181
羊膜　159
容量血管　66
腰リンパ本幹　72
翼口蓋窩　174
翼口蓋神経節　250
抑制性シナプス　230
翼突筋　176

ら

ラクターゼ　106
ラセン神経節　218, **248**
ラムダ縫合　173

ランヴィエの絞輪　26, **227**
卵円窩　161
卵円孔, 頭蓋の　174, **175**
卵円孔, 胎児の　161
卵円窓　218
卵黄嚢　159
卵管　153
卵管采　153
卵形嚢　218
ランゲルハンス島　100, **130**
乱視　221
卵巣　114, 129, **153**
卵巣静脈　63
卵巣動脈　62
卵胞　153
卵胞刺激ホルモン　**121**, 129, 154
卵胞ホルモン　**129**, 153

リコンビナント組織プラスミノゲン活性化因子　85
梨状筋　194
梨状口　**172**, 173
梨状孔　175
リソソーム　14
リゾチーム　105
立方骨　193
立方上皮　21
立毛筋　214

利尿　146
リパーゼ　**104**, 106, 109
リボ核酸　12
リボソーム　14
輪筋層　96
リン脂質　12
輪状軟骨　31
輪状ヒダ　96
鱗状縫合　173
リンの貯蔵　165
リンパ　24, **72**
リンパ液　72
リンパ管　72
リンパ球　83
リンパ節　73

涙液　221
涙丘　222
涙骨　173, **175**
涙腺　22, **221**
涙嚢　221
ルッフィニ小体　215

れ

冷覚　215
レニン　68, 127, **146**
レニン-アンギオテンシン-アルドステロン系　147
レム睡眠　243

連関痛　216
連合線維　242
連合野　241
レンズ核　242

ろ

老視　221
漏斗, 間脳の　237
漏斗, 卵管の　153
肋下動脈　61
肋膜　33
肋下神経　248
肋間筋　35, **181**
肋間静脈　63
肋間神経　181, **248**
肋間動脈　61
肋骨　179
肋骨窩　179
肋骨突起　179
ロドプシン　220
濾胞　123
濾胞細胞　123

わ

ワルダイエルの咽頭輪　31
腕神経叢　246
腕橈骨筋　187, **188**
腕頭静脈　63
腕頭動脈　47, **61**